Susanne Boemke / Hendrik Schneider

Korruptionsprävention
im Gesundheitswesen

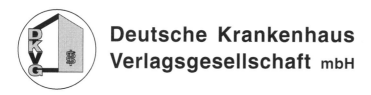

**Deutsche Krankenhaus
Verlagsgesellschaft** mbH

Impressum

ISBN: 978-3-940001-83-2

1. Auflage, 2011

Deutsche Krankenhaus Verlagsgesellschaft mbH
Hansaallee 201
40549 Düsseldorf

Fax 0211/17 92 35-20
www.DKVG.de
bestellung@DKVG.de

Umschlaggestaltung: TZ-Marketing, Krefeld
Herstellung: Druckerei Peter Schöck, Lüdenscheid

Inhalt

Vorwort

Die Verhinderung von Kriminalität ist nicht nur eine staatliche, sondern auch eine gesamtgesellschaftliche Aufgabe. Im Bereich der Prävention von Wirtschaftsstraftaten sind Unternehmen nach geltendem Recht sogar verpflichtet, entsprechende Maßnahmen zu ergreifen. Dieser Ansatz hat sich in der Wirtschaft allgemein durchgesetzt. Das einschlägige Stichwort, unter dem die Anstrengungen der Unternehmen zur Verhinderung von Kriminalität und insbesondere Korruption zusammengefasst werden, lautet „Compliance" und ist derzeit in aller Munde.

Im Vergleich mit anderen Branchen ist Compliance im Gesundheitswesen noch unterentwickelt. Die einschlägigen Risiken werden – auch aufgrund der rechtlichen Komplexität der Materie – häufig verdrängt oder unterschätzt. Dies gilt insbesondere für Krankenhäuser, die bislang trotz einschlägiger Ermittlungsverfahren noch kaum reflektiert haben, dass die grundsätzlich erwünschte und für den Fortschritt in der Medizin essentielle Kooperation mit der Medizinprodukteindustrie besonderen strafrechtlichen Risiken ausgesetzt ist, denen durch krankenhausinterne Präventionsmaßnahmen entgegengewirkt werden muss.

Derartige Maßnahmen stehen im Mittelpunkt des vorliegenden Buches. Nach einer Darstellung von Struktur und Umfang der Korruption im Gesundheitswesen sowie der strafrechtlichen Risiken der Forschung mit Drittmitteln, des Fortbildungssponsoring, der Geräteschenkungen und Leihgaben im Rahmen der Kooperation der Medizinprodukteindustrie mit Krankenhäusern unter staatlicher, kirchlicher und privater Trägerschaft werden die erforderlichen hausinternen Präventionsmaßnahmen vorgestellt. Hierzu gehören etwa Instrumente zur Steigerung des Entdeckungsrisikos (z.B. whistle-blowing), Anti-Korruptionsrichtlinien oder spezielle Schulungsveranstaltungen für Ärzte und Pflegekräfte. Besonderes Augenmerk wird neben der strafrechtskonformen Ausgestaltung der Kooperationsbeziehungen durch die genannten Maßnahmen auch auf die arbeitrechtlich zulässige Implementierung der Anti-Korruptionsmaßnahmen im Unternehmen gerichtet.

Wir bedanken uns bei allen, die uns im fachwissenschaftlichen Diskurs wertvolle Hinweise gegeben haben. Besonderer Dank gebührt insofern Herrn Professor Hans Eberhardt, Geschäftsführer der Thüringen-Kliniken GmbH, für seine Unterstützung auch durch die Aufnahme der „Korruptionsfreien Kooperation" in das Programm seiner K B E Management Systeme. Darüber hinaus möchten wir Herrn Staatsanwalt Badle, Leiter der Zentralstelle zur Bekämpfung von Vermögensstraftaten und Korruption im Gesundheitswesen der Staatsanwaltschaft Frankfurt am Main, danken für seine scharfsinnigen Analysen aus der Sicht des erfahrenen Praktikers.

Leipzig, im Januar 2011

Rechtsanwältin Susanne Boemke

Universitätsprofessor Dr. jur. Hendrik Schneider

1. Einführung

1.1. Spezifika der Korruptionsprävention im Gesundheitswesen

Das Thema „Korruption" hat im gegenwärtigen wirtschaftspolitischen Diskurs einen hohen Stellenwert erlangt. Auch nach der öffentlichen Wahrnehmung ist Korruption kein Phänomen mehr, das auf die „Dritte Welt" oder „Schwellenländer" beschränkt ist, sondern sie findet „vor der Haustür" und in den Dax-Unternehmen statt. Die Diskussion über so genannte „Korruptionsskandale", wie etwa der jetzt wissenschaftlich aufgearbeitete „Korruptionsfall Siemens"[1], die „VW-Affäre" oder die „WM-Ticket Affäre" des Karlsruher Energieversorgers EnBW, ist ein besonders markantes Beispiel für diese Entwicklung und die steigende Bedeutung der Problematik in Wissenschaft und Praxis. Auch aufgrund der erheblichen Imageschäden einer Medienberichterstattung über Korruptionsvorwürfe und der vorhandenen Risiken für die beteiligten Akteure, strafrechtlich für eine auf korruptiven Praktiken basierende Vertriebspolitik zur Verantwortung gezogen zu werden, haben Maßnahmen der „Korruptionsprävention" Konjunktur. Beratungsgesellschaften bieten mit großem wirtschaftlichen Erfolg verschiedene „Werkzeuge" der Korruptionsprävention an, die in den Unternehmen installiert werden. Außerdem werden mittlerweile selbst in mittelständischen Unternehmen nach amerikanischem Vorbild Compliance-Abteilungen eingerichtet, deren Aufgabe darin besteht, die Mitarbeiter allgemein zu gesetzeskonformem Verhalten anzuhalten, die Grenzen zwischen erlaubter und verbotener Verkaufsförderung zu verdeutlichen und der Entstehung korruptiver Strukturen vorbeugen.

Seit dem „Herzklappenskandal" in den 90er Jahren des 20. Jahrhunderts ist auch die für den Fortschritt in der Medizin essentielle Kooperation zwischen Ärzten und der Medizinprodukteindustrie vom Verdacht der Korruption überschattet.[2] Seit einigen Jahren finden sich in den Medien regelmäßig neue Mitteilungen über entsprechende Vorgänge. Im Sommer 2009 stand z.B. die Vergütung niedergelassener Ärzte für so genannte „Anwendungsbeobachtungen" im Auftrag der Pharmakonzerne Trommsdorff und Ratiopharm im Mittelpunkt der Berichterstattung. So berichtete unter anderem die Süddeutsche Zeitung im Juni 2009 unter der Überschrift „Bestechung als System", Mitarbeiter des zuletzt genannten Pharmaunternehmens hätten „im großen Stil Ärzte bestochen und zum Betrug angestiftet".[3] Der Spiegel zitierte in seiner Online-Ausgabe vom 20.07.2009 „gegen Ärztebestechung" „wetternde Gesundheitsexperten"[4] und publizierte unter der einprägsamen Überschrift „iPods für den Doktor" über die problematische Vergütung möglicherweise wissenschaftlich wertloser Anwendungsbeobachtungen. Im September entbrannte die Diskussion

---

[1] Graeff/Schroeder/Wolf 2009.

[2] Jantzer 2003 zu einem Ermittlungsverfahren gegen den Pharmakonzern SmithKline Beecham.

[3] Http://www.sueddeutsche.de/wirtschaft/469/475981/text/ (zuletzt besucht: 15.09.2009); vgl. auch Grill 2005, S. 8 ff.

[4] Http://www.spiegel.de/wirtschaft/0,1518,637278,00.html (zuletzt besucht: 15.09.2009).

über die so genannte „Kopfprämie".[5] Im Fokus des öffentlichen Interesses standen nunmehr Krankenhäuser, die niedergelassene Ärzte für die Einweisung eines Patienten zur stationären Behandlung vergüten. Die Frankfurter Allgemeine griff das Thema zeitgleich mit der Süddeutschen Zeitung auf. In den Ausgaben vom 31.08.2009 schrieb die FAZ: „Immer mehr Ärzte verkaufen ihre Patienten" und die SZ behauptete: „Reger Handel mit Kranken! Tausend Euro für einen Hüftpatienten". Am 07.09.2009 konstatierte die Wirtschaftswoche in einem ausführlichen Artikel: „Im Wettbewerb um Patienten sind Kopfprämien gang und gäbe – Staatsanwälte ermitteln gegen die Korruption im Gesundheitswesen, der Schaden soll eine Milliarde Euro betragen". Im Februar 2010 löste ein Beschluss des Oberlandesgerichts Braunschweig angeblich „ein Erdbeben"[6] im Gesundheitswesen und nachweisbar ein breites Medienecho aus. Im Mittelpunkt dieses Falles stand der Verdacht der Korruption zwischen Arzt und Apotheker und die Rechtsfrage, ob auch der niedergelassene Vertragsarzt als Täter eines Bestechungsdeliktes in Betracht kommt. In der Presse wurde insofern über „Ärzte in der Grauzone"[7] bzw. von „dunklen Geschäften im neuen Licht"[8] gesprochen. Vertragsärzte müssten sich auf eine „Lawine von Strafverfahren" einstellen.[9]

Nach Auffassung der Autoren, die über jahrelange praktische Erfahrung im Bereich „Korruptionsprävention im Gesundheitswesen" verfügen, zeichnet sich die Kooperation zwischen Ärzten und der Medizinprodukteindustrie durch kriminologische, rechtliche und wirtschaftliche Besonderheiten aus, die auch bei der Korruptionsprävention in Rechnung gestellt werden müssen. Fortschritt in der Medizin ist ohne eine Zusammenarbeit zwischen Ärzten, Pharmaunternehmen und anderen Medizinprodukteherstellern nicht denkbar.[10] Die Medizinprodukteindustrie ist auf eine Rückmeldung der Ärzte über Wirkung, Funktionalität und Schwächen ihrer Produkte ebenso angewiesen, wie Universitäten und andere Forschungseinrichtungen auf eine finanzielle Unterstützung von medizinischen Forschungsprojekten seitens der Pharmaunternehmen und der Medizinprodukteindustrie.[11] Dies setzt Kommunikation voraus, und es wäre weltfremd und wenig sachgerecht, wenn diese nicht auch zum Beispiel bei einem gemeinsamen Essen oder anlässlich eines Kongresses, zu dem z.B. der Arzt eingeladen wird, stattfinden dürfte. Auch der Bundesgerichtshof hat die Not-

---

[5]   Vgl. hierzu bereits Schneider/Gottschaldt 2009, S. 133 ff.; Kölbel 2009, S. 129 ff.; Schneider 2009c, 484 ff.

[6]   Hilderad Wolff, Leiterin der Zentralstelle für Korruptionsbekämpfung bei der Staatsanwaltschaft Braunschweig im Interview mit der Ärzte Zeitung, näher: Benecker 2010.

[7]   Gerlof 2010.

[8]   Heitmann, in: Hannoversche Allgemeine Zeitung vom 08.04.2010, S. 1.

[9]   Jahn in: FAZ.net vom 23.04.2010; vgl. auch Pflugmacher in: Apotheker plus vom 23.04.2010; Ärzte Zeitung vom 10.05.2010.

[10]   So auch: Kübler 2000, S. 808; Meister/Dieners 2002, S. 78; Rohde/Wellmann/Bestmann 2004, S. A-233, B-202, C-194.

[11]   Siems 2005.

wendigkeit einer Zusammenarbeit von Ärzten und Medizinprodukteindustrie in seiner grundlegenden, den Leiter der Heidelberger Kardiologie betreffenden Entscheidung zur universitären „Drittmittelforschung" aus dem Jahr 2002 anerkannt und hebt insoweit hervor:

> *„Da dort, wo Produktlieferanten Forschung und Lehre durch Zuwendungen fördern, oft die Höhe der Förderung auch von Umfang und Intensität der geschäftlichen Beziehung zum Zuwendungsempfänger abhängt, (...), kann sich für den Hochschullehrer, der dienstlich zur Einwerbung solcher Mittel angehalten ist, ein Spannungsfeld zum strafbewehrten Verbot der Vorteilsannahme ergeben. Straftatbestand und die hochschulrechtlich verankerte Aufgabe der Drittmitteleinwerbung sind deshalb in einen Einklang zu bringen".* [12]

Aus diesen Gründen können die Korruptionspräventionsstrategien anderer Branchen (zum Beispiel eine „Politik der Zero Tolerance", die zur Konsequenz hätte, dass sich Pharmaunternehmen aus dem Fortbildungssponsoring zurückziehen oder keine Forschungsprojekte mehr in Auftrag geben) nicht ohne Weiteres in das Gesundheitswesen importiert werden, sondern es ist den einzelnen Kooperationsbreichen durch spezielle Regelungen und Instrumente Rechnung zu tragen.

Auch die Rechtslage gestaltet sich als schwierig. Ob und, wenn ja, nach welchem Straftatbestand ein Arzt, der Vorteile der Medizinprodukteindustrie erhält, strafrechtlich zur Verantwortung gezogen werden kann, ist problematisch und im Einzelfall streitig. Weder die bisher erschienenen Werke zur Korruptionsprävention, noch die strafrechtlichen Kommentare und Lehrbücher unterrichten den Leser umfassend über die einzelnen möglichen Tätergruppen (z.B.: niedergelassene Ärzte, angestellte Ärzte in Medizinischen Versorgungszentren, angestellte Ärzte in staatlicher Steuerung unterliegenden Krankenhäusern mit privatrechtlicher Organisationsform, „Hire Docs", angestellte Ärzte in Krankenhäusern unter privater Trägerschaft, die in den Versorgungsauftrag einbezogen sind, angestellte Ärzte in Privatkliniken, angestellte Ärzte in Krankenhäusern unter kirchlicher Trägerschaft). Dasselbe gilt für die so genannte „Unrechtsvereinbarung", auf die es im Tatbestand der Vorteilsannahme (§ 331 StGB) ankommt. Hier ist zwischen den einzelnen Kooperationsformen (z.B. klinischen Studien, Drittmittelprojekten, Fortbildungssponsoring, Sponsoring klinikinterner Veranstaltungen) zu trennen und ebenfalls den Spezifika der Branche Rechnung zu tragen.

Eine solche zusammenfassende und für die Praxis verwertbare Darstellung der Problematik der „Korruptionsprävention im Gesundheitswesen" ist bislang noch nicht veröffentlicht worden. Auf diese Lücke zielt das vorliegende Werk ab.

---

[12] BGH vom 23.05.2002, Az.: 1 StR 372/01, NJW 2002, 2801, 2806 mit Anmerkung Korte 2003 und Tholl 2003.

1.2. Ziel und Aufbau des vorliegenden Buches

Ziel dieses Buches ist es, über die rechtlichen Grundlagen der Problematik „Korruption im Gesundheitswesen" zu informieren und Möglichkeiten aufzuzeigen, wie im Klinikbetrieb oder bei dem Vertrieb von Medizinprodukten aktiv der Entstehung korruptiver Strukturen vorgebeugt werden kann. Das Werk richtet sich also an Ärzte, Verwaltungsmitarbeiter und Justiziare in Krankenhäusern ebenso wie an die Mitarbeiter in Pharmaunternehmen und anderen Unternehmen der Medizinprodukteindustrie.

Nach Informationen über die *kriminologischen und kriminalpolitischen Grundlagen* der Diskussion über Korruption im Gesundheitswesen (Kapitel 2) wird in Kapitel 3 die *geltende Rechtslage* einschließlich der zu Grunde liegenden Straftatbestände und ihrer Auslegung durch die höchstrichterliche Rechtsprechung vorgestellt. Berücksichtigt werden insbesondere auch neuere Entwicklungen, wie zum Beispiel die strafrechtlichen Konsequenzen der Entscheidung des Oberlandesgerichts Braunschweig vom 23. Februar 2010.[13] Insgesamt sollen auf diese Weise die Grenzen zwischen erlaubtem und verbotenem Verhalten im Zusammenhang der Kooperation zwischen Krankenhäusern, Ärzten und der Medizinprodukteindustrie sichtbar gemacht werden.

Das Werk enthält Informationen über die notwendigen Inhalte von *Antikorruptionsrichtlinien* und anderen *Präventionsinstrumenten*, mit denen wirksam und nachhaltig, aber auch mit dem erforderlichen Augenmaß und der gebotenen Beschränkung auf das Wesentliche, Korruption und andere Straftaten verhindert werden können (Kapitel 4). Das Buch unterrichtet ferner über die *arbeitsrechtlichen Fragen* im Zusammenhang mit der Implementierung derartiger Präventionsinstrumente im Klinikum und berücksichtigt dabei sowohl die individualvertragliche als auch die kollektivrechtliche Relevanz (Kapitel 5).

Da auch bei zureichender Kenntnis über die gegenwärtige Rechtslage nicht auszuschließen ist, dass es zu der Einleitung eines Ermittlungsverfahrens kommt, schließt das Werk mit einer Darstellung sachdienlicher und zulässiger *Verteidigungsstrategien* (Kapitel 6).

---

[13] Hierzu vertiefend: Schneider 2010a und 2010b.

2. Kriminalpolitische und kriminologische Grundlagen

2.1. Die Ausgangslage – Verunsicherung und Furcht vor dem Korruptionsvorwurf

Seit dem so genannten *Herzklappenskandal* aus dem Jahr 1994 steht die Kooperation zwischen Medizinprodukteindustrie und Krankenhäusern unter dem Generalverdacht der Korruption. Angestoßen durch diesen spektakulären Fallkomplex wurden in der Folgezeit durch den Gesetzgeber und die im Gesundheitswesen tätigen Akteure eine Reihe *repressiver und präventiver Maßnahmen* zur Verhinderung und besseren Verfolgung von Bestechung und Bestechlichkeit umgesetzt:

- Im Jahr 1997 entschloss sich der Gesetzgeber unter Bezugnahme auf den „Herzklappenskandal" zu einer *Reform der einschlägigen Straftatbestände* („Korruptionsbekämpfungsgesetz" vom 13.08.1997[14]), durch die Strafbarkeitslücken geschlossen und das Korruptionsstrafrecht insgesamt maßgeblich verschärft (siehe dazu im Einzelnen nachstehend unter 2) wurde. Nach den Gesetzesmaterialien stand die Reform unter dem übergeordneten Ziel des Bundes und der Länder „alle Anstrengungen" zu unternehmen, um jeder Form von Korruption vorzubeugen und sie zu bekämpfen".[15]

- Zur Verbesserung der Strafverfolgung kam es in einigen Bundesländern parallel zum Aufbau so genannter „*Eingreifreserven*" und „*Ermittlungsgruppen*" der Staatsanwaltschaft, deren Aufgabe ausschließlich in der Bekämpfung von Betrug und Korruption im Gesundheitswesen besteht.[16]

- Nachdem vor allem von Staatsanwälten mit Nachdruck dafür eingetreten wurde, Korruptionsdelikte „in den Katalog von § 100a StPO aufzunehmen, um eine *effektive Überwachung von Telekommunikation* durchführen zu können"[17], wurde schließlich durch das „Gesetz zur Neuregelung der Telekommunikationsüberwachung und anderer verdeckter Ermittlungsmaßnahmen sowie zur Umsetzung der Richtlinie 2006/24/EG vom 21.12.2007"[18] § 100a Abs. 2, Nr. 1t StPO

---

[14]   Gesetz zur Bekämpfung der Korruption vom 13.08.1997, BGBl I, S. 2038. Zu den Diskussionen im Vorfeld der Reform, vgl. Dölling 1996. Kritisch zum Entwurf: Hettinger 1996. Überblick zu den Neuregelungen bei Dölling 2000.

[15]   BT-Drucksache 13/8079, S. 2.

[16]   Über die Tätigkeit der Eingreifreserve entscheidet der Generalstaatsanwalt nach § 145 Abs. 1 GVG. Sie unterstützt die lokale Staatsanwaltschaft verfahrensbezogen. Zur Verfolgungspraxis der Staatsanwaltschaften vgl. die empirische Untersuchung von Meier/Homann 2009, S. 359 ff., vgl. auch Gatzweiler 2002, S. 333: „Die Bekämpfung tatsächlicher und vermeintlicher Korruption hat in der Arbeit der Staatsanwaltschaften – insbesondere ihrer Schwerpunktabteilungen für Wirtschaftskriminalität – in der Bundesrepublik Deutschland einen Grad der Bedeutung erlangt, der früher unvorstellbar erschienen wäre".

[17]   Nötzel 2007, S. 598 ff., 601.

[18]   Gesetz vom 21.12.2007, BGBl I S. 3198.

eingefügt. Danach ist es jetzt auch bei Vorliegen eines Tatverdachts wegen Bestechlichkeit oder Bestechung (unter bestimmten weiteren Voraussetzungen) zulässig, die Telekommunikation ohne Wissen der Betroffenen zu überwachen und aufzuzeichnen.

- Dem Ansatz einer effektiveren Aufdeckung und Verfolgung von Straftaten im Gesundheitswesen ist schließlich auch die Änderung des SGB V im Zuge des Gesetzes zur Modernisierung der gesetzlichen Krankenversicherungen (GMG)[19] verpflichtet. Seit 1. Januar 2004 sind die Krankenkassen und der Spitzenverband Bund der Krankenkassen, sowie – sofern dies angezeigt ist – auch die Landesverbände der Krankenkassen gem. § 197a SGB V verpflichtet, organisatorische Einheiten einzurichten, die der **Bekämpfung von Fehlverhalten im Gesundheitswesen** dienen.[20] Unter Fallkonstellationen des Fehlverhaltens im Gesundheitswesen versteht das Gesetz „Fälle und Sachverhalte (...), die auf Unregelmäßigkeiten oder auf rechtswidrige oder zweckwidrige Nutzung von Finanzmitteln im Zusammenhang mit den Aufgaben der jeweiligen Krankenkasse oder des jeweiligen Verbandes hindeuten" (§ 197a Abs. 1 SGB V). Entsprechende Regelungen sind für kassenärztliche Vereinigungen und deren Bundesvereinigungen in § 81a SGB V sowie für Pflegekassen in § 47a SGB XI niedergelegt. Auf ihren Internetseiten haben die Kassen nun Hinweisformulare und e-mail Adressen hinterlegt, die es Jedermann erlauben, der Krankenkasse anonyme Hinweise über ein mögliches Fehlverhalten von Ärzten zu geben.[21]

- Als Maßnahme der Korruptionsprävention haben ferner verschiedene Fachverbände **Kodices** und **Regelungswerke** verabschiedet, die eine korruptionsfreie Kooperation zwischen der Medizinprodukteindustrie und der Ärzteschaft ermöglichen sollen und die Straftatbestände des Korruptionsstrafrechts branchenspezifisch konkretisieren und erläutern. Hierzu gehören der vom Bundesfachverband der Medizinprodukte-Industrie (BVMed) entwickelte „Kodex Medizinprodukte"

---

[19] Gesetz zur Modernisierung der gesetzlichen Krankenversicherung vom 14.11.2003, BGBl I, S. 2190.

[20] Näher: Steinhilper 2005, S. 131 ff.; Stark 2002, S. 28 ff.; vgl. ferner den Erfahrungsbericht von Michels 2009 (die Autorin ist Leiterin der Prüfgruppe Abrechnungsmanipulation der KKH).

[21] So heißt es etwa auf der Homepage der Hamburg Münchener Krankenkasse (http://www.hamburgmuenchener.de/Bekaempfung-von-Fehl.39.0.html, zuletzt besucht: 15.09.2009): „Auch wenn nicht hinter jeder Unregelmäßigkeit eine betrügerische Absicht steckt, ist die Hamburg Münchener dankbar für jeden begründeten Hinweis, den sie erhält. Gerade der Anstoß von außen ist ganz wichtig. Ohne Hinweise von Seiten Dritter, nur mit den eigenen Kontrollinstrumentarien, ist die Aufdeckung von Betrügereien nur erschwert möglich. Ganz wichtig: Es geht dabei nicht darum, bestimmte Berufsgruppen, Leistungserbringer oder Einzelpersonen vorzuverurteilen oder falschen Verdächtigungen auszusetzen, sondern die Spreu vom Weizen zu trennen und damit allen, auch der Mehrheit sich korrekt Verhaltender den Rücken zu stärken. Helfen Sie mit, gemeinsam mit Ihrer Hamburg Münchener und motiviert durch den gesetzlichen Auftrag, begründete Verdachtsfälle auch für die Zukunft aufzudecken. Dann leisten auch Sie einen Beitrag, die Transparenz in unserem Gesundheitswesen zu erhöhen. Hinweise und Informationen werden selbstverständlich diskret behandelt".

(1997)[22], der „Gemeinsame Standpunkt zur strafrechtlichen Bewertung der Zusammenarbeit zwischen Industrie, medizinischen Einrichtungen und deren Mitarbeitern" (2000)[23], die „Hinweise des Bundesverbandes Pharmazeutischer Industrie e.v. zur Zusammenarbeit zwischen pharmazeutischer Industrie und Ärzten in medizinischen Einrichtungen" (2001), die „9. Einbecker Empfehlungen der Deutschen Gesellschaft für Medizinrecht (DGMR) e.v. zur Einwerbung privatwirtschaftlicher Drittmittel in der Medizin" (2001)[24], die „Verhaltensempfehlungen für die Zusammenarbeit der pharmazeutischen Industrie mit Ärzten" des Bundesverbands der Arzneimittelhersteller, Bundesverbands der Pharmazeutischen Industrie und des Verbands forschender Arzneimittelhersteller (2003)[25], der Kodex der Mitglieder des Vereins „Freiwillige Selbstkontrolle für die Arzneimittelindustrie e.v." für die Zusammenarbeit der Pharmazeutischen Industrie mit Ärzten, kurz: FS Arzneimittelindustrie-Kodex (2004)[26] sowie der „Verhaltenskodex der Mitglieder des Verbands Arzneimittel und Kooperation im Gesundheitswesen", kurz: AKG-Verhaltenskodex (2008)[27].

- Die Thematik der korruptionsfreien Kooperation zwischen Ärzten und Medizinprodukteindustrie ist darüber hinaus auch Gegenstand der *Musterberufsordnung* für die deutschen Ärztinnen und Ärzte (MBO-Ä). Die Berufsordnung enthält in ihrem vierten Abschnitt (§ 30 ff. MBO-Ä) Regelungen zur Zusammenarbeit von Ärzten und Industrie, die gewährleisten sollen, dass die ärztliche Unabhängigkeit bei der Zusammenarbeit mit Dritten sichergestellt ist.[28] Der vierte Abschnitt wurde aufgrund der *Beschlüsse des 106. Deutschen Ärztetages 2003 in Köln* angesichts der anhaltenden Diskussion über Korruption im Gesundheitswesen

---

[22] Http://www.bvmed.de/themen/Kodex_Medizinprodukte/article/Kodex_Medizinprodukte.html (zuletzt besucht 15.09.09), näher Rehborn 2001.

[23] Herausgegeben von: Arbeitsgemeinschaft der Wissenschaftlichen Medizinischen Fachgesellschaften, Bundesfachverband der Arzneimittel-Hersteller e.V., Bundesfachverband der Medizinprodukteindustrie e.V., Bundesverband der Pharmazeutischen Industrie e.V., Deutscher Hochschulverband, Deutsche Krankenhaus Gesellschaft, Fachverband Elektromedizinische Technik im ZVEI, Fachverband Medizintechnik im Verband der deutschen feinmechanischen und optischen Industrie e.V., Verband der Diagnostica-Industrie e.V.,Verband Forschender Arzneimittelhersteller e.V. Zu einem am 16.02.2004 gegründeten eigenständigen Verein, dessen Funktion in der Überwachung der Einhaltung der Kodex-Vorgaben besteht, vgl. Balzer/Dieners 2004.

[24] Http://www.albrechtwienke.de/arzt/einbecker_empfehlungen.htm (zuletzt besucht: 15.09.2009), Kommentar von Wienko/Lipport 2002.

[25] Http://www.gesundheitspolitik.net/06_recht/kodex/antikorruption/Verhaltensempfehlungen_20030527.pdf (zuletzt besucht: 15.09.2009).

[26] Http://www.vfa.de/de/vfa/fs-arzneimittelindustrie/fsam-dokumente/fsa-kodex.html (zuletzt besucht: 12.07.10). Zur Entwicklung des FSA-Kodex Graue 2006; Rieser 2004.

[27] Bienert/Hein 2010, S. 105 ff., zu den Verfahren vor den Schiedsstellen des FSA und des AKG, vgl. Klümper/Eggerts 2010.

[28] Flenker 2005, S. 142.

novelliert.[29] Insbesondere die §§ 33-35 MBO-Ä enthalten Regelungen, die einerseits dem Gesichtspunkt Rechnung tragen, dass die Kooperation zwischen Ärzteschaft und Industrie sinnvoll und wünschenswert ist, andererseits aber die Beziehungen so ausgestalten wollen, dass bei allen Formen der Zusammenarbeit die Wahrung der ärztlichen Unabhängigkeit gesichert ist und das Patientenwohl als oberste Handlungsmaxime im Vordergrund steht. Im Einzelnen werden in den Bestimmungen der MBO-Ä wiederum Topoi verwendet, die den genannten Regelungswerken der Branche, wie etwa dem Gemeinsamen Standpunkt, dem Kodex Medizinprodukte oder dem FS Arzneimittelindustrie-Kodex entsprechen.[30]

Der *Herzklappenskandal* wurde 1994 durch anonyme Anzeigen (u.a. Offenbarung von Insiderwissen durch einen Herzchirurgen an den damaligen Gesundheitsminister Horst Seehofer[31]) sowie Hinweise von Krankenkassen entdeckt. Bei der folgenden Durchsuchung von zwei amerikanischen und einem deutschen Unternehmen der Medizinprodukteindustrie („marktbeherrschende Hersteller von Herzklappen"[32]) fanden sich Hinweise darauf, dass die betroffenen Firmen *umsatzabhängige Zuwendungen* an Krankenhäuser sowie an einzelne Ärzte und Techniker gezahlt hatten. Hierbei soll der Preis des jeweiligen verkauften Produkts im Vergleich zum Normalpreis mindestens um den Betrag der Zuwendung erhöht gewesen sein. Die zum „Dank" für die Bestellung geleisteten Zuwendungen wurden später als Spenden oder Vergütungen für Forschungen und Studien deklariert. Daneben ließen sich Ärzte teilweise in teure Restaurants oder zu privaten Reisen einladen. Außerdem kam es vor, dass Krankenhäusern im Gegenzug für ihre Bestellungen großzügige Drittmittelfinanzierungen gewährt wurden.[33]

---

[29] Rieger 2004, S. 1089 ff.

[30] Vgl. § 33 MBO-Ä (Ärzteschaft und Industrie): (1) Soweit Ärztinnen und Ärzte Leistungen für die Hersteller von Arznei-, Heil- und Hilfsmitteln oder Medizinprodukten erbringen (z.B. bei der Entwicklung, Erprobung und Begutachtung), muss die hierfür bestimmte Vergütung der erbrachten Leistung entsprechen. Die Verträge über die Zusammenarbeit sind schriftlich abzuschließen und sollen der Ärztekammer vorgelegt werden. (2) Die Annahme von Werbegaben oder anderen Vorteilen ist untersagt, sofern der Wert nicht geringfügig ist. (3) Ärztinnen und Ärzten ist es nicht gestattet, für den Bezug der in Absatz 1 genannten Produkte, Geschenke oder andere Vorteile für sich oder einen Dritten zu fordern. Diese dürfen sie auch nicht sich oder Dritten versprechen lassen oder annehmen, es sei denn, der Wert ist geringfügig. (4) Die Annahme von geldwerten Vorteilen in angemessener Höhe für die Teilnahme an wissenschaftlichen Fortbildungsveranstaltungen ist nicht berufswidrig. Der Vorteil ist unangemessen, wenn er die Kosten der Teilnahme (notwendige Reisekosten, Tagungsgebühren) der Ärztin oder des Arztes an der Fortbildungsveranstaltung übersteigt oder der Zweck der Fortbildung nicht im Vordergrund steht. Satz 1 und 2 gelten für berufsbezogene Informationsveranstaltungen von Herstellern entsprechend.

[31] Albus 2007, S. 21; vgl. zum Herzklappenskandal ferner Dieners in: Dieners/Lembeck/Taschke 2007, S. 5.

[32] Albus 2007, S. 21.

[33] Tondorf/Waider 1997, S. 102 ff.; näher: Corte 2007, S. 308.

Dem Verband der Angestellten-Krankenkassen zufolge betrugen die Mehrausgaben aus den Versichertenbeiträgen allein im Hinblick auf die Herzklappen jährlich 45 Millionen DM. *Die Zahl der Tatverdächtigen wurde zu Anfang der Ermittlungen mit etwa 1.860 Medizinern und Angestellten in 418 Krankenhäusern beziffert.* Um dem Fallaufkommen Herr zu werden, setzte die zuständige Staatsanwaltschaft in Wuppertal einen Stab von 20 Mitarbeitern ein, die unter anderem 3.000 beschlagnahmte Firmenordner auswerteten. Innerhalb weniger Jahre wurden jedoch 1.354 Verfahren eingestellt[34] und tatsächliche Verurteilungen gab es bis heute nachweislich nur in 15 Fällen.[35] In einem dieser Fälle wurde ein für die Bestellung von Herzschrittmachern zuständiger Oberarzt wegen Bestechlichkeit, Vorteilsannahme und Untreue zu einer Gesamtstrafe von einem Jahr und sechs Monaten bei Strafaussetzung zur Bewährung verurteilt.[36] Er hatte über mehrere Jahre hinweg Herzschrittmacher ausschließlich bei einer bestimmten Firma bestellt. Mit dieser hatte er eine Vereinbarung über „Bonus"-Zahlungen in Höhe von 15% des Umsatzes getroffen. In den folgenden sechs Jahren ließ er sich auf diese Weise etwa 185.000 DM auszahlen. Zudem lud das Unternehmen ihn und seine Ehefrau mehrmals zu aufwändigen Essen in Gourmet-Restaurants ein und finanzierte dem Ehepaar zwei mehrtägige Reisen nach Italien. Zwischen Annahme dieser Einladungen und weiteren Bestellungen von Herzschrittmachern bestand dabei ein erkennbarer Zusammenhang: Meist folgte auf eine Einladung ein oder zwei Tage später eine Bestellung. Fälle, in denen das Verhalten der Betroffenen ähnlich deutlich als strafbare Handlung auszumachen war, kamen jedoch vermutlich selten vor. Vielleicht blieb es also auch deshalb bei wenigen Verurteilungen, weil zwischen einer eindeutig legalen, zum Wohle des Patienten praktizierten Verhaltensweise und einer kriminellen Handlung eine enorme Grauzone existiert.[37]

Trotz *zahlreicher Veröffentlichungen zum Thema „Korruption im Gesundheitswesen"* in der medizinischen[38] und juristischen[39] Fachpresse, die das Ziel ver-

---

[34] Albus 2007, S. 22 unter Bezug auf eine Statistik des OStA Mühlhausen (Staatsanwaltschaft Wuppertal), Bsp. für eine derartige Einstellung: Beschluss des LG Mainz vom 13.11.2000, Az.: 1 Qs 257/00, NJW 2001, 906 f.

[35] Albus 2007, S. 22 unter Bezug auf die o.g. Statistik. Außerdem wurden 44 Verfahren durch einen Strafbefehl abgeschlossen.

[36] BGH vom 19.10.1999, Az.: 1 StR 264/99, MedR 2000, 193.

[37] Bruns 1998, S. 237, 238.

[38] Z.B.: Albus 2007; Althaus 2002; Asmus 2002; Beyer/Frewer/Klingreen/Meran/Neubauer 2003; Broglie 2004; Burmester 2000; Clade 2001a; ders. 2001b; ders. 2002; Dietrich 2000; Finzen 2002, Fleissner/Kliche/Dickhaus 1995; Häser/Hofmann 2005; Hempel 2009; Jungeblodt 2004; Lammer 2002; Rabatta 2004; Schmitz-Elvenich 2007; Theilmann 2004; Ulsenheimer 2002.

folgen, die Grenzen zwischen Straftat und erlaubter Kooperation zwischen Medizinprodukteindustrie und Ärzten nach der gegenwärtig geltenden Rechtslage abzustecken, herrscht insbesondere auf Seiten der Ärzteschaft noch immer ***Verunsicherung, Ratlosigkeit und Furcht vor dem Korruptionsvorwurf*** vor.[40] Insgesamt ist unklar, unter welchen Voraussetzungen und ob überhaupt sich in Kliniken und Praxen tätige Ärzte Kongressreisen von medizinischen Firmen finanzieren lassen dürfen, ob Spenden an medizinische Einrichtungen und Fördervereine angenommen werden können und wie es um die Annahme von seitens der Medizinprodukteindustrie gezahlter Honorare für Vorträge, Publikationen oder die Übernahme des Vorsitzes auf Diskussionsveranstaltungen bestellt ist.

Die bestehende Unsicherheit über die Rechtslage wird durch den gegenwärtigen politischen Diskurs über die Thematik der Korruption im Gesundheitswesen noch weiter angeregt. Auffällig ist insoweit, dass die politischen Akteure mit einem ***amorphen Begriff der „Korruption"*** operieren, der sich längst von den gesetzlichen Straftatbeständen der einschlägigen „Straftaten im Amt" emanzipiert hat und, ausgehend von dem lateinischen Ursprung des Wortes („corrumpere" = verderben, bestechen), allgemein „anrüchiges" Verhalten erfasst. Der Begriff Korruption ist zwar auch in der deutschsprachigen Literatur weit verbreitet, er kommt aber weder in den amtlichen Überschriften der Abschnitte des Strafgesetzbuchs, noch als Tatbestandsmerkmal eines gesetzlichen Straftatbestandes vor und ist folglich nicht hinreichend gesetzlich bestimmt. Deshalb bezieht sich zum Beispiel die gesundheitspolitische Sprecherin der SPD-Bundestagsfraktion *Carola Reimann* in einer mit „SPD geht gegen Korruption im Gesundheitswesen vor" überschriebenen Pressemitteilung vom 30. Juni 2009[41] auf den Verkauf von individuellen Gesundheitsleistungen

---

[39]   Albus 2007; Ambos 2003; Badle 2007; Bock 2000; Bruns 1998; ders. 2003a; Dieners/Lembeck/Taschke 1999; Dieners/Taschke 2000; dies. 2007; Erlinger 2002; Fuchs 2002; Fürsen/Schmidt 2004; Gaßner/Klass 2003; Goebel 2001, Günter 2001; Haeser 2002; Hiersche/Wigge/Broglie 2001; Lippert 2000a; Lüderssen 1997; ders. 1998 (mit Rezension Zieschang 2000); Michalke 2002a; Pfeifer 2002; Ratzel 2002; Reese 2006; Rönnau 2003; Schmidt/Güntner 2004; Tag 2004; Tondorf/Waider 1997; Verrel 2003; Walter 1999. Zur Rechtslage in der Schweiz, vgl. Pieth 2002.

[40]   Dies wird auch von den Strafverfolgungsbehörden bemerkt, vgl. den früheren Aachener Oberstaatsanwalt Günter 2001, S. 457: „Bei Gesprächen mit Klinikchefs und Oberärzten staatlicher oder kommunaler Krankenhäuser auf der einen und Vertretern und Angehörigen der Pharmaindustrie auf der anderen Seite ist in jüngster Zeit immer wieder zu hören, wegen der Neuerungen durch das Gesetz über die Bekämpfung der Korruption vom 13.08.1997 sei das Risiko strafrechtlicher Komplikationen und die Gefahr, in staatsanwaltschaftliche Ermittlungen verstrickt zu werden, sehr groß geworden." Vgl. zu dieser Einschätzung der gegenwärtigen Lage auch Albus 2007, S. 26; Bertrand 2001, S. 11; Karsten 2003, S. 612; Ulsenheimer 2008, S. 497; Zieschang 1999, S. 113.

[41]   Im Internet unter: http://www.spdfraktion.de/cnt/rs/rs_dok/0,,48014,00.pdf (zuletzt besucht: 15.09.2009).

(IGeL)[42] durch niedergelassene Ärzte und unterschlägt dabei, dass sich nach gegenwärtiger Rechtslage niedergelassene Ärzte gar nicht wegen eines „Korruptionsdeliktes" (§§ 299, 331 ff. StGB) strafbar machen können. Auch der Bezug der gesundheitspolitischen Sprecherin auf die Berichte zur Tätigkeit der mit dem Gesetz zur Modernisierung der gesetzlichen Krankenversicherung eingerichteten Stellen zur Bekämpfung von Fehlverhalten im Gesundheitswesen geht fehl, weil in den beiden vorliegenden Berichten des Bundesministeriums für Gesundheit vom 07. Mai 2007 und 24. Juni 2008 zwar Fälle von Rezeptfälschung, Abrechnung nicht erbrachter Leistungen, Zuweisung von Patienten gegen Provisionszahlung, Abrechnungsbetrug im Bereich der ambulanten Pflege, höherwertige Abrechnungen, Doppelabrechnungen usw., nicht aber ein einziger Fall der Verwirklichung eines „Korruptionsdeliktes", das heißt einer Straftat nach §§ 299, 331 ff. StGB erwähnt wird.

Angesichts dieser Befunde *oszilliert die Branche zwischen Verweigerungshaltung und Ausblendung der Risiken, strafrechtlich zur Verantwortung gezogen zu werden.* Die Ärzteinitiative „MEZIS" e.V. – die Abkürzung steht für „Mein Essen zahl' ich selbst"[43] – lehnt z.B. jegliches Sponsoring durch die Pharmaindustrie ab. Nach den Zielen des Vereins[44] soll der Einfluss der Pharmaindustrie auf die Inhalte von Fort- und Weiterbildungsveranstaltungen von Ärztinnen und Ärzten sowie den Vertretern anderer Heilberufe verhindert werden. Darüber hinaus wehren sich die zurzeit 131 „Mezis" gegen die Beeinflussung ihres Arzneimittel-Verordnungsverhaltens seitens der Pharmaindustrie. Deshalb haben sie folgenden Maßnahmekatalog beschlossen:

- Pharmavertreter werden grundsätzlich nicht mehr empfangen.

- Arzneimittelmuster und Geschenke werden nicht angenommen.

- Ein Sponsoring von Bewirtungskosten bei Fortbildungsveranstaltungen wird abgelehnt.

- Anwendungsbeobachtungen werden nicht mehr durchgeführt.

- Das Sponsoring von Praxissoftware durch Pharmaunternehmen wird abgelehnt.

---

[42] Vgl. Reimann (http://www.spdfraktion.de/cnt/rs/rs_dok/0,,48014,00.pdf, zuletzt besucht: 15.09.2009): „Durch Korruption und Fehlverhalten im Gesundheitswesen geht viel Geld verloren und Patientinnen und Patienten werden geschädigt. Dagegen will die SPD-Bundestagsfraktion mit einem Positionspapier vorgehen, das heute beschlossen wurde. Darin sind konkrete Maßnahmen genannt, die für mehr Transparenz und bessere Verfolgung von schwarzen Schafen sorgen. Unter anderem geht es auch um die zunehmenden Versuche von manchen Ärzten, gesetzlich Versicherten zusätzlich individuelle Gesundheitsleistungen (IGeL) zu verkaufen. Die SPD will die IGeL nicht verbieten, weil dies in die unternehmerische Freiheit des Arztes eingreifen würde. Aber notwendig ist eine ordentliche Trennung zwischen gesetzlichen und zusätzlichen Leistungen. Das Ausmaß, in dem ein Teil der Ärzte Patienten diese Angebote aufdrängt, ist unanständig – vor allem bei bestimmten Facharztgruppen. Da wird das Vertrauen der Patienten missbraucht".

[43] Hempel 2009; Korzilius 2006, S. A 2603.

[44] Internetauftritt unter www.mezis.de (zuletzt besucht: 15.09.2009).

- Fortbildungsveranstaltungen werden nur dann besucht, wenn sie herstellerunabhängig sind.

- Fortbildungspunkte gibt es nur für den Besuch von herstellerunabhängigen Fortbildungsveranstaltungen.[45]

Soweit die Risiken, aufgrund eines Sponsorings oder einer Kooperation mit der Medizinprodukteindustrie strafrechtlich wegen eines Korruptionsdeliktes zur Verantwortung gezogen zu werden, verdrängt oder marginalisiert werden, sehen in Krankenhäusern tätige Ärzte in den Versuchen der Klinikverwaltung, der Kooperation Grenzen zu setzen, eine unzulässige Bevormundung. Nicht selten werden die Mitarbeiterinnen und Mitarbeiter der Innenrevision, die Anträge auf Durchführung von gesponserten Dienstreisen ablehnen, sogar als *sozialneidische Spaßverderber* wahrgenommen, weil sie ihnen die Unterbringung im 5-Sterne-Hotel oder den Flug in der Businessclass nach New York nicht gönnen. Dies vertieft den ohnehin häufig vorhandenen Graben zwischen Ärzten und Verwaltung und begünstigt eine wechselseitige Abschottung, die dem Betriebsklima und der Korruptionsprävention abträglich sind.

2.2. Tendenzen der Kriminalpolitik: Der politisch-publizistische Verstärkerkreislauf

Verunsicherung besteht nicht nur im Hinblick auf die insgesamt unklare Rechtslage, sondern auch über *Struktur und Umfang* unlauterer Machenschaften und Kriminalität im Gesundheitswesen, insbesondere im Bereich der Korruptionsdelikte.

Der sich an Einzelfällen harter Vertriebskorruption (wie zum Beispiel dem so genannten „Bremer Klinikskandal")[46] oder größeren Fallkomplexen aufgrund von Ermittlungen auf der „Geberseite" der Korruptionsbeziehung (vgl. z.B. den jüngsten

---

[45]   Hempel 2009.

[46]   Im Rahmen des so genannten Bremer Klinikskandals wurde dem Klinikum Bremen Ost zwischen 2005 und 2006 ein Schaden von knapp siebeneinhalb Millionen Euro zugefügt. Verursacher war der damalige Geschäftsführer des Klinikums, Andreas Lindner. Dieser hatte 1000 „Multimedia-Nachttische" im Gesamtwert von über 5,6 Millionen Euro für das Klinikum Bremen Ost gekauft, obwohl hierfür keine wirtschaftlich vernünftigen Gründe vorlagen (Bericht des parlamentarischen Untersuchungsausschusses „Klinikverbund" der Bremischen Bürgerschaft: http://www.bremische-buergerschaft.de/uadocs/BerichtUAKlinikverbund_3c0.pdf, zuletzt besucht: 15.09.2009). Für diese Bestellung hatte er selbst eine Provision in Höhe von 345.000 Euro erhalten. Außerdem hatte Lindner innerhalb des Klinikums die Zahlung hoher Beträge an eine andere Klinik angewiesen, deren Eigentümer und Geschäftsführer er damals selbst war. Ferner wurden von ihm hohe Summen an Beraterfirmen überwiesen, ohne dass dafür eine Gegenleistung erfolgte. Das Handeln des – damals bereits wegen versuchter Steuerhinterziehung vorbestraften – ehemaligen Geschäftsführers Lindner wurde vermutlich durch eine mangelnde interne Kontrolle innerhalb des Klinikverbunds Bremen erleichtert (Pressemitteilung Transparency International vom 14.01.2008: http://www.transparency.de/08-01-14_Bremer-Klinikskandal.1116.0.html?&contUid=2232, zuletzt besucht: 15.09.2009). Andreas Lindner wurde Ende 2007 wegen Untreue und Bestechung zu einer Haftstrafe von vier Jahren und sechs Monaten verurteilt.

Ermittlungskomplex gegen Mitarbeiter eines bekannten Generika-Herstellers[47] mit 3.400 eingeleiteten Ermittlungsverfahren) entzündende **öffentliche und politische Diskurs** über Korruption im Gesundheitswesen ist seit dem Herzklappenskandal durch **selektive Wahrnehmung und Dramatisierung**[48] gekennzeichnet. Vor allem seitens der internationalen Korruptionsbekämpfungsorganisation *Transparency International* (TI) wird der Vorwurf erhoben, es sei nicht erforderlich, „Sparpakete zu schnüren"[49], wenn Straftaten im Gesundheitswesen wirksam bekämpft würden.[50] Darüber hinaus wird in den Raum gestellt, insbesondere im Bereich der Korruption müsse von einer besonders hohen Dunkelziffer von 95% ausgegangen werden.[51] In der Medienberichterstattung ist von den „Abzockern in Weiß" die Rede, die auf Kosten von Beitragszahlern mit ihren Ehefrauen kostspielige Reisen unternehmen durften und überzogene Beraterhonorare kassierten.[52]

Mit dieser Berichterstattung greifen die Medien nicht nur Grundstimmungen und Emotionen der Wählerinnen und Wähler auf, sondern sie wirken ihrerseits auf die Haltung der Bevölkerung gegenüber dem Phänomen der Korruption im Gesundheitswesen ein. Insgesamt wird in der Bevölkerung eine **kriminalpolitische Grundhaltung der zero tolerance** gefördert, die wegen des Zusammenhangs mit dem Gesundheitswesen von besonders tief sitzenden Gefühlen genährt wird: Denn wenn sich der Bürger seinem Arzt anvertraut, erwartet er, dass die Entscheidungen alleine an seinem Wohl orientiert sind und von monetären Erwägungen unberührt bleiben. Wer diesem Bild widerspricht und sich als käuflich erweist, hat in den Augen vieler Patienten nicht nur eine Straftat begangen, sondern auch das Vertrauen missbraucht, das ihm in einer womöglich schicksalsschweren Stunde entgegengebracht wurde. Aus diesen Gründen ist es nachvollziehbar, dass skandalisierende Medienberichterstattung auf Seiten der Bevölkerung **neue Punitivität und Straflust** generiert, die vom Gesetzgeber wiederum aufgegriffen und in kriminalpolitische Programme gegossen wird. In der Folge dieses **politisch-publizistischen Verstärkerkreislaufs**[53] entsteht eine neue Bekämpfungsgesetzgebung, deren Ziel im Bereich

---

[47] Süddeutsche Zeitung (SZ) vom 27./28.06.2009.

[48] Machens 2002, S. 267; Richter-Reichhelm 2004, S. 1 f.

[49] Rabbata 2004, S. A-3231.

[50] Vgl. z.B. auch aus einem aktuellen Positionspapier der Fraktion der SPD „Bekämpfung von Fehlverhalten und Korruption im Gesundheitswesen stärken": „Nach Auffassung des Bundeskriminalamts kann bei Straftaten im Gesundheitswesen nicht länger von sogenannten ‚Kavaliersdelikten' ausgegangen werden; diese Auffassung macht sich die Bundesregierung in ihrer ersten Zusammenfassung der Jahre 2004/2005 ausdrücklich zu eigen. Vielmehr haben Fälle von Fehlverhalten zwischenzeitlich eine Größenordnung angenommen, die konsequent angegangen werden muss, um die Effizienz unseres Gesundheitswesens deutlich zu steigern."; von Maravic/Schröter 2008, S. 25; Merten 2007, S. A-2625; Goslich 2004, S. 9; Hibbeler 2001, S. A 2613.

[51] Rabatta 2004; vgl. auch das von Transparancy International herausgegebene Jahrbuch Korruption 2006 mit dem Schwerpunkt „Gesundheitswesen".

[52] Weitere Beispiele bei Albus 2007, S. 24.

[53] Scheerer 1978.

des Strafverfahrensrechts in der Ausweitung der Eingriffsbefugnisse der Ermittlungsbehörden und im materiellen Strafrecht in der Ausweitung der strafrechtlichen Verantwortlichkeit besteht.

An der Konservierung dieses Bildes, an der Intensivierung der Strafverfolgung und an der Verschärfung des Korruptionsstrafrechts haben zudem verschiedene Berufsgruppen unterschiedliche Interessen und sie verfügen gemeinsam über eine erhebliche Definitionsmacht. Selbst Strafverteidiger sind hiervon nicht ausgenommen. Sie erkennen, dass Neukriminalisierungen im Bereich des Wirtschaftsstrafrechts und die Ausweitung der Strafverfolgung neue, Gewinn versprechende Mandate erzeugt, und drehen bisweilen selbst an der Kriminalisierungsschraube. So tritt z.B. der Hamburger Strafverteidiger *Pragal* dafür ein, dass Apotheker und Vertragsärzte taugliche Täter einer Beauftragtenbestechung nach § 299 StGB sein können oder sogar als Amtsträger nach § 11 Abs. 1 Nr. 2c StGB Aufgaben der Daseinsvorsorge wahrnehmen und sich deshalb nach §§ 331 ff. StGB strafbar machen können.[54] Auch die Beraterbranche profitiert von einer Dramatisierung der Situation, weil neben der klassischen Unternehmensberatung mit dem so genannten *„anti-fraud-management"* seit einigen Jahren ein sehr lukratives Tätigkeitsfeld erschlossen worden ist, das von der Furcht vor der Kriminalität im Unternehmen lebt.[55] Das Gesundheitswesen ist hier zwar noch nicht in gleichem Umfang als Zielgruppe für entsprechende Beratungsleistungen erschlossen wie die Unternehmen anderer Branchen. Mit zunehmender Bedeutung des Themenfeldes „Betrug und Korruption im Gesundheitswesen" und entsprechender rufschädigender Medienberichterstattung wird sich diese Lücke allerdings sicher bald geschlossen haben.

---

[54] Pragal 2005, S. 133 ff.; Pragal/Apfel 2007, S. 10 ff.

[55] Näher: Schneider 2009b.

Abbildung 1: Der politisch-publizistische Verstärkerkreislauf

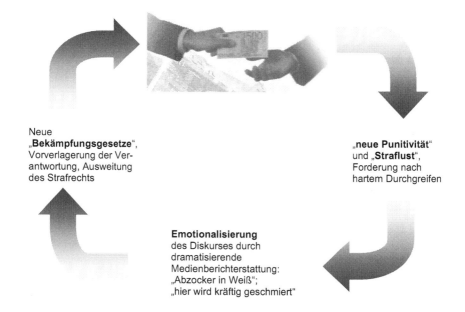

Neue
„Bekämpfungsgesetze",
Vorverlagerung der Ver-
antwortung, Ausweitung
des Strafrechts

„neue Punitivität"
und **„Straflust"**,
Forderung nach
hartem Durchgreifen

Emotionalisierung
des Diskurses durch
dramatisierende
Medienberichterstattung:
„Abzocker in Weiß";
„hier wird kräftig geschmiert"

2.3. Kriminologie der Korruptionsdelikte

2.3.1. Erkenntnisse über Struktur und Umfang der Korruption im Gesund-heitswesen im Hell- und Dunkelfeld

2.3.1.1. Die Fallbelastung im Hellfeld der registrierten Kriminalität

Eine kriminologische Analyse des Phänomens der Korruption im Gesundheitswesen
steht noch aus. Gesicherte wissenschaftliche Erkenntnisse über Struktur und Umfang der Deliktsbegehung fehlen.

Hinsichtlich des Umfangs der Korruption im Gesundheitswesen ist zwischen den
Erkenntnissen über das so genannte *Hellfeld* einerseits und über das *Dunkelfeld*
andererseits zu unterscheiden. Als Hellfeld bezeichnet man die den Strafverfol-

gungsbehörden bekannt gewordenen und in den amtlichen Kriminalstatistiken erfassten Delikte. Einen zusammenfassenden Überblick über die Korruption im Hellfeld der registrierten Kriminalität gibt das seit 1994 jährlich erscheinende, vom Bundeskriminalamt herausgegebene *„Bundeslagebild Korruption"*, dem die Anzahl der von der Polizei geführten Korruptionsermittlungsverfahren entnommen werden kann.[56] Da die Daten des Lagebildes auf den Zulieferungen der Landeskriminalämter und des Bundeskriminalamtes auf der Grundlage eines bundeseinheitlichen Ermittlungsbogens beruhen, der in der Regel zu Beginn der Ermittlungen ausgefüllt wird, ist es denkbar, dass sich ein ursprünglich bestehender Tatverdacht nach Abschluss der Ermittlungen nicht bestätigt. Gleichwohl wird der Fall im Bundeslagebild erfasst. Ferner lässt das Lagebild keinerlei Rückschlüsse auf den Schweregrad des Deliktes zu. Deshalb werden hier Fälle von harter Vertriebskorruption mit hohem Auftragskickback ebenso erfasst wie die einmalige Teilnahme an einer von einem Pharmaunternehmen gesponserten Erlebnisgastronomieveranstaltung. Einschränkend ist weiterhin zu berücksichtigen, dass das Bundeslagebild keinerlei Rückschlüsse auf die justizielle Reaktion zulässt. Die Ermittlungsverfahren, die im Bundeslagebild erfasst sind, können also mangels Tatverdachts gemäß § 170 Abs. 2 StPO oder wegen Geringfügigkeit gemäß §§ 153 f. StPO eingestellt worden sein. Gegenläufig ist aber zum Beispiel zu berücksichtigen, dass im Bundeslagebild Korruption ebenso wie in der Polizeilichen Kriminalstatistik mehrere gleichartige Delikte eines Tatverdächtigen als eine Tat gezählt werden.

Die nachfolgenden Tabellen, die auf den Daten des Bundeslagebilds Korruption beruhen, zeigen auf, dass die *Korruptionsbelastung des Gesundheitswesens* auf der Nehmer- und auf der Geberseite im *Mittelfeld* liegt. Im Mehrjahresvergleich dominieren insbesondere die Branchen „Dienstleistungsgewerbe" und „Bau". Die erheblichen Schwankungen in den Gesamtfallzahlen liegen an Großverfahren. Da es sich bei der Korruption um ein *Beziehungsdelikt* handelt und es im Kern darum geht, dass eine Person, die bestimmte Aufgaben zu erfüllen hat, für ihre Tätigkeit von einer anderen Person unzulässige Vorteile in Anspruch nimmt[57], kann man zwischen *Vorteilsnehmern* (Korrumpierte) und *Vorteilsgebern* (Korrumpierer) unterscheiden. Vorteilsnehmer sind bei der Korruption im Gesundheitswesen z.B. die in Krankenhäusern tätigen Ärzte, Pfleger, Apotheker, Verwaltungsmitarbeiter oder die Geschäftsführung. Als Vorteilsgeber treten in der Regel (es sei denn, es geht z.B. um Vertriebskorruption im Zusammenhang mit Bauvorhaben des Klinikums, Catering, Reinigungsmitteln o.ä.) Mitarbeiter von Unternehmen der Medizinprodukteindustrie in Erscheinung.

---

[56] Im Bundeslagebild Wirtschaftskriminalität werden so genannte „Gesundheitsdelikte" separat erfasst. Allerdings handelt es sich insoweit lediglich um Fälle des Abrechnungsbetruges und verwandter Delikte, näher: Nestler 2009.

[57] Dölling 2007, S. 3.

Übersicht 1: Art der Nehmer nach Branchen in %[58]

	2000	2001	2002	2003	2004	2005	2006	2007	2008
Baubehörden	21	25	11	19	11	3	10	4	11
Kommunal-behörden	17	8	6	14	25	24	34	18	28
Gesundheit	16	16	34	19	15	3	5	8	6
Polizei-behörden	9	8	1	4	3	1	4	7	4
Wirtschafts-unternehmen	1	7	6	8	11	3	12	14	26
Sonstige	36	36	41	37	35	66	35	49	25
N	1.534	897	1.986	1.003	996	5.406	1.484	1.103	1.694

Übersicht 2: Art der Geber nach Branchen in %[59]

	2000	2001	2002	2003	2004	2005	2006	2007	2008
Baubranche	25	39	39	43	15	9	12	16	19
Handwerk	20	10	17	12	15	3	3	4	5
Dienstleistung	15	11	6	15	8	6	12	15	15
Gesundheit	11	8	15	4	15	1	4	5	8
Handel	10	5	2	7	15	69	4	3	4
Sonstige	18	28	21	18	32	12	65[60]	57	49
N	824	852	1.047	675	797	2.524	1.090	1.030	1.326

Insgesamt kam es daher zur Einleitung von 245 Ermittlungsverfahren gegen Vorteilsnehmer im Gesundheitswesen im Jahr 2000, 144 (2001), 675 (2002), 190 (2003), 149 (2004), 180 (2005), 74 (2006), 88 (2007) und 102 im Jahr 2008. Gegen Vorteilsgeber wurden bezüglich der im Gesundheitswesen begangenen Taten 90 Verfahren im Jahr 2000, 68 (2001), 157 (2002), 27 (2003), 119 (2004), 25 (2005), 43 (2006), 52 (2007) und 106 im Jahr 2008 eingeleitet.

---

[58] Quelle: Dölling 2007, S. 19. Zahlen ab 2005 sind dem Bundeslagebild Korruption des entsprechenden Jahres entnommen. Nach den Angaben im Bundeslagebild 2006 (Kurzfassung Seite 10, Fußnote 4) „sind die Zahlen zu den Tatverdächtigen 2006" „aufgrund erfassungstechnischer Umstellung in einem Bundesland" „grundsätzlich nicht mit denen des Vorjahres vergleichbar". Hier – wie im Bundeslagebild – wird aber auf eine Darstellung der aktuellen Tatverdächtigenzahlen gleichwohl nicht verzichtet.

[59] Quelle: Dölling 2007, S. 19.

[60] Der hohe Anteil der Rubrik „sonstige" ist in diesem Jahr auf einen hohen Anteil (45%) an Privatpersonen zurückzuführen, die aus einem entsprechenden Ermittlungskomplex in Berlin stammen, Bundeslagebild Korruption 2006, Kurzfassung S. 12.

Ursache für die *geringere Fallbelastung auf der Geberseite der Korruptionsbeziehung* dürfte der Umstand sein, dass die Ermittlungsverfahren in der Regel auf der Geberseite beginnen. Ergeben sich Anhaltspunkte dafür, dass bestimmte Mitarbeiter eines Unternehmens im Krankenhaus tätigen Ärzten Vorteile zugewendet haben, werden die Ermittlungsverfahren auch gegen die Vorteilsnehmer betrieben. Hierbei ist davon auszugehen, dass bei den meisten Verfahren wenige Mitarbeiter in den Unternehmen der Geberseite einer Vielzahl von Ärzten illegale Vorteile zugewendet haben.

Die *Zahl der wegen Korruptionsdelikten Verurteilten* ist naturgemäß erheblich geringer als die der ermittelten Tatverdächtigen. Analysiert man die allerdings nicht nach Branchen aufgeschlüsselten Daten der Strafverfolgungsstatistik[61], so zeigt sich, dass das statistische Verurteilungsrisiko eines wegen eines Korruptionsdeliktes ermittelten Tatverdächtigen bei unter 5% liegt.[62]

Bei einer Diskussion der Fallbelastung ist zu berücksichtigen, dass aus einem Anstieg der Zahlen im Hellfeld (zwischen 1994 und 2002 ist die Zahl der Verfahren wegen Korruption ausweislich der Daten der polizeilichen Kriminalstatistik im Wesentlichen kontinuierlich gestiegen[63]) der registrierten Delikte nicht auf einen Anstieg der Delikte insgesamt geschlossen werden kann. Tatsächlich ist anzunehmen, dass der angeführte politisch-publizistische Verstärkerkreislauf aus Medienberichterstattung, Aufrüstung des Verfolgungsapparates und Verschärfung der Gesetze mit wiederum folgender Medienberichterstattung und dem Ruf nach einer weiteren Verschärfung der Gesetze (vgl. z.B. die Korruptionsregistergesetze einzelner Bundesländer und die Vorstöße der Fraktion Bündnis 90/Die Grünen zu einem bundesweit geltenden „Gesetz zur Einrichtung eines Registers über unzuverlässige Unternehmen", BT-Drucksache 16/9780[64]) zu einer *Sensibilisierung in der Wahrnehmung* dieser Form des abweichenden Verhaltens und damit auch zu einer veränderten Bewertung bestimmter Sachverhalte sowie zu einer *Steigerung des an sich geringen Anzeige- und Entdeckungsrisikos* bei Korruptionsdelikten geführt hat. Dies legt als Ursache für den Anstieg der Fallbelastung, der in dem Intervall zwischen 2002 und 2007 zudem nicht mehr nachweisbar ist, eine Verschiebung vom Dunkelfeld in das Hellfeld der registrierten Kriminalität nahe.

---

[61]   Zusammenfassend Dölling 2007, S. 5.

[62]   Ein direkter Vergleich zwischen den Daten der Polizeilichen Kriminalstatistik und der Strafverfolgungsstatistik ist nicht möglich, weil der „Output der einen Statistik nicht identisch mit dem Input der im Verfahrensgang nachfolgenden Statistik ist" (Göppinger-Maschke, 2008, S. 358). Außerdem stimmen weder die Erfassungszeiträume, noch die Erhebungseinheiten, Erhebungsmerkmale und Erfassungsgrundsätze überein.

[63]   Dölling 2007, S. 4: Im Jahr 1994 wurden 258 Verfahren gemeldet. Im Jahr 2002 waren es insgesamt 1.683 Verfahren.

[64]   Der Bundestag hat sich allerdings kürzlich der Beschlussempfehlung der Ausschüsse angeschlossen und in zweiter Beratung den Entwurf gegen die Stimmen von Bündnis 90/Die Grünen und der Linken abgelehnt (vgl. Plenarprotokoll, BT-Drs. 16/212 vom 20.03.2009, S. 23026 ff.).

Angesichts der Wirtschaftskrise und des entsprechend hohen **Vertriebsdrucks** ist aber ein realer Anstieg der Fallzahlen im Jahr 2009 (so genannte „Krisenkriminalität") nicht ausgeschlossen.

2.3.1.2. Erkenntnisse über das Dunkelfeld

Wie bei den meisten Wirtschaftsstraftaten ist auch bei den im Gesundheitswesen begangenen Delikten tatsächlich von einem **hohen Dunkelfeld** und davon auszugehen, dass durch relativ wenige Straftaten ein hoher Vermögensschaden verwirklicht wird.[65] Unter Dunkelfeld versteht man „die Summe der tatsächlich begangenen Straftaten, die nicht amtlich bekannt geworden sind und dementsprechend nicht in der Kriminalstatistik in Erscheinung treten".[66] Für die Annahme eines hohen Dunkelfeldes, von dessen Existenz alle Experten ausgehen[67], sprechen folgende Umstände:

- **Geringes Entdeckungsrisiko**: Korruptionsdelikte haben in der Regel kein Opfer, das als Anzeigenerstatter bei der Polizei in Betracht kommt. Da bei der Korruption sowohl Geber als auch Nehmer als Täter in Betracht kommen, haben beide keinerlei Interesse am Bekanntwerden der Tat („win-win-Situation"[68]). Eine Asymmetrie entsteht nur dann, wenn die angesprochene Person das Angebot abgelehnt, aber auch in diesen Fällen kommt es nicht zwangsläufig zu einem Strafverfahren. Selten kommt es zu einem „whistleblowing" durch einen Wettbewerber, der von dem Vorliegen einer korruptiven Beziehung Kenntnis erlangt hat.

- **Erkenntnisse der Dunkelfeldforschung**: Für das Vorliegen eines hohen Dunkelfeldes im Bereich der Korruption allgemein spricht auch eine Untersuchung des Bundeskriminalamtes, in der Bedienstete der kommunalen Verwaltungen befragt wurden. Fast 30% der 246 an der Befragung beteiligten Verwaltungsbediensteten teilten mit, dass ein Beeinflussungsversuch auf sie unternommen wurde, ohne dass dies zur Anzeige geführt habe.[69]

- **Spezifika des Gesundheitswesens**: Bei der Korruption im Gesundheitswesen kommt hinzu, dass der Vertriebserfolg von Pharmaunternehmen (bei verschreibungspflichtigen Medikamenten) und Unternehmen der Medizinprodukteindustrie maßgeblich vom Verordnungsverhalten oder von den Empfehlungen der Ärzte und Pflegekräfte (z.B. hinsichtlich der Verwendung von Babynahrung, Produkten

---

[65]   Allgemein wird davon ausgegangen, dass 50% des durch Kriminalität insgesamt verursachten Schadens durch Wirtschaftskriminalität entstehen, deren Anteil an der Gesamtkriminalität aber lediglich bei etwa 2% liegt. Die durch Korruption entstehenden Wettbewerbsverzerrungen bzw. der Vertrauens- und Legitimitätsverlust bei sich als käuflich erweisenden Amtsträgern lassen sich kaum beziffern und sind deshalb in den o.g. Schadensaufstellungen der amtlichen Kriminalstatistiken nicht enthalten.

[66]   Göppinger-Maschke 2008, S. 348.

[67]   Janke 2008, S. 155; Dölling 2007, S. 7, jeweils mit weiteren Nachweisen.

[68]   Janke 2008, S. 152.

[69]   Dölling 2007, S. 6.

für parenterale Ernährung, Stomabeuteln u.a.) abhängt. Dies legt nahe, dass Ärzte von den Medizinprodukteherstellern „umworben" werden, wobei die Grenzen zwischen erlaubter Absatzförderung und verbotener Vorteilszuwendung fließend sind.[70]

- *Informationsasymmetrien zwischen Ärzten und Verwaltung*: In Krankenhäusern bestehen zudem Informationsasymmetrien zwischen Ärzten und Klinikverwaltung hinsichtlich der bestehenden Kooperationen mit der Medizinprodukteindustrie und den beteiligten Ärzten. Verträge über klinische Studien oder Anwendungsbeobachtungen sind häufig in englischer Sprache verfasst und für die Mitarbeiter der Klinikverwaltung (z.b. der Innenrevision oder des Justiziariats) aufgrund der medizinspezifischen Inhalte so intransparent gestaltet, dass eine Einschätzung hinsichtlich der Adäquanz von Leistung und Gegenleistung praktisch unmöglich ist. Deshalb bestehen im Gesundheitswesen *günstige Tatgelegenheiten* für eine strafbare „Umgehungsfinanzierung", bei der Zuwendungen an Ärzte als Forschungs- oder Drittmittelprojekte oder als Fortbildungsreisen zu Fachkongressen getarnt werden.

Die genannten Aspekte lassen zwar vermuten, dass bei Korruption im Gesundheitswesen mit einem erheblichen Dunkelfeld zu rechnen ist. Allerdings fehlt jeglicher Anhaltspunkt für eine Schätzung von Prozentwerten. Da empirische Untersuchungen im Bereich von Straftaten im Gesundheitswesen weitgehend fehlen und aus nahe liegenden Gründen methodisch auch nicht ohne Weiteres durchführbar sind, *muss sich die Kriminologie – will sie sich nicht selbst in den Dienst des politisch-publizistischen Verstärkerkreislaufs stellen – einer Stellungnahme über den Umfang dieser Erscheinungsform der Kriminalität enthalten.*

2.3.2. Erscheinungsformen der Korruption im Gesundheitswesen

Hinsichtlich der Erscheinungsformen der Korruption im Gesundheitswesen ist grundsätzlich zwischen folgenden Fallkonstellationen zu unterscheiden.

---

[70] Vgl. hierzu auch folgende Urteilsbegründung in einer einen **Vorteilsgeber** betreffenden Entscheidung (zit. nach Albus 2007, S. 23): „Der Angeklagte selbst legte Wert darauf, dass ausschließlich Ärzte als Kunden angesehen wurden. Ihm war sehr wohl bewusst, dass allein mit diesem Personenkreis eine erfolgreiche Geschäftspolitik zu betreiben war. Die ihm untergebenen Mitarbeiter hatten dieser Auffassung Folge zu leisten und ihre geschäftlichen Beziehungen an der Verwaltung vorbei vornehmlich mit dem medizinischen Personal zu pflegen. Diese Verhaltensregel war Teil der Unternehmenspolitik der Firma, die der Angeklagte in seinem Unternehmen konsequent durchsetzte. Generell war die Unternehmenspolitik auf ein einverständliches Geben und Nehmen gerichtet. Hier lag nach Auffassung der Unternehmensführung, mit dem Angeklagten an der Spitze, der Schlüssel des Erfolges. Es wurden Zuwendungen gewährt, um im Gegenzug Produkteinkäufe zu erhalten und Umsätze zu tätigen. Dabei stieß das Unternehmen in der Regel auf empfangsbereite Nehmer, die durch die Annahme der Vergünstigung beim Angeklagten und seinen Mitarbeitern zumindest den Eindruck erweckten, beeinflussbar zu sein. Vielfach stellten Ärzte massive Forderungen".

2.3.2.1. Straftaten aus Unkenntnis der Grenzen zwischen erlaubtem und verbotenem Verhalten

Den Autoren sind aus der täglichen Beratungspraxis zahlreiche Sachverhalte bekannt, die *Straftaten aus Unkenntnis der Grenzen zwischen verbotenem und erlaubtem Verhalten* betreffen.[71] Inhaltlich geht es zumeist um die Teilnahme an gesponserten Veranstaltungen, die nach Auffassung der Ermittlungsbehörden das geduldete Maß der angemessenen Kostenerstattung überschreiten. In diese Rubrik fallen ferner Verträge zwischen Unternehmen der Medizinprodukteindustrie, einzelnen Ärzten oder der Klinikverwaltung, die faktisch den Absatzerfolg bestimmter Produkte der Medizinprodukteindustrie sicherstellen wollen und bei denen der Arzt oder ein Pfleger eine untergeordnete, aber gut honorierte Tätigkeit zu erbringen hat. Da nach der Rechtsprechung des Bundesgerichtshofs – wie unter 2. zu zeigen sein wird – der Anwendungsbereich der §§ 331 ff. StGB im Grundsatz auch nicht durch das Vorliegen eines gegenseitigen Vertrages mit klar definierten Leistungen der Vertragsparteien ausgeschlossen wird, besteht in diesen Fallkonstellationen die Gefahr, dass die Ermittlungsbehörden Anhaltspunkte für eine Unrechtsvereinbarung sehen und deshalb ein Ermittlungsverfahren einleiten.

Beispiel 1[72]

Chefarzt Dr. X des Städtischen Klinikums Y-Stadt (das Klinikum wird in der Rechtsform einer GmbH betrieben, gehört aber zu 100% Y-Stadt), nimmt an einem Fachkongress teil und präsentiert dort wissenschaftliche Erkenntnisse (Posterpräsentation) mit Wissen und der Genehmigung der Klinikleitung. In den Räumlichkeiten, in denen die Veranstaltung stattfindet, haben einige Pharmaunternehmen Stände aufgestellt. Am Stand des Pharmaunternehmens Z liegen Listen aus, in die man sich für eine von Z ausgerichtete Abendveranstaltung eintragen kann. X trägt sich in die Liste ein und nimmt an der Veranstaltung teil. Nach vier 15-minütigen Fachvorträgen wird ein 5-Gänge-Menü der gehobenen Kategorie serviert. Zwischen den Gängen wird ein Unterhaltungsprogramm geboten. Der Gesamtwert der Veranstaltung liegt pro Person bei etwa 200,- €. Dr. X, der von der Veranstaltung eher gelangweilt ist, vergisst den Abend alsbald. Bei einer in anderer Sache durchgeführten Durchsuchung der Staatsanwaltschaft München I bei Z fällt Dr. X als Teilnehmer der Veranstaltung auf. Die Klinikleitung wird in einem Schreiben (zur Vermeidung von Durchsuchung und Beschlagnahme) um Vorlage der Unterlagen in Bezug auf die Teilnahme des Dr. X an der Veranstaltung gebeten. Dr. X sei von dem gegen ihn eingeleiteten Ermittlungsverfahren nicht zu unterrichten, anderenfalls setze sich der Mitarbeiter des Klinikums der Gefahr aus, wegen einer Strafvereitelung zur Verantwortung gezogen zu werden. Naturgemäß enthalten die im Krankenhaus befindlichen Unterlagen zwar die Dienstreisegenehmigung des Dr. X, aber keinerlei Informationen über die Teilnahme an der Abendveranstaltung.

---

[71] Vgl. Göppinger-Schneider 2008, § 25, Rn. 32, zustimmend: Nestler 2009, S. 989 f.

[72] Eine strafrechtliche Analyse der Beispielsfälle erfolgt unten (Kap. 3.3).

Die Grenzen zwischen erlaubter Geschäftstüchtigkeit und strafbarem Verhalten sind hier fließend.[73] Die Frage, ob derartige Sachverhalte als strafrechtlich relevant im Hinblick auf die §§ 331 ff. StGB eingestuft werden, hängt maßgeblich von der jeweils ermittelnden Staatsanwaltschaft ab. In diesem Spektrum besteht daher ein erhebliches *Defizit an Rechtssicherheit*, das insbesondere auch auf die weitgehend unbestimmten Rechtsbegriffe im Tatbestand der Vorteilsannahme (§ 331 StGB) in der Fassung des Korruptionsbekämpfungsgesetzes und auf die Unschärfen im Zusammenhang mit der Feststellung der Amtsträgereigenschaft im Sinne des § 11 Abs. 1 Nr. 2c StGB zurückzuführen ist.[74]

Zusammenfassend lässt sich festhalten, dass der Bürger nicht in der Lage ist, durch einen Blick in das Gesetz Klarheit über die Grenzen zwischen erlaubtem und verbotenem Verhalten zu erlangen. Die Unsicherheit im Umgang mit der Bestimmung des § 331 StGB besteht auch bei einem Teil der zahlreichen „Experten", die sich zu den Normen des Korruptionsstrafrechts in Veröffentlichungen oder anlässlich von Tagungsveranstaltungen äußern. So sind z.B. Stellungnahmen wie, es gehe bei § 331 StGB „im Kern um den Begriff des Vorteils"[75], wenig geeignet, die Grenzen des Anwendungsbereiches dieses Strafgesetzes adäquat abzustecken. Vielmehr werden durch solche Äußerungen Ängste und Unsicherheiten geschürt, die sich nicht zuletzt auch auf die Akzeptanz der Strafgesetze in der Praxis auswirken. Diese Problematik der §§ 331 ff. StGB ist auch dem Gesetzgeber nicht verborgen geblieben. In der gegenwärtigen Diskussion um die Frage der sogenannten Abgeordnetenbestechung bemerkt *Siegfried Kauder* von der CDU, die Straftatbestände der Vorteilsannahme und Bestechlichkeit sowie der Vorteilsgewährung und Bestechung seien ebenso wie der Tatbestand Bestechung und Bestechlichkeit im geschäftlichen Verkehr (§ 299 StGB) *dringend reformbedürftig*. „Jene Straftatbestände sind so ausgestaltet, dass Bürgerinnen und Bürger sie nicht mehr verstehen. Sie sind zu komplex und zu kompliziert formuliert".[76]

In diesem Fallspektrum sind demnach weder personale noch situative Risikofaktoren ausschlaggebend für die Begehung der Straftaten, sondern *Defizite im Wissen der Akteure über die Grenzen zwischen erlaubtem und verbotenem Verhalten*[77] sowie über die einschlägige höchstrichterliche Rechtsprechung. Die eingeleiteten Ermittlungsverfahren betreffen überwiegend Bagatellen und sie werden in der Regel

---

[73]   König 1997, S. 399.

[74]   Grundlegend hierzu: Schneider 2008b.

[75]   So ein Referent (Chefsyndikus und Leiter der Konzernrechtsabteilung sowie Compliance Beauftragter einer AG) anlässlich der 4. Handelsblatt Jahrestagung „Unternehmensrisiko Korruption" am 30. und 31. März 2009 in Frankfurt am Main.

[76]   Kauder (http://www.siegfriedkauder.de/2_Berlin/PDF-Dateien/18.06.%20Abgeordnetenbestechung.pdf, zuletzt besucht: 15.09.09): Deutscher Bundestag – 16. Wahlperiode – 227. Sitzung am 18. Juni 2009; Beratung des Berichts des Rechtsausschusses gem. § 62 Abs. 2 GO-BT zu dem von der Fraktion Bündnis 90/Die Grünen eingebrachten Entwurf eines Strafrechtsänderungsgesetzes – Bestechung und Bestechlichkeit von Abgeordneten.

[77]   Vgl. hierzu auch Kübler 2000, S. 807.

nach § 153 StPO oder nach § 153a StPO gegen Zahlung einer Geldauflage eingestellt. Dennoch belasten sie die betroffenen Ärzte und stellen für die Klinikleitung,
die – wie am obigen Beispiel veranschaulicht – Unterlagen bereithalten und takti-
sche Erwägungen anstellen muss, einen bürokratischen Mehraufwand dar. Außerdem wirken sich die zudem unverhältnismäßigen Drohungen mit einem fern liegenden Strafverfahren gegen den Mitarbeiter der Klinikverwaltung wegen des Verdachts
der Strafvereitelung äußerst ungünstig auf das „Klima" im Krankenhaus aus. Hinzu
kommt die Möglichkeit negativer Medienberichterstattung bereits im Ermittlungsverfahren, durch die das Haus einen erheblichen Reputationsverlust erleiden kann.

2.3.2.2. Harte Vertriebskorruption

Neben den Straftaten aus Unkenntnis der Grenzen zwischen erlaubtem und verbotenem Verhalten gibt es auch im Gesundheitswesen Fälle *„harter" Vertriebskorruption*, bei denen es den Akteuren bewusst ist, gegen strafrechtliche Verbote zu
verstoßen. Bei derartigen Fallkonstellationen sind situative und gegebenenfalls auch
personale Risikofaktoren für die Tatbegehung ausschlaggebend.[78]

Situative Risikofaktoren beziehen sich auf *günstige Tatgelegenheiten*, die im
Klinikalltag in der Praxis häufig anzutreffen sind. Bestehen keine klaren Regelungen
der Produktbeschaffung oder für die Verwendung überschüssiger Drittmittel, gibt es
keine Kontrolle und keine Vorgaben hinsichtlich einer korruptionsfreien Kooperation
zwischen Ärzten und der Medizinprodukteindustrie, lassen sich *Unrechtsvereinbarungen leicht als Drittmittelprojekte, Nebentätigkeiten* oder andere Formen der
„Umgehungsfinanzierung" tarnen und vor der Geschäftsführung des Klinikums
verbergen.

---

[78] Die nachfolgende Darstellung personaler und situativer Risikofaktoren bezieht sich auf das von
      Schneider 2007; ders. 2008a; Göppinger-Schneider 2008 entwickelte Leipziger Verlaufsmodell
      wirtschaftskriminellen Handelns und die hierauf bezogene empirische Untersuchung anhand
      von Urteilen der Berliner Wirtschaftsstrafkammern und Experteninterviews mit Mitarbeitern des
      Competence Center Fraud, Risk, Compliance der Rölfs WP Partner AG in Köln unter Leitung
      von Dieter John; Schneider 2009a.

Beispiel 2 (für eine Umgehungsfinanzierung)

Ein Hersteller (Z) von Herzschrittmachern hat festgestellt, dass der Umsatz mit dem als GmbH betriebenen Kreisklinikum X im laufenden Jahr gegenüber den Vorjahren stark rückläufig ist. Die Repräsentanten von Z wissen, dass Chefarzt Dr. habil. Y der Klinik für Innere Medizin des Kreisklinikums X weitgehend selbständig und eigenverantwortlich über die Beschaffung von Herzschrittmachern entscheiden kann. Auf dem Europäischen Kardiologenkongress in Barcelona sprechen die Repräsentanten von Z Herrn Dr. Y auf den Umsatzrückgang an und drücken ihm gegenüber gleichzeitig ihr Interesse an einer „engeren Kooperation zwischen Z und Dr. Y" aus. Diesbezüglich offerieren sie ihm eine Nebentätigkeit, nach der Dr. Y für drei identische Vorträge („die Sie ja schon in der Schublade haben") ein Honorar von 30.000 € erhalten soll. Dr. Y, der über eine generelle Nebentätigkeitsgenehmigung in seinem Chefarztdienstvertrag verfügt, nimmt das Angebot an und verzichtet darauf, die Tätigkeit seinem Dienstherrn anzuzeigen. Y hatte in dem Gespräch mit den Repräsentanten von Z durchblicken lassen, er werde sich bei Z gelegentlich für das freundliche Angebot revanchieren.

Beispiel 3 (für harte Vertriebskorruption aus der publizierten Rechtsprechung[79]):

Der Angeklagte hatte als Leiter der Kardiologie eines Kreiskrankenhauses in 26 Fällen Herzschrittmacher und Sonden entgegen früherer Gewohnheiten ausschließlich bei einem bestimmten Unternehmen bestellt. Dafür erhielt er als Gegenleistung über mehrere Jahre Zahlungen der Firma in Form von Verrechnungsschecks – insgesamt rund 184.000 DM. Hätte der Angeklagte, statt die Zahlungen entgegenzunehmen, auf einem Preisnachlass bestanden, wäre ihm ein solcher in Höhe von mindestens 10% gewährt worden, so dass das Krankenhaus eine entsprechend höhere Kostendeckung erreicht hätte. In weiteren 15 Fällen ließ das Unternehmen dem Angeklagten und seiner Ehefrau Vergünstigungen durch die Bezahlung zweier mehrtägiger Auslandsreisen und die Übernahme von Bewirtungskosten, die bei dem Besuch von Gourmet-Restaurants angefallen waren, zukommen.

Im Bereich der „harten Vertriebskorruption" ist zwischen zwei *unterschiedlichen Stellungen zur Tatgelegenheit* zu differenzieren. Häufig erliegen Menschen, ohne dass personale Risikofaktoren erkennbar wären, schlicht den Verlockungen einer günstigen Tatgelegenheit (so genannte „Gelegenheitsergreifer"). In diesem Zusammenhang ist häufig auch ein sogenanntes *Abdriften* in die verfestigte Wirtschaftskriminalität zu beobachten. Am Beginn einer Unrechtsbeziehung stehen zumeist kleinere Zuwendungen, wie zum Beispiel die Finanzierung einer Weihnachtsfeier, die Einladung zu einem Abendessen der gehobenen Kategorie oder ähnliche Incentives. Werden diese regelmäßig angenommen, entsteht ein Netz wechselseitiger

---

[79] BGH vom 19.10.1999, Az.: 1 StR 264/99, MedR 2000, 193 f. mit Rezension Lippert 2000b; Göben 2000.

Verpflichtungen im Sinne einer ausgeprägten Reziprozität, aus der sich allmählich eine Unrechtsbeziehung entwickelt, die von keiner der beiden „Vertragsparteien" ohne Weiteres gekündigt werden kann.

Die Wahrscheinlichkeit, dass die Akteure den Versuchungen der Tatgelegenheit erliegen, ist größer, wenn zu den Bedingungen einer günstigen Tatgelegenheit *personale Risikofaktoren* hinzutreten. Hierzu[80] gehört z.B. *das Gefühl, im beruflichen Alltag mit Zurücksetzung oder mangelnder Anerkennung behandelt zu werden.* Hier kann die Annahme anderweitiger „Boni" eine Art Coping-Strategie für die gefühlte oder reale Benachteiligung durch den Arbeitgeber darstellen. Im Krankenhaus können derartige Belastungen und negative Emotionen der Beschäftigten schon aufgrund der strengen Hierarchien, der hohen Arbeitsbelastung im Schichtdienst und der eingeschränkten Aufstiegsmöglichkeiten besonders leicht entstehen. Kommt es in diesem Fall zur deliktischen Annahme von Vorteilen, wird der Täter außerdem auf *Neutralisierungsstrategien* zurückgreifen, die es ihm erlauben, sein Selbstbild als nicht-straffälliger Akademiker aufrecht zu erhalten. Derartige Neutralisierungstechniken sind beispielsweise: „Ich habe mir den Extrabonus verdient" oder „Es kommt ja niemand zu Schaden" bzw. „Wenn ich schon sehe, wie die Chinesen aus der ersten Klasse im Jumbo-Jet zum Kongress kommen, hält sich das bei mir ja noch im Rahmen." Ferner gibt es auch bei den gehobenen bis hohen Einkommen der Betroffenen Fälle so genannten *„inadäquaten Anspruchsniveaus"*. Hier ist der Lebensstil derart aufwändig und die eingegangenen finanziellen Verpflichtungen sind so hoch, dass jede Möglichkeit, Einnahmen zu erzielen, ohne Rücksicht auf die bestehenden rechtlichen Grenzen ausgenutzt wird. Ein derartiges inadäquates Anspruchsniveau kann auch im Falle einer *persönlichen Krise* im Sinne eines *biographischen Wendepunktes* eintreten, wenn zum Beispiel im Fall einer Scheidung hohe Unterhaltszahlungen im Raum stehen und der bisherige Lebensstil um jeden Preis beibehalten werden soll.

In anderen Fällen[81] werden Gelegenheiten gezielt gesucht (so genannte *Gelegenheitssucher*). Nach den freilich nicht empirisch fundierten Eindrücken der Autoren kommt dieses Verhalten im Gesundheitswesen jedenfalls auf Seiten der Ärzteschaft

---

[80]   Vgl. im Einzelnen Schneider 2007; ders. 2008a.

[81]   In der empirischen Untersuchung von Schneider (Fn. 78) waren 46% des Samples der Gruppe der Gelegenheitssucher zuzurechnen. Gelegenheitssucher suchen in ihrem beruflichen Alltag aktiv nach attraktiven Tatgelegenheiten, für deren Nutzung in der Regel Vorarbeiten erforderlich sind, oder sie führen bei Kontakten mit Vertragspartnern und oder Dritten (zum Beispiel der Klinikverwaltung) gezielt Informationsasymmetrien herbei, die sie nutzen, um deliktische Vorteile zu erlangen. Die Taten kennzeichnet insgesamt erhebliche Zielstrebigkeit und eine längerfristige Planung, die von den Gerichten bei der Strafzumessung als „kriminelle Energie" erschwerend in Rechnung gestellt wird. Soweit sie mit Mittätern agieren, werden diese gezielt ausgesucht und z.B. durch hohe Rentabilitätsversprechen und „Incentives" angefüttert und im Hinblick auf ihre Zuverlässigkeit erprobt. Bei der Deliktsbegehung obliegt dem Gelegenheitssucher sodann die strategische Planung und Lenkung des Geschehens, während der Gelegenheitsergreifer vordefinierte Handlungen ausführt.

eher selten vor. In den Ausnahmekonstellationen, die diesem Spektrum zuzuordnen sind, lagen neben den situativen immer auch personale Risikofaktoren vor.[82]

Beispiel 4[83]

Im Städtischen Klinikum X gibt es für den Einkauf von Medizinprodukten weder eine Beschaffungsrichtlinie, noch ist ein Vieraugenprinzip vorgesehen. Einkaufsentscheidungen werden maßgeblich durch die Verantwortlichen in den jeweiligen Abteilungen getroffen. Die Klinik begründet diese Politik mit dem Primat des ärztlichen Sachverstands. Chefarzt Dr. T lässt sich seine Bestellungen durch ein Auftragskickback von 10% des Auftragsvolumens honorieren. Die Taten werden durch den Hinweis eines Wettbewerbers aufgedeckt. Dr. T galt als Experte, den man aus der Schweiz eingekauft hatte. Er fühlte sich aufgrund seines überlegenen ärztlichen Könnens und seiner exponierten Position im Klinikum unangreifbar. Die Delikte dienten der Finanzierung des aufwändigen Lebensstiles: Er unterhielt Reitpferde, besaß mehrere Luxusfahrzeuge und hatte einen Zweitwohnsitz in der Schweiz. Er galt allgemein als „Statussymbolen zugewandt".

2.3.2.3. Erklärungsansätze für Korruption auf der Geberseite

Die obige Analyse personaler und situativer Risikofaktoren bezieht sich vor allem auf die *Vorteilsnehmer*. Bei den *Vorteilsgebern* sind andere Hintergründe maßgeblich.

Korruption verfolgt hier vor allem das Ziel, unter in der Regel starkem Konkurrenzdruck und zumindest wahrgenommenem niedrigen Entdeckungsrisiko Wettbewerbsvorteile zu erzielen und Absatzerfolge zu sichern. Es handelt sich demnach strukturell um Korruption zugunsten der Organisation, in der der Vorteilsgeber beschäftigt ist. In dieser Fallgruppe ist weiterhin zwischen *singulärer* und *organisationaler* Korruption zu unterscheiden. Während es sich bei der singulären Korruption um die Verfehlung eines einzelnen Vertriebsmitarbeiters oder Bereichsmanagers handelt, hat die strafrechtlich relevante Zuwendung von Vorteilen an potentielle Vertragspartner oder Entscheidungsträger bei der organisationalen Korruption systemischen Charakter und gilt als „übliche" Geschäftspraxis.[84] In diesen Fällen finden sich im Unternehmen *arbeitsplatzbezogene Subkulturen* mit eigenen Wertsystemen, die so ausgeprägt sein können, dass die Akteure den abweichenden und deliktischen Charakter des eigenen Verhaltens nicht mehr wahrnehmen.[85] Mitarbeiter, die

---

[82]   Im Untersuchungssample wiesen 39% der Gelegenheitssucher Vorstrafen auf. Von den Gelegenheitsergreifern hatten demgegenüber lediglich 17% Vorstrafen.

[83]   Das Beispiel ist dem in Fn. 78 genannten Forschungsprojekt entnommen.

[84]   Vgl. hierzu die Analyse über Korruption und Kultur bei der Siemens AG von Grieger 2009, S. 103 ff; speziell zur Problemlage des Gesundheitswesens: Koch 2001, S. A-2484, B-2122, C-1987.

[85]   Schneider 2007.

in diese Strukturen meist aufgrund ausgeprägter Reziprozitätsbeziehungen mit anderen, höherrangigen Mitarbeitern[86] (und bisweilen auch aufgrund geteilter kompromittierender Erlebnisse) eingebunden sind, werden sukzessive an bestimmte Geschäftspraktiken herangeführt (= „sozialisiert"[87]) und erleben diese auch deshalb als „üblich" und „normal", weil Unrechtsvereinbarungen durch euphemistische Begriffe wie „Beratervertrag", „Incentive" oder „Finanzierung einer Anwendungsbeobachtung" entkriminalisiert werden. Auf diese Weise werden neue Mitarbeiter „sanft" an „das Geschäft" herangeführt und stabilisieren allmählich selbst durch ihr Handeln die Korruptions-Subkultur. Gelingt es dem Unternehmen, langfristig aufgrund von Korruption Aufträge zu erlangen und Wettbewerbsvorteile zu erzielen, stimuliert dies ein „Lernen am Erfolg" und führt zu einer Verfestigung und Ritualisierung krimineller Verhaltensweisen, die von den Akteuren als elegante Lösungsstrategien (als „Routineoperationen"[88]) für Absatzprobleme wahrgenommen werden.

Ein Spezifikum dieser Fallgruppe besteht zudem darin, dass der agierende Mitarbeiter des Vertriebs in der Regel (abgesehen von einer möglichen Provisionszahlung durch den Arbeitgeber) keinen persönlichen Vorteil aus dem Delikt erzielen wird. Häufig liegt bei ihm aber eine *Drucksituation*[89] vor, weil seitens des Arbeitgebers die Absatzziele nicht den legitimen Vertriebsmitteln angepasst wurden. Verbreitet sind Neutralisierungsstrategien wie: „Das machen ja auch die anderen!"; „Wenn ich nicht mitmache, verliere ich meinen Job" oder „If you are going to punish me, sweep away the whole system".

2.3.3. Präventionsstrategien

Die geschilderten Zusammenhänge zwischen Risikofaktoren und Korruption im Gesundheitswesen geben Hinweise auf Erfolg versprechende Präventionsstrategien:[90]

- ***Straftaten aus Unkenntnis der Grenzen zwischen erlaubtem und verbotenem Verhalten*** lassen sich durch Schulungsveranstaltungen[91] verhindern, die Ärzten und anderen Mitarbeitern fallbezogen den Anwendungsbereich der einschlägigen Straftatbestände verdeutlichen. Auf das jeweilige Klinikum zugeschnittene Antikorruptionsrichtlinien stellen ferner sicher, dass Genehmigungen über die Annahme von Zuwendungen zum Beispiel seitens der Medizinprodukteindustrie nur für korruptionsfreie Kooperationen erteilt werden. Antragsvordrucke und Formulare erleichtern die routinemäßige Bearbeitung derartiger Sachverhalte und beugen diesen praxiswichtigen Korruptionsfällen vor.

---

[86]   Vgl. Graeff 2009, S. 160 ff.

[87]   Dombois 2009, S. 137.

[88]   Dombois 2009, S. 135.

[89]   Theilmann 2004, S. 3; Weizel 2004.

[90]   Ostendorf 1999, S. 616.

[91]   Auch bzgl. der zivilrechtlichen Probleme: Schabbeck/Graf 2004b.

- „Harter Vertriebskorruption" begegnen Sie in erster Linie mit einer *Reduzierung möglicher Tatgelegenheiten*. Beschaffungsentscheidungen müssen an einer *Beschaffungsordnung* orientiert sein. Die Entscheidungen werden stets von einem Gremium getragen, mindestens aber gilt das *Vier-Augen-Prinzip*.[92] Der Vermeidung von Erscheinungsformen der Umgehungsfinanzierung dienen *Antikorruptionsrichtlinien*[93], die für klar definierte Fallkonstellationen und unter eindeutig formulierten Prämissen Genehmigungsvorbehalte vorsehen. Umsätze sind zu kontrollieren (zum Beispiel im Hinblick auf die Bevorzugung bestimmter Hersteller). Je nach Größe des Unternehmens können auch *„whistleblowing-Systeme"* sachdienlich sein.[94]

- *Personale Risikofaktoren* sind nur bedingt beeinflussbar und nur schwer zu erkennen. Im Rahmen der Einstellung sollte deshalb auf gewisse Routinepunkte nicht verzichtet werden, ohne dass, wie in anderen Bereichen des Wirtschaftslebens bereits üblich, mit eingriffsintensiven Maßnahmen des pre-employment-screening gearbeitet werden muss. Da sich unter den Gelegenheitssuchern in der empirischen Untersuchung von Schneider[95] auch einige Vorbestrafte befanden, ist die Vorlage eines *Führungszeugnisses* sinnvoll. Außerdem sollten Sie sich die Bewerbungsunterlagen (Zeugnisse usw.) im Original zeigen lassen. Negativen Emotionen kann durch Einführung entsprechender *Anreizsysteme* begegnet werden. So raten die Autoren den von ihnen betreuten Häusern regelmäßig dazu, es den Ärzten zu gestatten, Drittmittelprojekte auch als Nebentätigkeiten durchzuführen oder eine erfolgreiche Drittmittelakquise durch einen variablen Gehaltsanteil zu honorieren. Neutralisierungsstrategien können darüber hinaus auch in Schulungsveranstaltungen angesprochen werden. Die genannten Argumente zur Selbstberuhigung verlieren ihre Wirkung, wenn die Zusammenhänge entlarvt und an Beispielen aufgelöst werden.

---

[92] Hund 2002, S. 30.

[93] Empfehlungen zu Public Private Partnerships (PPP) in der universitätsmedizinischen Forschung, herausgegeben vom Wissenschaftsrat, 2007 (http://www.wissenschaftsrat.de/texte/ 7695-07.pdf, zuletzt besucht: 15.09.2009), S. 41.

[94] Zu Erfahrungen mit anonymisierten whistleblowing Systemen (business-keeper Monitoring System), vgl. Michels 2009, S. 47 f.

[95] Schneider 2009a.

• Die **Maßnahmen gegen organisationale Korruption** sollten vor allem in den Unternehmen auf der Geberseite der Korruptionsbeziehung installiert werden. Auch hier bedarf es zunächst einer fallbezogenen Verdeutlichung der Grenzen zwischen den erlaubten und den strafrechtlich relevanten Maßnahmen der Absatzförderung. **Klare Richtlinien** sollten den Vertriebsmitarbeitern die Arbeit erleichtern. Absatzziele müssen den legitimen Absatzmethoden angepasst werden. Korruptionsprävention muss bis in die Unternehmensspitze gewollt sein und gelebt werden. Abträglich ist eine Politik des „Augenzwinkerns" nach dem Motto: „Compliance ist gut, solange sich die Absatzerfolge einstellen".

2.4. Zwischenbilanz

Die geschilderten kriminalpolitischen und kriminologischen Zusammenhänge zeigen auf, dass die Problematik der Korruption im Gesundheitswesen durchaus ernst zu nehmen ist. Für die Kriminalisierung einer ganzen Branche und für die Dramatisierung in der Medienberichterstattung besteht allerdings kein Anlass.

Eine weitere Verschärfung der Gesetze ist demgegenüber nicht erforderlich. Struktur und Umfang der Korruption lassen jedenfalls nicht den Schluss zu, dass die gegenwärtigen Straftatbestände nicht ausreichen, um durch das Reaktionsinstrument des Strafrechts Korruptionsprävention zu betreiben. Wie die Fallgruppe der Kriminalität aus Unkenntnis der Grenzen der Strafbarkeit zeigt, ist eher das Gegenteil der Fall und der Gesetzgeber hat in seinem Bestreben, Strafbarkeitslücken zu schließen und Nachweisschwierigkeiten zu begegnen, unberechenbare[96] und damit ineffiziente Strafgesetze geschaffen.

Wie die einschlägigen Straftatbestände hinsichtlich der sich im Gesundheitswesen ergebenden Sachverhalte auszulegen sind, zeigt Kapitel 3.

---

[96]   Näher Schneider 2008b; ders. 2009b.

3. Die rechtlichen Grundlagen

3.1. Überblick über die Straftatbestände des Korruptionsstrafrechts

Als „Korruptionsdelikte" werden in der einschlägigen Fachliteratur zunächst die als so genannte echte **Amtsdelikte** ausgestalteten Straftaten im Amt, das heißt die §§ 331-336 StGB bezeichnet. Der strafrechtliche Fachterminus des echten oder eigentlichen Amtsdelikts bedeutet, dass der Täterkreis auf Amtsträger und für den öffentlichen Dienst besonders Verpflichtete beschränkt ist (§ 11 Abs. 1 Nr. 2, 4 StGB) und dieser Eigenschaft des Täters eine strafbegründende Bedeutung zukommt.

Daraus folgt, dass das von §§ 331 ff. StGB **geschützte Rechtsgut**[97] die „Lauterkeit des öffentlichen Dienstes"[98] darstellt und die gesetzlichen Straftatbestände die Verhinderung einer „Verfälschung des Staatswillens" sicherstellen wollen, die von einem sich als käuflich erweisenden Amtsträger droht.

Der **Begriff des Amtsträgers** ist in § 11 Abs. 1 Nr. 2 StGB gesetzlich definiert. Danach sind unproblematisch Amtsträger im Sinne des Strafrechtes die **verbeamteten Ärzte** (§ 11 Abs. 1 Nr. 2a StGB). Liegt eine **privatrechtliche Organisationsform des Krankenhauses** vor, gilt § 11 Abs. 1 Nr. 2c StGB: „Amtsträger ist, wer nach deutschem Recht dazu bestellt ist, bei einer Behörde oder einer sonstigen Stelle oder in deren Auftrag Aufgaben der öffentlichen Verwaltung unbeschadet der zur Aufgabenerfüllung gewählten Organisationsform zu erbringen". Die Handhabung dieser im Zuge des Korruptionsbekämpfungsgesetzes „zur Klarstellung"[99] geänderten Regelung wirft in der Praxis schwierige Abgrenzungsfragen auf (Einzelheiten unten). Kriminalpolitisch ist die Neufassung des § 11 Abs. 1 Nr. 2c StGB als Antwort auf die zunehmende Privatisierung der staatlichen Aufgabenerfüllung[100] vor allem im Bereich der so genannten Leistungsverwaltung zu sehen. Die hiermit verbundene „Ausuferung auf Personengruppen, die in Relation zu den Amtsträgern nach § 11 Abs. 1 Nr. 2a und Nr. 2b lediglich in einem schwach ausgeprägten Verhältnis zum Staat und zur Erfüllung seiner Aufgaben stehen"[101] hat der Gesetzgeber wohl aus Gründen der Schließung von Strafbarkeitslücken bewusst in Kauf genommen.

Handelt es sich bei den Vorteilsnehmern nicht um Amtsträger, kommt eine Strafbarkeit der handelnden Ärzte, Pfleger und anderen Krankenhausmitarbeiter (für nieder-

---

[97] Die Einzelheiten sind umstritten. Weiterführende Hinweise können den Kommentaren zum StGB entnommen werden, vgl. Kuhlen in: Nomos-Kommentar StGB, 2005, § 331, Rn. 9 f.; Korte in: Münchener Kommentar zum Strafgesetzbuch, 2003, § 331, Rn. 1 ff.; Bannenberg in: Nomos-Kommentar Gesamtes Strafrecht, 2008, § 331, Rn. 1.

[98] BT Drucksache 7/550, 269; Laufs 2002, S. 1770; Diettrich/Schatz 2001, S. 615.

[99] Knauer/Kaspar 2005, S. 385; König 1997, S. 398; Geis 2007, S. 362.

[100] König 1997, S. 398.

[101] Radtke in: Münchener Kommentar zum Strafgesetzbuch, 2003, § 11, Rn. 31.

gelassene Ärzte ist dies umstritten und noch ungeklärt) nach der durch das Gesetz zur Bekämpfung der Korruption im Jahr 1997 in das Strafgesetzbuch neu eingefügten Vorschrift der *„Bestechlichkeit und Bestechung im geschäftlichen Verkehr"* (§ 299 StGB) in Betracht. § 299 StGB schützt den Wettbewerb vor unlauteren Einflüssen.[102] Da § 299 StGB eine Vereinbarung einer unlauteren Bevorzugung bei dem Bezug von Waren oder anderen gewerblichen Leistungen voraussetzt, ist die Vorschrift enger als die §§ 331, 333 StGB (siehe dazu unten). Andererseits fehlt aber ein Genehmigungsvorbehalt, der in den §§ 331 Abs. 3, 333 Abs. 3 StGB vorgesehen ist. Eine Strafschärfung ist in dem durch das Korruptionsbekämpfungsgesetz eingefügten § 300 StGB zu sehen. Praxiswichtig ist der „Vorteil großen Ausmaßes" (§ 300 Nr. 1 StGB), dessen Höhe umstritten ist (zu der Parallelproblematik bei § 335 StGB siehe unten). § 299 StGB wirft für die Problemlagen des Gesundheitswesens insgesamt gewichtige, noch nicht abschließend geklärte Fragen auf.[103]

Die §§ 331-336 StGB gliedern sich (ebenso wie § 299 Abs. 1 und Abs. 2 StGB) danach, ob der Täter *Vorteilsnehmer* oder *Vorteilsgeber* ist und differenzieren ferner dahingehend, ob die Zuwendung für die *Dienstausübung* oder eine *pflichtwidrige* Diensthandlung gewährt (versprochen oder angeboten) wurde:

Übersicht 3: Struktur der §§ 331 ff. StGB

Vorteilsnehmer	Vorteilsgeber
§ 331 Abs. 1 StGB (Vorteilsannahme) Vorteils*annahme* für die Dienst*ausübung*	**§ 333 Abs. 1 StGB (Vorteilsgewährung)** Vorteils*gewährung* für die Dienst*ausübung*
§ 332 Abs. 1, Abs. 3 StGB (Bestechlichkeit) Vorteils*annahme* für eine *pflichtwidrige* Diensthandlung	**§ 334 Abs. 1, Abs. 3 StGB (Bestechung)** Vorteils*gewährung* für eine *pflichtwidrige* Diensthandlung

Die Vorschriften des § 331 Abs. 2 StGB und des § 333 Abs. 2 StGB können vorliegend außer Betracht bleiben, weil sich diese auf Richter und Schiedsrichter, mithin nicht auf medizinisches Personal beziehen. Ferner beschränkt sich die nachfolgende Darstellung auf Delikte, die von den Vorteilsnehmern begangen werden (das heißt auf die in der linken Spalte der obigen Tabelle genannten Straftatbestände).

Für die *Strafbarkeit der Vorteilsgeber* gilt das für die Strafbarkeit der Vorteilsnehmer Ausgeführte entsprechend, weil die Tatbestände *spiegelbildlich aufgebaut*

---

[102] Näher zum Rechtsgut des § 299 StGB: Pragal 2006b, S. 63 ff.

[103] Vgl. Schneider/Gottschaldt 2009, zur sozialrechtlichen Seite der Zuweisungspauschale, vgl. Köber 2004; Estorf/Rohpeter 2006.

sind und sich nur in den Tathandlungen unterscheiden. Die Vorteilsnehmer fordern einen Vorteil; sie nehmen den Vorteil an oder sie lassen sich ihn versprechen (§ 331 Abs. 1, § 332 Abs. 1 StGB, jeweils für sich selbst oder einen Dritten), während die Vorteilsgeber den Vorteil anbieten, versprechen oder gewähren (§ 333 Abs. 1, § 334 Abs. 1 StGB).

Im Zuge des Korruptionsbekämpfungsgesetzes wurden insbesondere der Tatbestand der Vorteilsannahme und spiegelbildlich auch der Tatbestand der Vorteilsgewährung reformiert. Ziel dieser Reform war die *Schließung von Strafbarkeitslücken und die Kompensation von Beweisproblemen*, weil es in Strafprozessen häufig schwierig war, den Nachweis einer konkreten Handlung des Amtsträgers zu erbringen, die diesem mit einem Vorteil honoriert wurde. In den Gesetzesmaterialien[104] heißt es hierzu wie folgt:

> *„Um die strafwürdigen und strafbedürftigen Fälle zu erfassen, bei denen die Annahme oder Gewährung eines Vorteils als Gegenleistung „für eine Diensthandlung" nicht nachgewiesen werden kann, wird der Straftatbestand der Vorteilsannahme daher dahin geändert, dass künftig bereits das Fordern, Sichversprechenlassen und Annehmen von Vorteilen „für die Dienstausübung" unter Strafe gestellt wird. Mit dieser Formulierung wird klargestellt, dass weiterhin eine Beziehung zwischen der Vorteilsannahme und den Diensthandlungen des Amtsträgers bestehen muss. Lediglich eine hinreichend bestimmte Diensthandlung als „Gegenleistung" muss nicht mehr nachgewiesen werden".*

Mit dieser Gesetzesänderung sind insbesondere Zuwendungen erfasst, die allgemein dem Ziel dienen, *„Wohlwollen"*[105] und *„Entgegenkommen"* zu schaffen bzw. den Amtsträger günstig zu stimmen suchen oder allgemein der *„Klimapflege"*[106] dienen. Da die Vorteilsannahme (bzw. die Vorteilsgewährung) weniger schwer wiegt als die Bestechlichkeit (bzw. die Bestechung), unterscheiden sich auch die Strafrahmen der Delikte: Bestechung und Bestechlichkeit werden in der Regel mit Freiheitsstrafe von sechs Monaten bis zu 5 Jahren bestraft, während die Vorteilsannahme bzw. die Vorteilsgewährung nur mit Geldstrafe oder mit Freiheitsstrafe von einem Monat bis zu drei Jahren bestraft werden. Nur bei den Tatbeständen der Bestechung und Bestechlichkeit sind in § 335 StGB Strafschärfungen vorgesehen. Die praxiswichtigste Strafschärfung ist § 335 Abs. 2 Nr. 1 StGB: Bezieht sich die Tat auf einen *Vorteil großen Ausmaßes* – die Grenze[107] wird bei Beträgen ab 10.000 €[108] bzw. nach anderer Ansicht erst ab 25.000 €[109] oder ab 50.000 €[110] angenommen –

---

[104]   BT-Drucksache 13/8079, S. 15.

[105]   Vgl. die Fallbeispiele bei Bernsmann 2002, S. 8.

[106]   Heine in: Schönke/Schröder, 2006, § 331, Rn. 7.

[107]   Ausschlaggebend soll auch der individuelle Lebensstil sein, vgl. Bannenberg in: Nomos-Kommentar Gesamtes Strafrecht, 2008, § 335, Rn. 1.

[108]   Kühl in: Lackner/Kühl, 2007, § 335 Rn. 2.

[109]   Heine in: Schönke/Schröder, 2006, § 335, Rn. 3.

[110]   Korte in: Münchener Kommentar zum Strafgesetzbuch, 2003, § 335, Rn. 9.

kann die Tat mit Freiheitsstrafe zwischen einem Jahr und 10 Jahren bestraft werden.

Ferner wurden durch das Korruptionsbekämpfungsgesetz auch so genannte „*Drittvorteile*" einbezogen. Daher ist nicht mehr erforderlich, dass der Vorteil dem Amtsträger persönlich zu gute kommt.

Nur bei den Tatbeständen der Vorteilsannahme und Vorteilsgewährung kann die *Genehmigung* des Dienstherrn des Amtsträgers die Rechtswidrigkeit der Tat ausschließen.

Die *Verfolgungsverjährung*, für deren Beginn gemäß § 78a StGB die Beendigung der Tat (d.h. der Erhalt der letzten Vorteilszuwendung) maßgeblich ist, beträgt sowohl bei Taten nach §§ 331 bis 334 StGB als auch bei Taten nach § 299 StGB gemäß § 78 Abs. 3 Nr. 4 StGB fünf Jahre.

3.1.1. Gemeinsame Voraussetzungen der §§ 331 ff. StGB

3.1.1.1. Der Begriff des Amtsträgers

Amtsträger sind zunächst *Beamte* gemäß § 11 Abs. 1 Nr. 2a StGB. Hierzu gehören einige Angehörige der Universitätskliniken.[111]

Wie oben bereits ausgeführt, ist darüber hinaus Amtsträger, wer „sonst dazu bestellt ist, bei einer Behörde oder bei einer sonstigen Stelle oder in deren Auftrag Aufgaben der öffentlichen Verwaltung unbeschadet der zur Aufgabenerfüllung gewählten Organisationsform wahrzunehmen" (§ 11 Abs. 1 Nr. 2c StGB).

Diese Vorschrift ist insbesondere dann zu prüfen, wenn es sich bei dem Krankenhaus, für das der Vorteilsnehmer tätig ist, um eine Einrichtung mit *privatrechtlicher Organisationsform* handelt. Folgende Voraussetzungen müssen gegeben sein, damit der Vorteilsnehmer als Amtsträger einzustufen ist:

1. Die Tätigkeit muss *Aufgaben der öffentlichen Verwaltung*[112] betreffen. Aufgaben der öffentlichen Verwaltung liegen auch dann vor, wenn das Betätigungsfeld des Unternehmens dem Bereich der „*Daseinsvorsorge*" unterfällt[113]. Hierzu gehört auch die Bereitstellung öffentlicher Einrichtungen zur Grundversorgung der Allgemeinheit, wie zum Beispiel die Sicherstellung der Versorgung mit Gas, Wasser und Elektrizität, aber auch Bildungs- und Kultureinrichtungen sowie *Ein-*

---

[111] Vgl. den Sachverhalt im Beschluss des OLG Köln vom 21.09.2001, Az.: 2 Ws 170/01, MedR 2002, 413.

[112] Heinrich 2001, S. 391 ff; Vahlenkamp/Knauß 1995, S. 278.

[113] Eser in: Schönke/Schröder, 2006, § 11, Rn. 22; Knauer/Kasper 2005, S. 387; Kind 2003, S. 14; näher: Vahlenkamp/Knauß 1995, S. 280.

richtungen der Gesundheitsversorgung[114] usw. Nimmt das Unternehmen Aufgaben der öffentlichen Verwaltung wahr, sind nach Auffassung des BGH – soweit die unter 2 und 3 genannten Voraussetzungen vorliegen – *alle Mitarbeiter*, die „in nicht ganz untergeordneter Funktion" tätig werden, Amtsträger im Sinne des § 11 Abs. 1 Nr. 2c StGB: „Soweit (...) innerhalb dieses Aufgabenbereichs bestimmte Sachgebiete einzelnen Mitarbeitern auf Dauer zur eigenverantwortlichen Bearbeitung" übertragen sind, „werden diese Mitarbeiter dadurch zu Amtsträgern"[115].

2. Die oben genannten Aufgaben müssen bei einer Behörde (1. Alternative) oder einer sonstigen Stelle wahrgenommen werden (2. Alternative). Da die sonstige Stelle der Behörde nach dem Gesetzeswortlaut gleichgestellt ist, nimmt der BGH[116] zu Recht an, dass eine *staatliche Lenkung* der Institution erforderlich ist. In dem zur Entscheidung stehenden Sachverhalt, betreffend den so genannten „Kölner Müllskandal", hatte die Stadt Köln an einer in Form einer städtisch beherrschten Mischgesellschaft betriebenen Abfallverwertungsgesellschaft einen Anteil am Stammkapital in Höhe von 50,1%. Der Gesellschaftsvertrag sah allerdings bei wichtigen Entscheidungen die Notwendigkeit einer Dreiviertel-Mehrheit vor. *Der BGH hat die Amtsträgereigenschaft der Beschuldigten deshalb mit Blick auf die private „Sperrminorität" verneint.* In der Begründung des Urteils führt das Gericht wie folgt aus (eigene Hervorhebung): „Als „verlängerter Arm" des Staates und damit als „sonstige Stellen" im Sinne von § 11 Abs. 1 Nr. 2 Buchst. c StGB können aber privatrechtlich organisierte Unternehmen im Bereich der Daseinsvorsorge jedenfalls dann nicht mehr verstanden werden, wenn ein Privater an dem Unternehmen in einem Umfang beteiligt ist, dass er durch eine Sperrminorität wesentliche unternehmerische Entscheidungen mitbestimmen kann. In der Rechtsprechung des Bundesgerichtshofs ist anerkannt, dass eine Tätigkeit auf dem Gebiet der Daseinsvorsorge für sich genommen nicht ausreicht, um eine der Behörde gleichgestellte „sonstige Stelle" im Sinne von § 11 Abs. 1 Nr. 2 Buchst. c StGB anzunehmen (vgl. BGHSt 43, 370, 377; 45, 16, 19). Die Tatsache, dass vielfältige der Daseinsvorsorge zugerechnete Aufgaben wie etwa die Energie- und Wasserversorgung oder die Müllentsorgung nach einer Liberalisierung der entsprechenden Märkte auch von privaten Unternehmen er-

---

[114] Die Pflicht zur Errichtung und Unterhaltung von Krankenhäusern als Maßnahme der Daseinsvorsorge ergibt sich aus den Landeskrankenhausgesetzen, vgl. z.B. § 2 des Landeskrankenhausgesetzes Rheinland-Pfalz: „Krankenhausversorgung als öffentliche Aufgabe (1) Die Gewährleistung der Versorgung der Bevölkerung mit leistungsfähigen Krankenhäusern ist eine öffentliche Aufgabe des Landes, der Landkreise und der kreisfreien Städte. Sie arbeiten zur Erfüllung dieser Aufgabe eng miteinander zusammen. Das Zweckverbandsrecht bleibt unberührt. (2) Die Landkreise und die kreisfreien Städte erfüllen ihre Aufgabe nach Absatz 1 als Pflichtaufgabe der Selbstverwaltung, indem sie Krankenhäuser errichten und unterhalten, soweit Krankenhäuser nicht von freigemeinnützigen, privaten oder anderen geeigneten Trägern errichtet und unterhalten werden".

[115] BGH vom 19.12.1997, Az.: 2 StR 521/97, NJW 1998, 1874.

[116] BGH vom 02.12.2005, Az.: 5 StR 119/05, NJW 2006, 925 ff.

bracht werden und dass die öffentliche Hand daneben in unterschiedlicher Organisations- und Beteiligungsform weiterhin auf diesen Gebieten tätig ist, erfordert jedenfalls im Bereich der Daseinsvorsorge ein aussagekräftiges zusätzliches Unterscheidungskriterium, um privates Handeln von staatlichem Handeln hinreichend abgrenzen zu können. *Unabhängig von der Frage, ob jede Beteiligung von Privaten an öffentlich beherrschten Unternehmen schon die Anwendung von § 11 Abs. 1 Nr. 2 Buchst. c StGB hindert, liegt die Gleichstellung eines Unternehmens mit einer Behörde jedenfalls dann fern, wenn der Private durch seine Beteiligung über derart weitgehende Einflussmöglichkeiten verfügt, dass er wesentliche unternehmerische Entscheidungen mitbestimmen kann* (vgl. auch EuGH NVwZ 2005, 187, 190 zum Vergaberecht). Räumt der Gesellschaftsvertrag dem Privaten aufgrund der Höhe seiner Beteiligung eine Sperrminorität für wesentliche unternehmerische Entscheidungen ein, kann das Unternehmen nicht mehr als „verlängerter Arm" des Staates und sein Handeln damit nicht mehr als unmittelbar staatliches Handeln verstanden werden."

3. Des Weiteren muss der Täter dazu *„bestellt"* sein, die unter 1. genannte Aufgabe bei der „sonstigen Stelle" (1. Alternative) oder in deren Auftrag (2. Alternative) wahrzunehmen. Nach der freilich umstrittenen[117] Rechtsprechung des BGH muss die Bestellung den Betroffenen entweder zu einer über den einzelnen Auftrag hinausgehenden längerfristigen Tätigkeit oder zu einer *„organisatorischen Eingliederung* in die Behördenstruktur führen".[118]

Aus diesen Gründen ist hinsichtlich der als Vorteilsnehmer im Gesundheitswesen in Betracht kommenden Täter wie folgt zu unterscheiden:

- Ein in den *Versorgungsauftrag* eingebundenes Krankenhaus unter privater Trägerschaft ist unstreitig dem Bereich der Daseinsvorsorge zuzuordnen.[119] Unterliegt dieses – wie bei vielen Städtischen oder Kreiskliniken – aufgrund der sich aus dem Gesellschaftsvertrag ergebenden Mehrheitsverhältnisse einer *staatlichen Steuerung*, sind die angestellten Ärzte und Pflegekräfte ebenso wie die Organe der Geschäftsführung und die Mitarbeiter der Verwaltung nach den obigen Grundsätzen Amtsträger im Sinne des § 11 Abs. 1 Nr. 2c StGB und damit

---

[117] Vgl. Lackner in: Lackner/Kühl, 2007, § 11, Rn. 6; Eser in: Schönke/Schröder, 2006, § 11, Rn. 27; Knauer/Kasper 2005, S. 386.

[118] BGH vom 15.05.1997 (Az.: 1 StR 233/96, NJW 1997, 3034), bejaht bei Sachbearbeitern im kaufmännischen Bereich.

[119] BGH vom 15.03.2001, Az.: 5 StR 454/00, NJW 2001, 2104.

taugliche Täter im Sinne der §§ 331 ff. StGB.[120] Bei den so genannten *„Hire Docs"*, die zur Sicherstellung der ärztlichen Versorgung bei vakanten, schwer zu besetzenden Stellen häufig auch in Krankenhäusern im ländlichen Bereich eingesetzt werden, ist das Tatbestandsmerkmal der „Bestellung" (siehe oben unter 3.) problematisch. Eine einschlägige Rechtsprechung zu dieser Problematik existiert nicht. Da „Hire Docs" über eine gewisse Zeitspanne im Krankenhaus tätig sind, geht ihre Tätigkeit jedenfalls über „den einzelnen Auftrag hinaus". Außerdem sind auch diese Ärzte einer bestimmten Abteilung im Krankenhaus zugewiesen, so dass auch das Merkmal einer zumindest temporären organisatorischen Einbindung erfüllt und der Amtsträgerstatus im Ergebnis zu bejahen ist. Etwas anderes gilt aber bei in den Versorgungsauftrag eingebundenen Häusern, die deshalb nicht staatlicher Steuerung unterliegen, weil sie zu 100% oder zumindest mehrheitlich im *Eigentum einer privaten Betreibergesellschaft stehen* (vgl. zum Beispiel die Krankenhäuser der Rhön-, SRH-, Helios- oder Asklepios-Gruppe). Wurden frühere staatliche Häuser von privaten Betreibergesellschaften aufgekauft[121], verbleiben häufig Anteile des Unternehmens im Eigentum der öffentlichen Hand, sodass die Frage, ob eine staatliche Steuerung vorliegt, nur durch eine Analyse des Gesellschaftsvertrags (im Hinblick auf die oben unter 2. genannten Grundsätze) beantwortet werden kann.[122] Ist hiernach eine staatliche Steuerung ausgeschlossen, kommt eine Strafbarkeit der Mitarbeiter dieser Krankenhäuser nur nach §§ 299 f. StGB in Betracht.

- *Nicht dem Bereich der Daseinsvorsorge* unterfallen aber die nicht in den Versorgungsauftrag eingebundenen Kliniken, also Häuser, die nicht zu den für die gesetzliche Krankenversicherung tätigen Leistungserbringern gehören. Hierbei handelt es sich zum Beispiel um Privatkliniken für Ästhetische und Plastische Chirurgie und ähnliche Einrichtungen. Die dort angestellten Ärzte, Pflegekräfte, Geschäftsführer usw. sind deshalb *keine Amtsträger* und können sich nur wegen Bestechlichkeit im geschäftlichen Verkehr strafbar machen (§§ 299 f. StGB).

---

[120] Zu Recht wurde die Amtsträgerstellung deshalb bejaht bei einem „Leiter der Kardiologie eines Kreiskrankenhauses", BGH vom 19.10.1999, Az.: 1 StR 264/99, MedR 2000, 193; bei einem ärztlichen Direktor der Abteilung A einer Universitätsklinik, OLG Kralsruhe, Beschluss vom 30.03.2000, Az.: 2 Ws 181/99, StV 2001, 288; bei einem Universitätsprofessor und Leiter der Sektion und späteren Abteilung für Herzchirurgie eines Universitätsklinikums, BGH vom 23.10.2002, Az.: 1 StR 541/01, NJW 2003, 763 (in beiden Entscheidungen blieb es allerdings offen, ob der Angeklagte als Universitätsprofessor nicht bereits als Amtsträger nach § 11 Abs. 1 Nr. 2a StGB einzustufen war); bei einem Oberarzt (und Universitätsprofessor an der Universität H) in der Abteilung Thorax , Horz und Cefäßchirurgie des Universitätskrankenhauses E, BGH vom 25.02.2003, Az: 5 StR 363/02, NStZ-RR 2003, 171; bei einem Oberarzt in einem Universitätsklinikum, OLG Hamburg, Beschluss vom 14.01.2000, Az.: 2 Ws 243/99, MedR 2000, 371; bei einem Chefarzt in einem Kreiskrankenhaus, OLG Karlsruhe, Beschluss vom 26.10.1982, Az.: 3 Ws 149/82, NJW 1983, 352.

[121] Näher: Henke 2007; Augurzky/Budde/Krolop/Schmidt, C./Schmidt, H./Schmitz/Schwierz/Terkatz 2008, S. 16.

[122] Vgl. auch Lüderssen 1998, S. 32: „Bei gemischt öffentlich-privater Trägerschaft entscheidet das Mehrheitsverhältnis".

- Bei *angestellten Ärzten* in den derzeit etwa 1.100 registrierten[123] *Medizinischen Versorgungszentren* (MVZ) ist wie folgt zu differenzieren: Handelt es sich bei dem MVZ um eine von einem Krankenhaus gegründete GmbH (ca. 37% der derzeit registrierten MVZ sind von Krankenhäusern gegründet, um vor allem im ländlichen Bereich die ambulante Versorgung mit Fachärzten sicherzustellen), sind die Mehrheitsverhältnisse im Gesellschaftervertrag maßgeblich. Gehört das Krankenhaus mehrheitlich der Öffentlichen Hand und haben Private keine „Sperrminorität" bei wichtigen Entscheidungen, sind angestellte Ärzte Amtsträger im Sinne des § 11 Abs. 1 Nr. 2c StGB. Ist das MVZ eine GbR mehrerer Vertragsärzte, sind diese keine Amtsträger, weil es an der staatlichen Steuerung fehlt (siehe dazu auch nachfolgend unter „niedergelassene Ärzte"). Dasselbe gilt für angestellte Ärzte in MVZ, die von so genannten „Healthcare"-Unternehmen im Rahmen einer „Unternehmisierung der ambulanten Versorgung"[124] betrieben werden.[125] Da diese Betreibergesellschaften keiner staatlichen Steuerung unterliegen, sind die angestellten Ärzte keine Amtsträger und können sich gegebenenfalls nur nach §§ 299 f. StGB strafbar machen.

- Bei in *Krankenhäusern unter Trägerschaft der Großkirchen* (Katholische und Evangelische Kirche) tätigen Ärzten handelt es sich nicht um Amtsträger.[126] Nach dem Regelungskomplex des Art. 137 Abs. 1 der Weimarer Reichsverfassung, der gemäß Art. 140 des Grundgesetzes Bestandteil des Grundgesetzes ist, beruht das Verhältnis zwischen Kirche und Staat auf den Prinzipien der Religionsfreiheit, der weltanschaulichen Neutralität des Staates und der *Selbstbestimmung aller Religionsgemeinschaften*. Obwohl die Großkirchen in vielfältiger Weise in die Erfüllung von Aufgaben der Daseinsvorsorge einbezogen sind, unterliegen sie deshalb keiner staatlichen Steuerung und sind auch nicht im weitesten Sinne als „staatsmittelbare"[127] Organisationen anzusehen. Die in Krankenhäusern unter Trägerschaft der Großkirchen tätigen Mitarbeiter können sich folglich nicht nach den §§ 331 ff. StGB, sondern nur nach § 299 StGB strafbar machen.[128]

---

[123] Meschke 2009.

[124] Meschke 2009, S. 264.

[125] Näher Meschke 2009, S. 263.

[126] Zurückhaltend: Lüderssen 1998, S. 31 f.: „Schwieriger gestaltet sich die Beurteilung der von den Groß-Kirchen getragenen Krankenhäuser. Sie sind zwar überwiegend privatrechtlich organisiert; gleichwohl wird aber nicht leicht zu entscheiden sein, ob nicht wegen des institutionellen Charakters der Kirchen (Körperschaften des öffentlichen Rechts, vgl. Art. 137 IV Weimarer Reichsverfassung in Verbindung mit Art. 140 Grundgesetz) doch jeweils Amtsträgerschaft anzunehmen ist."; Bruns 2003b, S. 262.

[127] OLG Düsseldorf vom 16.10.2000, Az.: 1 Ws 534/00, NJW 2001, 85.

[128] Ebenso: Ulsenheimer 2008, S. 500; Roxin, I 2010, S. 670; Heinrich 2005, S. 197, 201; Bruns 2003b, S. 260, 262; Erlinger 2002, S. 60 ff.

- *Niedergelassene Vertragsärzte* sind keine Amtsträger.[129] Die gegenteilige, bislang nur im Schrifttum vertretene Auffassung[130] überzeugt nicht. Zwar stellt die von den Vertragsärzten gemäß § 72 Abs. 1 SGB V gemeinsam sichergestellte „ausreichende, zweckmäßige und wirtschaftliche Versorgung der Versicherten unter Berücksichtigung des allgemeinen Standes der medizinischen Erkenntnisse" (§ 72 Abs. 2 SGB V) eine Aufgabe der Daseinsvorsorge dar. Bei dieser Tätigkeit unterliegen die Vertragsärzte aber keiner staatlichen Steuerung, die nach den oben genannten Kriterien für eine Amtsträgerstellung gemäß § 11 Abs. 1 Nr. 2c StGB vorausgesetzt wird. Ob sich niedergelassene Ärzte wegen Bestechlichkeit im geschäftlichen Verkehr strafbar machen können, ist streitig, nach der hier vertretenen Ansicht – eine verbindliche gerichtliche Entscheidung liegt zu dieser Frage noch nicht vor – aber zu verneinen (siehe dazu unten). Nach der Auffassung der Rechtsprechung können sich niedergelassene Vertragsärzte aber wegen *Untreue* gemäß § 266 StGB strafbar machen. In einer Entscheidung bzgl. der Ausstellung vertragsärztlicher Rezepte ohne Indikation führt der BGH[131] insoweit aus: „Nach den Prinzipien des kassenärztlichen Abrechnungssystems handelt der Vertragsarzt bei Ausstellung einer Verordnung – wie ausgeführt – als Vertreter der Krankenkasse, indem er an ihre Stelle das Rahmenrecht des einzelnen Versicherten auf medizinische Versorgung konkretisiert. Der Kassenarzt darf allerdings den materiellen (und formellen) Rahmen der kassenärztlichen Versorgung nicht verlassen (...). Er darf deshalb Leistungen, die jenseits der Bandbreite offener Wertungen nach den Regeln der ärztlichen Kunst (...) eindeutig nicht notwendig, nicht ausreichend oder unzweckmäßig sind, nicht verordnen (§§ 12 Abs. 1 Satz 2, 70 Abs. 1 Satz 2 SGB V). Verschreibt der Kassenarzt dennoch ein Medikament zu Lasten der Krankenkasse, obwohl er weiß, dass er die Leistung – wie hier – im Sinne des § 12 Abs. 1 SGB V nicht bewirken darf, missbraucht er diese ihm vom Gesetz eingeräumten Befugnisse. Damit verletzt er seine Betreuungspflicht gegenüber dem betroffenen Vermögen der Krankenkasse. Indem der Arzt Medikamente auf Rezept verschreibt, erfüllt er die im Interesse der Krankenkasse liegende Aufgabe, gemäß § 31 Abs. 1 SGB V ihre Mitglieder mit Arzneimitteln zu versorgen. Da er bei Erfüllung dieser Aufgabe der Krankenkasse gegenüber kraft Gesetzes (§ 12 Abs. 1 SGB V) verpflichtet ist, nicht notwendige bzw. unwirtschaftliche Leistungen nicht zu bewirken, kommt darin eine Vermögensbetreuungspflicht zum Ausdruck. (...) Der Arzt nimmt insoweit Vermögensinteressen der Krankenkasse wahr." Diese Grundsätze tragen eine Verurteilung wegen Untreue (§ 266 StGB) auch dann, wenn der Vertragsarzt ohne medizinische Indikation anstelle kostengünstiger wirksamer Präparate bestimmte teure Medikamente deshalb verschreibt, weil er dafür von einem Pharmaunternehmen einen Vorteil erlangt.[132] Er verletzt dann die ihm gegenüber der

---

[129]   Klötzer 2008, S. 16; Taschke in Dieners/Lembeck/Taschke 2007, S. 13; Taschke 2005, S. 409.

[130]   Neupert 2006; Pragal/Apfel 2007.

[131]   BGH Beschluss vom 25.11.2003, Az.: 4 StR 239/03, NStZ 2004, 266 ff.

[132]   Vgl. Noak 2002, S. 79.

Krankenkasse obliegende Vermögensbetreuungspflicht und fügt ihr einen Nachteil in Höhe der Differenz zwischen dem medizinisch indizierten günstigen und dem verschriebenen teureren Präparat zu.[133]

Die nachfolgende Checkliste verdeutlicht zusammenfassend, welche Personen auf der Nehmerseite einer Korruptionsbeziehung nach den von der Rechtsprechung zugrunde gelegten Kriterien als Täter eines Korruptionsdeliktes in Betracht kommen.

Checkliste: Strafbarkeitsrisiken einzelner Berufsgruppen

	§§ 331 ff. StGB	§ 299 f. StGB	nur § 266 StGB
Arzt im KH mit Versorgungsauftrag + staatl. Steuerung	+		
„Hire Doc" in einem solchen KH	+		
Arzt im KH mit Versorgungsauftrag ohne staatl. Steuerung	-	+	
Angestellter Arzt im KH unter kirchlicher Trägerschaft	-	+	
Angestellter Arzt im Privatklinikum	-	+	
Angestellter Arzt im MVZ unter staatl. Steuerung	+		
Angestellter Arzt im MVZ ohne staatliche Steuerung	-	+	
MVZ als Ärzte GbR = Zusammenschluss mehrerer Vertragsärzte	-	+/-	+
Niedergelassene Vertragsärzte	-	+/-	+

---

[133] Linder 2004, S. 17; näher zum Vertragsärzte-Krankenkassen-Verhältnis: Taschke 2005, S. 407.

3.1.1.2. Der Begriff des Vorteils

Ist nach den oben genannten Grundsätzen der Täter Amtsträger im Sinne des § 11 Abs. 1 Nr. 2 StGB, sind die Tatbestandsmerkmale der §§ 331 ff. StGB zu prüfen. § 331 StGB setzt ebenso wie der schwerere Tatbestand der Bestechlichkeit (§ 332 StGB) voraus, dass dem Täter ein Vorteil versprochen oder gewährt wurde oder dass er einen Vorteil gefordert hat.

Nach der ständigen Rechtsprechung des Bundesgerichtshofs und der herrschenden Meinung im strafrechtswissenschaftlichen Schrifttum[134] liegt ein *Vorteil* im Sinne der Normen des Korruptionsstrafrechts bei jeder *Leistung* vor, *„auf die der Amtsträger keinen Anspruch hat und die seine wirtschaftliche, rechtliche oder auch nur persönliche Lage objektiv verbessert"*.[135]

Nach den Änderungen durch das Korruptionsbekämpfungsgesetz aus dem Jahr 1997 kommt es nicht darauf an, ob die Vorteile dem Amtsträger persönlich zugute kommen. Ausreichend sind vielmehr ausweislich des Gesetzeswortlauts auch so genannte *Drittvorteile*.[136] Mit dieser Änderung sollte dem Umstand Rechung getragen werden, dass auch der altruistisch handelnde Amtsträger, soweit überhaupt Vorteile gefordert oder angenommen werden, gegen die Sachlichkeit und Gesetzmäßigkeit der Verwaltung verstößt und damit das von §§ 331 ff. StGB geschützte Rechtsgut verletzt.

Ein Drittvorteil liegt auch dann vor, wenn die *Zuwendung der Anstellungskörperschaft* (dem Krankenhaus, in dem der Amtsträger tätig ist) *zugute kommt*.[137] Die-

[134] Albus 2007, S. 75; Lippert/Ratzel 2003, S. 3304; Möhrenschlager 1998, S. 2; Müller 2002, S. 108; zur Verbesserung der persönlichen Lage: Deutsches Ärzteblatt 2002, S. A-3428; Bruns 2003a, S. 97; vgl. zur immateriellen Steigerung des Ansehens Flintrop 2001, S. A 891; Grib 1991; Bauchrowitz 1988.

[135] BGH vom 23.05.2002, Az.: 1 StR 372/01, NJW 2002, 2801.

[136] Näher Cramer 2001, S. 945 ff; OLG Köln vom 21.9.2001, Az.: 2 Ws 170/01, NStZ 2002, S. 35 f.

[137] A.A. LG Bonn, Beschluss vom 08.02.2001, Az.: 27 B 13/00, MedR 2001, 260 ff.: „Werden auf ein von der Universität verwaltetes Drittmittelkonto auf Veranlassung des Klinikleiters von Pharmafirmen, mit denen die jeweilige Klinik in Geschäftsverbindungen steht, Einzahlungen vorgenommen, so ist die Uniklinik nicht ‚Dritter' i.S.d. § 332 StGB in der Fassung vom 13. August 1997, soweit diese Zahlungen offen gelegt sind"; Kind 2003, S. 14; vgl. mit der Situation in der Schweiz: Kuhn 2001, S. 696; Spielberg 2001, A-3012/B-2544/C-2263; a. A. Wentzell 2005, S. 436; Graupe 1988, S. 19 ff.

ses Ergebnis entspricht dem weit gefassten Wortlaut des § 331 StGB und wird ferner durch die Entstehungsgeschichte bestätigt.[138]

Über das Kriterium der *Sozialadäquanz*[139] sind schließlich nicht als Vorteile diejenigen Zuwendungen zu werten, die unterhalb der 25 € Grenze liegen. Dieser Betrag ist der strafrechtlichen Fachliteratur entnommen.[140] Veröffentlichte Rechtsprechung, in der dieser Standpunkt bestätigt wird, existiert nicht, weil über derart bagatellhafte Konstellationen in der Regel nicht durch Urteil entschieden wird.

Nach dieser weiten Definition des Begriffs „Vorteil" sind folgende Zuwendungen als Vorteile im Sinne der §§ 331 ff. StGB zu qualifizieren:

- Überweisungen auf das Konto einer von der Ehefrau des Angeklagten gegründeten Firma.[141]

- ipod, Flachbildmonitore, Laptops usw.[142]

- Fortbildungssponsoring seitens der Medizinprodukteindustrie.[143]

---

[138]   Wie hier: Albus 2007, S. 76; Kuhlen in: Nomos-Kommentar StGB, 2005, § 331, Rn. 45 ff; OLG Karlsruhe vom 30.03.2000, Az.: 2 Ws 181/99, StV 2001, 288, 290 mit Anmerkung Zieschang 2001; Stein in: Systematischer Kommentar, 2009, § 331, Rn. 22; Fischer 2010, § 331, Rn. 14; anderer Ansicht mit z.t. von einander abweichenden Ergebnissen und Begründungen: Dauster 1999, S. 66; Ostendorf 1999, S. 617; LG Bonn, Beschluss vom 8.2.2001, Az.: 27 B 13/00, 6 ff, MedR 2001, 260 ff.; ähnlich Schroth 2006, S. 209 (unter Rückgriff auf den Gedanken der Sozialadäquanz) und Walter 1999, S. 292; Wessels/Hettinger 2008, Rn. 1107 und Kühl in: Lackner/Kühl, 2007, § 331, Rn.6a halten eine Tatbestandseinschränkung in der genannten Fallkonstellation für erwägenswert, vgl. ferner Korte 1997, S. 515.

[139]   Korte 1997, S. 515; Cramer 2001, S. 945 f.; Bundesverband der Arzneimittel-Hersteller e.V. 2003, S. 4; Jaques 1996, S. 132 ff.

[140]   Vgl. zu dieser Grenze: Korte 2007, S. 320, Fischer 2010, § 331, Rn. 26 (30 €); 50. Auflage 2001, Rn. 26 (50 DM); kritisch gegenüber der Begrenzung auf eine bestimmte Summe: Otto 2005, § 99, Rn. 14. Anhaltspunkte für die Bestimmung einer Wertgrenze können auch der aktuellen Diskussion über die Meldepflicht und das Zustimmungsbedürfnis des Dienstherren bei der Annahme von Geschenken durch Mitarbeiter von Bundesbehörden entnommen werden (BT-Drucks. 16/13180: Antwort der Bundesregierung auf die Kleine Anfrage der Abgeordneten Dr. Volker Wissing, Dr. Karl Addicks, Christian Ahrendt, weiterer Abgeordneter und der Fraktion der FDP vom 21. Juli 2009 – Drucksache 16/13717 –). Danach gelten in den einzelnen Bundesbehörden unterschiedliche behördeninterne Regelungen. Im Bundesministerium des Innern gilt seit April 2009 die Wertgrenze von 25,- € pro Kalenderjahr und Vorteilsgeber ohne Anzeigepflicht. Beim Bundesfinanzhof gilt eine Wertgrenze von 20,- € ohne Anzeigepflicht, für alle anderen Geschäftsbereichsbehörden beträgt sie 25,- €. Teilweise wird zwischen einer stillschweigenden Zustimmung bei Zuwendungen im Wert zwischen 5,- und 10,- € und der ausdrücklich erklärten Zustimmung des Dienstherrn bis zu einer Wertgrenze von 25,- € unterschieden. Weitere Regelungen können der oben genannten Drucksache entnommen werden.

[141]   BGH vom 25.02.2003, Az.: 5 StR 363/02, NStZ-RR 2003, 171.

[142]   Vgl. der unter 1 genannte Ermittlungskomplex gegen Mitarbeiter des Pharmakonzerns Trommsdorff.

[143]   OLG Hamburg, Beschluss vom 14.01.2000, Az.: 2 Ws 243/99, StV 2001, 277 ff.

- Finanzierung von Betriebs-, Weihnachts- oder Jubiläumsfeiern seitens der Medizinprodukteindustrie.[144]

- Einladungen von Ärzten in Gourmetrestaurants/Finanzierung von Hotelaufenthalten und Erstattung von Reisekosten.[145]

- Finanzielle Unterstützung klinikeigener Veranstaltungen.

- Die Einwerbung und Überweisung von Drittmitteln für Forschung und Lehre, soweit das hierfür hochschulrechtliche Verfahren nicht eingehalten wurde.[146]

- Leihgaben oder Schenkungen medizinischer Geräte, Übernahme der Reparaturkosten für medizinische Geräte.[147]

- Zahlung von Geldern an Fördervereine, die von einzelnen Ärzten gegründet werden (berühmtes Beispiel: „Freunde und Förderer der Heidelberger Herzchirurgie").[148]

Nicht abschließend geklärt ist die Frage, ob die *Übernahme einer bezahlten Nebentätigkeit* (z.B. eine gegen übliche Vergütung übernommene Forschungs- und Prüfungstätigkeit eines Arztes, oder die Vergütung für die Präsentation eines Posters mit Forschungsergebnissen auf einer wissenschaftlichen Veranstaltung bzw. das Honorar für einen Vortrag), die sachlich mit der amtlichen Stellung im Zusammenhang steht, als ein tatbestandsmäßiger Vorteil gewertet werden kann.[149]

Die Rechtsprechung bejaht die Möglichkeit einer Strafbarkeit der Amtsträger gemäß §§ 331 ff. StGB auch bei Nebentätigkeiten und arbeitet insofern mit einer *Vorverlagerung der strafrechtlichen Verantwortlichkeit*. Als Vorteil wird nicht die Zahlung der Vergütung für die Durchführung der Nebentätigkeit (z.B. die Durchführung einer klinischen Studie als Nebentätigkeit, der Beratervertrag, das Abhalten eines Vortrages auf einer Kongressveranstaltung, die Leitung einer Podiumsdiskussion usw.) gewertet. Denn auf diese Leistung hat der Arzt aufgrund des Vertrages, welcher der Nebentätigkeit zu Grunde liegt, einen Anspruch. Keinen Anspruch hat der Arzt aber auf das Angebot, überhaupt eine Nebentätigkeit für das Pharmaunternehmen oder ein anderes Unternehmen der Medizinprodukteindustrie auszuüben. *Deshalb sieht die Rechtsprechung in derartigen Fallkonstellationen einen Vorteil bereits im*

---

[144] BGH vom 23.10.2002, Az.: 1 StR 541/01, NStZ 2003, 158.

[145] BGH vom 25.02.2003, Az.: 5 StR 363/02, NStZ-RR 2003, 171.

[146] OLG Köln, Beschluss vom 21.09.2001, Az.: 2 Ws 170/01, NStZ 2002, 35 ff.

[147] OLG Karlsruhe, Beschluss vom 30.03.2000, Az.: 2 Ws 181/99, StV 2001, 288.

[148] BGH vom 23.05.2002, Az.: 1 StR 372/01, NJW 2002, 2801 mit Anmerkung Tholl 2003; näher: Bruns 2003a, S. 94.

[149] Bejahend: BGH vom 25.02.2003, Az.: 5 StR 363/02, NStZ-RR 2003, 171; Hanseatisches Oberlandesgericht vom 14.01.2000, Az.: 2 Ws 243/99, MedR 2000, 371; Göben 1998, S. 6; Nösser 2004. Speziell zur Problematik der Beraterverträge: Felder/Lippert 2008.

Angebot selbst.[150] Zur Begründung ihres Standpunktes beruft sich die Rechtsprechung auf ansonsten gegebene Beweisschwierigkeiten: Es sei nicht hinnehmbar, dass die Normen des Korruptionsstrafrechts einfach durch gegenseitige Verträge ausmanövriert werden könnten.[151,152]

Nach der hier vertretenen Rechtsauffassung ist diese *Kriminalisierung der Nebentätigkeiten* zwar kriminalpolitisch im Hinblick auf die vielfältigen Möglichkeiten der Umgehungsfinanzierung nachvollziehbar[153] – dogmatisch überzeugend ist sie indessen nicht. Das Angebot auf Abschluss eines Vertrages und auch der Abschluss des Vertrages selbst sind weder im umgangssprachlichen Sinne, noch nach zivilrechtlichen Grundsätzen Zuwendungen oder Leistungen. Sie eröffnen lediglich die Möglichkeit, sich eine Zuwendung durch die Erfüllung der vertraglichen Hauptleistungspflicht verdienen zu können. Nur die Zahlung der Vergütung ist daher eine Zuwendung oder Leistung des Vertragspartners und nicht bereits das im Sinne des § 145 BGB nur das Unternehmen bindende Angebot oder der wechselseitige Ansprüche begründende gegenseitige Vertrag.[154] Hinzu kommt, dass nach der Auffassung der Rechtsprechung letztlich mit den Mitteln des Strafrechts bestimmt werden kann, ob eine Leistung eines Arztes – zum Beispiel ein Vortrag, eine Forschungsarbeit o.ä. – durch den Vertragspartner und Auftraggeber angemessen[155] vergütet wurde. Denn wenn die Angemessenheit seitens der Staatsanwaltschaft und des Gerichtes verneint wird, wird dies regelmäßig als Anhaltspunkt für eine durch den Vertrag verschleierte Unrechtsvereinbarung gewertet. Diese Prüfung der Wirtschaftlichkeit durch Instanzen der formellen Sozialkontrolle widerspricht den Prinzipien der Marktwirtschaft und dem Grundsatz der Vertragsfreiheit, nach dem alleine die Ver-

---

[150] BGH vom 25.02.2003, Az.: 5 StR 363/02, NStZ-RR 2003, 171: „(…) Soweit das LG indes mit Blick auf eine angemessene Honorierung dieser Nebentätigkeiten (Honorarzahlungen und Nebenkostenerstattungen für Fachvorträge; Bezahlung der Organisation von Fortbildungsveranstaltungen, H.S.) einen Vorteil im Sinne des § 331 Abs. 1 StGB ausschließen wollte, lässt diese Folgerung außer acht, dass ein solcher Vorteil gerade in der Übertragung jener Nebentätigkeiten liegen kann, die der Angeklagte nicht zu beanspruchen hatte und die daher prinzipiell als Gegenleistung für Entscheidungen im Bereich der Herzschrittmacherauswahl in Betracht kommt".

[151] Zustimmend Höltkemeier 2005, S. 101 ff.; Walter 1999, S. 292 f.; Ambos 2003, S. 345 ff.; Heine in: Schönke/Schröder, 2006, § 331, Rn. 18; Kühl in: Lackner/Kühl, 2007, § 331, Rn. 4; Korte 2007, S. 292; Möhrenschlager 2007, S. 387 ff.; Albus 2007, S. 79 ff.

[152] Kritisch: Schneider 2008b; Günter 2001; Lüderssen 1998, S. 36 ff.; Dieners/Lembeck/Taschke 1999.

[153] Vgl. hierzu den Sachverhalt LG Magdeburg vom 30.06.1999, Az.: 24 Kls 5/99 624 Js 20385/97 (zitiert nach Albus 2007, 145): „Angeklagt war ein Oberarzt, dem die Bestellung von Arzneimitteln oblag. Unter Absprache einer Umsatzbeteiligung verschrieb er vor allem Präparate dieses Unternehmens, wobei die Umsatzbeteiligung nach außen hin durch einen Beratervertrag betreffend wissenschaftliche Fragestellungen verdeckt wurde. Tatsächlich hatte er keine Beratungsleistungen erbracht und die in Rechnung gestellten Beträge entsprachen genau den Umsatzbeteiligungen".

[154] Schneider 2008b, S. 349.

[155] Wienke 2002, S. 42.

tragsparteien den Inhalt des Vertrages bestimmen und den Wert der Leistungen auf der Grundlage der Bedingungen des Marktes festsetzen können.

3.1.1.3. Die Tathandlungen der §§ 331 ff. StGB

Nach §§ 331 f. wird bestraft, wer einen Vorteil für sich oder einen Dritten *fordert, sich versprechen lässt oder annimmt.*
Unter Fordern versteht man das einseitige Verlangen einer Leistung. Dies kann auch in verdeckter Form erfolgen.[156] Der Täter lässt sich einen Vorteil versprechen, wenn er ein Angebot einer späteren Leistung annimmt. Annehmen bedeutet die tatsächliche Entgegennahme eines geforderten oder angebotenen Vorteils. Darunter kann auch das Behalten einer zunächst gutgläubig erlangten Zuwendung fallen.[157]

3.1.2. Spezifika des Tatbestands der Vorteilsannahme gemäß § 331 StGB

3.1.2.1. Die Unrechtsvereinbarung im Sinne des § 331 StGB

Nach der Neufassung der gesetzlichen Straftatbestände durch das Korruptionsbekämpfungsgesetz genügt es nunmehr, dass der Täter für die Dienst*ausübung*[158] einen Vorteil fordert, sich versprechen lässt oder annimmt.

Da das Merkmal der Dienstausübung weiter und umfassender ist als der Begriff der Diensthandlung und nur so genannte *Privathandlungen* ausschließt, wird durch den Begriff der Dienstausübung auch die konkrete Diensthandlung umfasst. Deshalb fallen pflichtgemäße Diensthandlungen (also erlaubtes und zulässiges Verhalten) ebenfalls unter den Auffangtatbestand des neu gestalteten Tatbestandes der Vorteilsannahme.[159] Dem Bereich der Dienstausübung unterfallen folglich alle Tätigkeiten, die zu den dienstlichen Obliegenheiten gehören und in amtlicher Eigenschaft vorgenommen werden.

Nebentätigkeiten fallen grundsätzlich nicht unter den Begriff der Dienstausübung (vgl. aber die Problematik der Vorverlagerung der strafrechtlichen Verantwortlichkeit, oben unter 3.1.1.2).[160] Für die Abgrenzung zwischen Dienstausübung, Diensthandlung und Nebentätigkeit ist zunächst der *Arbeitsvertrag* maßgeblich, der den Umfang der dienstlichen Obliegenheiten absteckt (zum Beispiel hinsichtlich der Frage, ob die Durchführung von Drittmittelprojekten zu den Dienstpflichten gehört oder nicht). In Einzelfällen kann es aber gleichwohl fraglich sein, ob eine Tätigkeit als Nebentätigkeit oder als Dienstausübung zu beurteilen ist. In der Praxis besonders bedeutsam sind die Fälle des Betriebs einer *Ermächtigungsambulanz* (§ 120 Abs. 1

---

[156]   BGH vom 30.04.1957, Az.: 1 StR 287/56, BGHSt 10, 237 ff.

[157]   BGH vom 25.07.1960, Az.: 2 StR 91/60, BGHSt 15, 88, 97.

[158]   Fiebig/Junker 2000.

[159]   Näher: Heine in: Schönke/Schröder 2006, § 331, Rn. 27 f.; Möhrenschlager 2007.

[160]   Roxin, I. 2010, S. 274; Bannenberg in: Nomos-Kommentar Gesamtes Strafrecht, 2008, § 331, Rn. 37.

SGB V) durch einen im Klinikum tätigen Amtsträger, bei dem es sich in der Regel um einen Chefarzt handelt. Regelmäßig ist im Chefarztdienstvertrag eine Verpflichtung zum Betrieb der Ermächtigungsambulanz enthalten.[161] Die inhaltliche Ausgestaltung wird dann einer separaten Nebentätigkeitsvereinbarung vorbehalten. Erfolgt die Vorteilszuwendung im Zusammenhang mit dem Betrieb der Ermächtigungsambulanz, ist fraglich, ob § 331 StGB anwendbar ist. Die Frage ist bislang noch nicht Gegenstand einer (veröffentlichten) gerichtlichen Entscheidung gewesen. Im Ergebnis wird die Anwendbarkeit der §§ 331 ff. StGB in diesen Fallkonstellationen aber zu bejahen sein. Mit Blick auf das von §§ 331 ff. StGB geschützte Rechtsgut der Lauterkeit des öffentlichen Dienstes ist bedeutsam, dass die Tätigkeit in den Räumlichkeiten, mit dem Personal und den medizinischen Geräten des Dienstherrn ausgeführt wird. Außerdem werden die Behandlungskosten gemäß § 120 Abs. 1 SGB V vom Klinikum und nicht von dem ermächtigten Arzt geltend gemacht.[162] Für Patienten ist es deshalb faktisch nicht erkennbar, dass ihnen der Amtsträger in Ausübung einer Nebentätigkeit und nicht in unmittelbarer Ausübung des Amtes gegenüber tritt. Maßgeblich ist ferner, dass nach der Rechtsprechung ein Zusammenhang mit der Dienstausübung auch dann vorliegt, wenn der Amtsträger eine Handlung begeht, die ihm seine amtliche Stellung erst ermöglicht.[163] Denn die Stellung des Arztes im Rahmen der Ermächtigungsambulanz steht und fällt mit seiner hauptberuflichen Tätigkeit im Klinikum. Übt er das Amt des Chefarztes in dem fraglichen Klinikum nicht mehr aus, entfällt auch die Befugnis zum Betrieb der Ermächtigungsambulanz.

Für die *Dienstausübung* wird ein Vorteil auch dann gewährt, wenn die Zahlung den Zweck verfolgt, allgemeines Wohlwollen und die Geneigtheit des Amtsträgers zu erkaufen, damit dieser z.B. später noch nicht näher konkretisierte Diensthandlungen im Sinne des Vorteilsgebers vornimmt. Wird dem Arzt hingegen ein Betrag von 184.000 DM als so genannte Kick-back Zahlung für den laufenden Bezug von Herzschrittmachern aus Italien gezahlt[164] (vgl. oben Beispiel 3 unter 2.3.2.2), so liegt in der Bestellung die konkrete Diensthandlung, so dass im Ergebnis statt einer Bestra-

---

[161]   Entsprechende Vertragsklauseln lauten regelmäßig wie folgt: „Der Arzt ist verpflichtet, auf Verlangen des Krankenhauses die ambulante Beratung und Behandlung, insbesondere auf Grund persönlicher Ermächtigungen zur Teilnahme an der vertragsärztlichen Versorgung gegenüber Dritten persönlich zu übernehmen, soweit diese nicht vom Krankenhaus bereits direkt als Institutsleistung erbracht werden. Der Arzt hat sich auf Verlangen des Krankenhauses aktiv und nachhaltig um die Erteilung persönlicher Ermächtigungen zu bemühen. Die ambulante Behandlung und Beratung wird durch gesonderte Nebentätigkeitserlaubnis mit Nebentätigkeitsvereinbarung geregelt".

[162]   Vgl. § 120 Abs. 1 S. 3 SGB V: „Die den ermächtigten Krankenhausärzten zustehende Vergütung wird für diese vom Krankenhausträger mit der Kassenärztlichen Vereinigung abgerechnet und nach Abzug der anteiligen Verwaltungskosten sowie der dem Krankenhaus nach Satz 2 entstehenden Kosten an die berechtigten Krankenhausärzte weitergeleitet".

[163]   Bannenberg in: Nomos-Kommentar Gesamtes Strafrecht, 2008, § 332, Rn. 5; Heine in: Schönke/Schröder, 2006, § 332, Rn. 7 ff.; Korte in: Münchener Kommentar, 2003, § 332, Rn. 11 f.

[164]   BGH vom 19.10.1999, Az.: 1 StR 264/99, MedR 2000, 193 f., mit Rezension Lippert 2000b; Göben 2000.

fung wegen Vorteilsannahme eine Bestrafung wegen Bestechlichkeit in Betracht kommt.

Obwohl demnach durch den Begriff der Dienstausübung der Zusammenhang zwischen der Vorteilsgewährung und der Gegenleistung des Amtsträgers gelockert[165] worden ist, wird für die Strafbarkeit gemäß § 331 StGB weiterhin das Vorliegen einer **Unrechtsvereinbarung** zwischen Vorteilsgeber und Vorteilsnehmer gefordert.[166] Für dieses Beziehungsverhältnis reicht es nach der Rechtsprechung des Bundesgerichtshofs jedoch aus,

> „wenn Vorteilsgeber und Vorteilsnehmer sich bei der Gewährung und Annahme des Vorteils für ein künftiges dienstliches Verhalten über die Art der vergüteten Dienste einig sind, auch wenn sie *keine genauen Vorstellungen davon haben, wann, bei welcher Gelegenheit und in welcher Weise der Amtsträger die Vereinbarung einlösen will*"[167] (s.o. das Beispiel der Zahlung aus Gründen der „Klimapflege").

Es handelt sich um eine „*unscharfe Randzone*"[168] des Straftatbestandes der Vorteilsannahme, die im Hinblick auf den Bestimmtheitsgrundsatz des Art. 103 Abs. 2 GG Fragen der Verfassungskonformität der Vorschrift aufwirft.[169] Die Praxis stellt im Rahmen einer „*Gesamtwürdigung*"[170] auf den *Einzelfall* und auf *Indizien* im Hinblick auf die Beziehung der beiden Parteien (Vorteilsnehmer und Vorteilsgeber) ab. Durch diese bedenkliche Lockerung der Gesetzesbindung haben die Strafverfolgungsbehörden *breite Spielräume* für die Beurteilung, ob eine Unrechtsvereinbarung vorliegt. Wie weit die (Schuld-)Vermutung des Vorliegens einer Unrechtsvereinbarung gehen kann, zeigt die nachfolgende Stellungnahme der früher bei der Staatsanwaltschaft München I tätigen Staatsanwältin Petra Haeser.[171]

> „Bei der Frage, ob das Vorliegen eines Anfangsverdachts bejaht wird, setzt die Staatsanwaltschaft im Hinblick auf Zahlungen an Ärzte voraus, dass auch eine Firma aus dem Pharma- und Medizinbereich nichts zu verschenken hat, sondern auf Gewinnerzielung angelegt ist. Die Forschung als Selbstzweck kann nicht Ziel eines wirtschaftlichen Unternehmens sein, sondern immer nur Mittel zum Zweck der Gewinnmaximierung. Daraus folgt, dass das Unternehmen für jede Zuwendung eine Gegenleistung haben will. Deshalb geht die Staatsanwaltschaft zunächst von folgendem aus: Wenn für eine Zuwendung eines Unternehmens keine Gegenleistung des Arztes erbracht wird, besteht der Ver-

---

[165] König 1997, S. 399.

[166] Lippert/Ratzel 2003, S. 3304.

[167] BGH vom 23.05.2002, Az.: 1 StR 372/01, NJW 2002, 2801, 2806.

[168] Ulsenheimer 2008, S. 419.

[169] Schneider 2008b.

[170] Hierzu näher Knauer/Kaspar 2005, S. 395: „Globalabwägung"; Heine in: Schönke/Schröder, 2006, § 331, Rn. 28.

[171] Haeser 2002, S. 55.

dacht, dass die Zuwendung für die Bestellung von Produkten dieses Unternehmens erfolgt. In diesem Fall leitet die Staatsanwaltschaft ein Ermittlungsverfahren ein."

Dieses Bekenntnis einer Staatsanwältin im Hinblick auf die Verdachtsbildung im Rahmen eines strafrechtlichen Ermittlungsverfahrens ist nicht nur ein eindrucksvolles Beispiel für die verfassungsrechtliche Problematik des § 331 StGB, sondern auch *Ausdruck der Verkennung wirtschaftlicher Zusammenhänge*, weil der durch Sponsoring[172] erzielbare Marketing-Effekt unterschätzt bzw. übersehen wird, denn Sponsoring von Forschung und Fortbildung kann bei öffentlichen Auftritten der betreffenden Firmen (z.b. auf internationalen Kongressen) höchst werbewirksam inszeniert werden. Es dient dazu, den Bekanntheitsgrad des Unternehmens zu erhöhen und dessen Image zu stabilisieren oder zu verbessern. Insbesondere der Kontakt zu Hochschulen ermöglicht es in der Außendarstellung des Unternehmens, eine Aura der Seriosität, des Verantwortungsbewusstseins sowie der Kompetenz und Zukunftsorientierung zu erzeugen. Nicht zuletzt wirkt sich diese Nähe zur Forschung und Wissenschaft auch auf die Unternehmenskultur aus und fördert die Kommunikation und den Kontakt mit der Zielgruppe. Für die Forschungseinrichtung kann ebenfalls ein (zum Beispiel im Wettbewerb der Fakultäten oder bei der Einwerbung von Drittmitteln bedeutsamer) Werbeeffekt entstehen, weil der Kontakt zu einem Unternehmen in der Außendarstellung der Forschungseinrichtung Praxisorientierung und Gegenwartsbezug symbolisiert.

Die *Rechtsprechung* schließt deshalb zu Recht nicht allein aus dem Vorliegen der Unentgeltlichkeit einer Zuwendung seitens der Medizinprodukteindustrie auf eine Unrechtsvereinbarung, sondern sie prüft das Vorliegen *weiterer Indizien*.[173] Folgende Umstände wurden als maßgeblich erachtet:

- Statistische Erhebungen über die Verteilung des Schrittmacher-Umsatzes in der Abteilung des Angeklagten.[174]

- Zeugenaussagen von Angehörigen des betroffenen Unternehmens, welche die „Produktneutralität" des Angeklagten bei seinen Vorträgen und vorbereitenden Forschungsprojekten bestätigten.

- Gelegentlich unverhohlene Kritik des Angeklagten an Mängeln der Produkte gerade des die Fortbildungsveranstaltungen finanzierenden Unternehmens.[175]

---

[172] Weiand 1994, S. 227 ff.

[173] Burmester (2000, S. 162, 167), Professor am Universitätsklinikum Charité der Humboldtuniversität zu Berlin bezieht sich noch auf folgende, für die Unrechtsvereinbarung sprechende Umstände: „1. Die persönliche Betreuung durch Außendienstmitarbeiter bei Kongressreisen, 2. Regelmäßige Bewirtungen im Anschluss an Schulungsveranstaltungen, 3. Die Mitnahme von Ehefrauen oder Partnern zu Kongressen, 4. Den Wechsel der Lieferanten in zeitlichem Zusammenhang mit den Aufnahmen von Unterstützungsleistungen, 5. Die Beibehaltung des Lieferanten trotz erhöhter Produktpreise und schließlich 6. Die Gesamthöhe der von einem Unternehmen für die Dauer der Jahre übernommenen Fortbildungskosten".

[174] BGH vom 25.02.2003, Az.: 5 StR 363/02, NStZ-RR 2003, 171 ff.

- „Bewusste Verheimlichungen" von Beziehungen zu einem Medizinprodukteunternehmen gegenüber der Abteilung „Beschaffung" eines Krankenhauses.[176]
- Bei Nebentätigkeiten: Das nach Auffassung des Gerichts in einem unangemessenen Verhältnis zur Leistung stehende Honorar.[177]

3.1.2.2. Die Genehmigung gemäß § 331 Abs. 3 StGB

Die strafrechtsdogmatisch als Rechtfertigungsgrund ausgestaltete *Genehmigung* durch die zuständige Behörde schließt, sofern die Genehmigung der Behörde im Rahmen ihrer Befugnisse liegt, die Rechtswidrigkeit[178] der Vorteilsannahme und damit den Vorwurf der Strafbarkeit aus.

Bei einer privatrechtlichen Organisationsform des Krankenhauses ist die Rechtslage schon hinsichtlich der *Zuständigkeit für die Erteilung der Genehmigung* unklar. Einigkeit besteht dahingehend, dass die Genehmigung der Vorteilsannahme auch hier grundsätzlich möglich sein muss.[179] Da eine „Genehmigungsbehörde"[180] fehlt, wird in der Praxis der Arbeitgeber für zuständig erklärt, der durch den Verwaltungsdirektor oder im Fall der Organisation des Krankenhauses als GmbH durch den *Geschäftsführer* repräsentiert wird.[181] Diese Personen können – je nach den internen Organisationsstrukturen – ihre Zuständigkeit auch an andere Abteilungen, zum Beispiel die innere Revision, delegieren. Die Geschäftsführung bleibt auch dann zuständig, wenn es um die Genehmigung der Annahme von Drittvorteilen geht, die dem Klinikum selbst zugute kommen.[182] Die gegenteilige Ansicht, nach der die Zuständigkeit in diesen praxiswichtigen Fällen (etwa Überweisungen auf ein vom Klini-

---

[175] BGH vom 25.02.2003, Az.: 5 StR 363/02, NStZ-RR 2003, 171 ff.

[176] BGH vom 23.10.2002, Az.: 1 StR 541/01, NStZ 2003, 158; vgl. auch Roxin, I. 2010, S. 274.

[177] Goedel 2001, S. 1.

[178] Überblick zur Problematik: Hardtung 1994. Bejahend: st. Rechtspr.: BGH vom 10.03.1983, Az.: 4 StR 375/82, NJW 1983, 2509, 2513, OLG Hamburg vom 14.01.2000, Az.: 2 Ws 243/99, StV 2001, 277, 282 und h.M.: vgl. Jescheck in: Leipziger Kommentar, 2005, § 331, Rn. 16; Kühl in: Lackner/Kühl, 2007, § 331, Rn. 14; Otto 2005, § 99, Rn. 23; Geppert 1981, S. 42, 50; Gribl 1991, S. 115; Jutzi 1991, S. 105; Kindhäuser 2003, Rn. 44; Krey 2002, Rn. 670; Maurach/Schroeder/Maiwald 2005, § 79 II, Rn. 26 f.; Kuhlen in: Nomos-Kommentar StGB, 2005, § 331, Rn. 32; Wessels/Hettinger 2008, Rn. 1113; differenzierend Heine in: Schönke/Schröder, 2006, § 331, Rn. 45 f.; a.A.: Bernsmann 2002, S. 1, 19 f.; ders. 2003, S. 521; Höltkemeler 2005, S. 137 unter Bezugnahme auf Stein in: Systematischer Kommentar, 2009, § 331, Rn. 32; Michalke 2002b, S. 771, 773 ff; Roxin 1997, Rn. 46; Stein in: Systematischer Kommentar, 2009, § 331, Rn. 32; Wontzoll 2004, S. 147 ff.

[179] Der Behördenbegriff des § 331 Abs. 3 StGB ist insofern im Lichte des § 11 Abs. 1 Nr. 2c StGB auszulegen. Ist jemand nach dieser Vorschrift als Amtsträger zu beurteilen und insofern einem Beamten gleichgestellt, muss er auch hinsichtlich der Genehmigung wie ein Beamter im staatsrechtlichen Sinn behandelt werden; grundlegend nur: Jutzi 1991, S. 105 ff.

[180] Jutzi 1991, S. 107.

[181] Korte in: Münchener Kommentar, 2003, § 331, Rn. 154.

[182] A.A. Albus 2007, S. 102 ff.

kum unterhaltenes und überwachtes Drittmittelkonto) zum Beispiel bei Universitätskliniken auf das jeweilige Bundesland übergehen soll[183], ist wenig praktikabel und
dogmatisch nicht überzeugend. Denn der Sache nach geht es auch bei diesen Fallkonstellationen um die Tat eines bei dem Klinikum beschäftigten Amtsträgers und
dessen Unrechtsvereinbarung mit einem Unternehmen der Medizinprodukteindustrie. Die Geschäftsführung hat daher auch in der Außendarstellung des Hauses
dieselbe Distanz und Neutralität bei der Prüfung des Vorgangs wie bei einer Zuwendung, die dem Amtsträger persönlich zugute kommt. Dies gilt insbesondere dann,
wenn die Prüfung an hausinternen Antikorruptionsrichtlinien orientiert ist, die die
Genehmigung an konkrete Voraussetzungen binden und die Zuwendung auf ein
Drittmittelkonto des Klinikums vor allem aus Gründen der Trennung zwischen Vorteilszuwendung und Umsatzgeschäften vorsehen.

Im Unterschied zur früheren Rechtslage, bei der die Genehmigung gemäß § 331
Abs. 3 StGB in ihrem Anwendungsbereich infolge der engeren Fassung der Voraussetzungen der Strafbarkeit in § 331 Abs. 1 StGB auf in der Praxis seltene Ausnah-
mefälle[184], wie z.b. die Belohnung des mutigen Polizeibeamten oder Feuerwehr-
mannes oder das „Abschiedsgeschenk an den Leiter einer diplomatischen Mission
durch ein Staatsoberhaupt"[185], beschränkt war, kommt ihr heute eine *Schlüsselstel-
lung* zu.

Nach der Position von Petra *Haeser* ist die Genehmigung in der Praxis demgegenüber von „untergeordneter Bedeutung", weil sich die Repräsentanten des Krankenhauses unter Umständen selbst wegen Untreue strafbar machen, wenn sie eine Unrechtsvereinbarung genehmigen.[186]

Daran ist zwar dogmatisch richtig, dass kaum eine Schnittmenge zwischen einer
Unrechtsvereinbarung einerseits und einer Genehmigung im Rahmen der Befugnisse andererseits besteht. Die Geschäftsführung des Krankenhauses kann folglich
nicht wirksam eine Unrechtsvereinbarung zwischen einem Arzt und einem Pharmaunternehmen genehmigen und es ihm etwa mit Blick auf den Ausschluss der Strafbarkeit nach § 331 StGB wirksam gestatten, auf Kosten eines Pharmaunternehmens
mit Familie auf die Malediven zu fliegen. Nach den Erfahrungen der Autoren führen
vollständige Unterlagen der Geschäftsführung über einen nach den Antikorruptionsrichtlinien oder Dienstanweisungen des Klinikums genehmigungsfähigen Vorgang
verbunden mit dem Genehmigungsvermerk der Geschäftsführung aber regelmäßig
deshalb dazu, dass Ermittlungsverfahren eingestellt werden[187], weil dies von den

---

[183]   Albus 2007, S. 104.

[184]   Vgl. das Resümee von Geppert 1981, S. 50.

[185]   Jescheck in: Leipziger Kommentar, 2005, § 331, Rn. 15.

[186]   Haeser 2002, S. 58.

[187]   Vgl. auch Korte in: Münchener Kommentar, 2003, § 331, Rn. 148: „Tatsächlich hat die Möglichkeit der Genehmigung einer Vorteilsannahme erhebliche Bedeutung. Nur durch die Einho-
lung einer Genehmigung kann ein Amtsträger sicher gehen, dass er sich bei der Annahme eines Vorteils nicht strafbar macht, ohne sich auf das unsichere Terrain der Sozialadäquanz verlassen zu müssen".

Ermittlungsbehörden als gewichtiges Indiz gegen das Vorliegen einer Unrechtsvereinbarung gewertet wird. Auch der Bundesgerichtshof weist in seiner neueren Entscheidung zur Drittmitteleinwerbung in einer Art obiter dictum explizit auf die Bedeutung der Genehmigung hin (eigene Hervorhebung):

> „Mit der – durch das Korruptionsbekämpfungsgesetz verschärften – Strafvorschrift des § 331 StGB soll auch dem Hervorrufen eines bösen Anscheins möglicher „Käuflichkeit" von Amtsträgern begegnet werden. Die Sensibilität der Rechtsgemeinschaft bei der Erwägung der Strafwürdigkeit der Entgegennahme von Vorteilen durch Amtsträger ist, auch in Fällen der vorliegenden Art, mittlerweile deutlich geschärft. *Mithin wird in derartigen Fällen künftig Amtsträgern vor der Annahme jeglicher Vorteile, die in Zusammenhang mit ihrer Dienstausübung gebracht werden können, die strikte Absicherung von Transparenz im Wege von Anzeigen und Einholungen von Genehmigungen auf hochschulrechtlicher Grundlage abzuverlangen sein.* Die Gewährleistung eines derartigen Verhaltens obliegt namentlich auch der besonderen Verantwortung der jeweiligen Vorgesetzten."[188]

Das beschriebene Verfahren sollte allerdings *nicht nur von den Hochschulmedizinern*, sondern auch von den Ärzten in allen anderen Kliniken beachtet werden. In der Praxis bestehen Schwierigkeiten häufig im Zusammenhang mit dem Fortbildungssponsoring, wenn der Arzt auf dem Kongress Zuwendungen erhalten hat, über die er die Klinikleitung nicht in Kenntnis gesetzt hat (vgl. oben *Beispiel 1*). Hierfür ist bedeutsam, dass § 331 Abs. 3 StGB auch die nachträgliche Genehmigung vorsieht, sofern „der Täter unverzüglich" der Geschäftsführung über die Annahme der Vorteile „Anzeige erstattet". Daher ist es nicht nur erforderlich, dass Ärzte darin geschult sind, zu wissen, welche Vorteile angenommen werden dürfen und welche nicht, sondern sie müssen auch darüber informiert sein, dass es möglich und empfehlenswert ist, Vorteilszuwendungen im Nachhinein anzuzeigen und genehmigen zu lassen.

Die *Voraussetzungen der Genehmigung* können in Verträgen[189], z.B. im Chefarztdienstvertrag, enthalten sein. Teilweise wird eine entsprechende Anwendung der beamtenrechtlichen Regelungen empfohlen.[190] In der Sache geht es darum, die Genehmigungen auf Vorgänge zu beschränken, bei denen nicht der Eindruck der Käuflichkeit des Amtsträgers besteht.[191] Für die Festlegung der Grenzen zulässiger Kooperationsformen kann grundsätzlich auf die Regelungswerke und Kodices der Branche (vgl. oben 1 und nachfolgend unter 4) verwiesen werden.

---

[188] BGH vom 25.02.2003, Az.: 5 StR 363/02, NStZ-RR 2003, 171 ff., 172.

[189] Vgl. BGH vom 10.03.1983, Az.: 4 StR 375/82, NJW 1983, 2509, 2514: Dienstvertrag zwischen Landesbank und Vorstandsvorsitzendem.

[190] Korte in: Münchener Kommentar, 2003, § 331, Rn. 150 ff; ähnlich Jutzi 1991, S. 108: „Richtschnur sollten daher auch bei nicht in einem öffentlich-rechtlichen Amtsverhältnis stehenden Amtsverhältnis stehenden Amtsträgern die für Beamte geltenden Regelungen sein (…)."

[191] Meister/Dieners 2002, S. 80; vgl. Meister 2002, S. 114.

Nach den Erfahrungen der Autoren ist es ratsam, die *Zuständigkeiten und Voraussetzungen für die Erteilung der Genehmigung in der Antikorruptionsrichtlinie des Klinikums für die jeweiligen Kooperationsformen separat zu regeln* (siehe dazu näher nachfolgend unter 4). Allgemein setzt die Wirksamkeit der Genehmigung voraus, dass die Geschäftsführung Kenntnis über die

- Art der Zuwendung (Kostenübernahme/Überweisung auf Drittmittelkonto),

- die Zielsetzung der Zuwendung (z.B. Sponsoring der Teilnahme an einer bestimmten Fortbildungsveranstaltung),

- die Höhe der Zuwendung (Gesamtbetrag und Teilbeträge)

- und die Person des Zuwendungsempfängers und des Zuwendungsgebers hat.

Zu beachten ist, dass der Rechtfertigungsgrund der Genehmigung nicht eingreift, wenn der Vorteilsnehmer den Vorteil gefordert hat. Auch eine durch Täuschung erschlichene Genehmigung entfaltet keine rechtfertigende Wirkung[192] (z.B. im Fall einer bewusst unrichtigen und unvollständigen Information über den Umfang oder den Gegenstand eines Sponsorings). Ferner sehen weder der Tatbestand der Bestechlichkeit (§ 332 StGB) noch der Tatbestand der Bestechung und Bestechlichkeit im geschäftlichen Verkehr (§ 299 StGB) eine Genehmigung als Rechtfertigungsgrund vor.

3.1.3. Spezifika des Tatbestands der Bestechlichkeit gemäß § 332 StGB

Der Tatbestand der *Bestechlichkeit* ist ebenso wie der spiegelbildlich aufgebaute Tatbestand der Bestechung gemäß § 334 StGB ein schwerwiegenderes Korruptionsdelikt, das als *Qualifikation*[193] zur Vorteilsannahme bzw. zur Vorteilsgewährung ausgestaltet ist.

Der Regelstrafrahmen der Bestechlichkeit sieht keine Geldstrafe mehr vor und enthält einen Strafrahmen von Freiheitsstrafe in Höhe von mindestens sechs Monaten bis zu fünf Jahren. Nur in minder schweren Fällen ist die Strafe Freiheitsstrafe von einem Monat bis zu drei Jahren oder Geldstrafe. Im Unterschied zur Vorteilsannahme und Vorteilsgewährung ist auch der *Versuch* der Bestechlichkeit strafbar.

Für die Problematik der Korruption im Gesundheitswesen sind die Abs. 1 und 3 der Vorschrift maßgeblich. Abs. 2 regelt die Bestechung von Richtern und Schiedsrichtern, so dass auf eine nähere Erläuterung verzichtet werden kann. Abs. 1 setzt eine *konkrete Unrechtsvereinbarung* zwischen Vorteilsgeber und Vorteilsnehmer voraus, deren Abschluss auf die Ausführung einer *pflichtwidrigen* Diensthandlung gerichtet ist. Pflichtwidrig ist die Diensthandlung, wenn sie gegen Gesetze, Verwal-

---

[192]   Korte in: Münchener Kommentar, 2003, § 331, Rn. 159; Kühl in: Lackner/Kühl, 2007, § 331, Rn. 17; Jescheck in: Leipziger Kommentar, 2005, § 331, Rn. 108; Heine in: Schönke/Schröder, 2006, § 331, Rn. 51; A.A.: Kuhlen in: Nomos-Kommentar StGB, 2005, § 331, Rn. 108.

[193]   Heine in: Schönke/Schröder, 2006, § 332, Rn. 1; Kuhlen 2003, S. 236; Korte in: Münchener Kommentar, 2003, § 332, Rn. 187.

tungsvorschriften, allgemeine Dienstanweisungen oder konkrete Anweisungen des Vorgesetzten verstößt.[194] Pflichtwidrige Diensthandlungen liegen daher auch dann vor, wenn gegen die Bestimmungen einer klinikinternen Antikorruptionsrichtlinie verstoßen und der Arzt zum Beispiel ohne Wissen und ohne Genehmigung der Geschäftsführung an einer bestimmten gesponserten Fortbildungsveranstaltung teilnimmt (Praxisbeispiel: Teilnahme eines in einem Universitätsklinikum beschäftigten Zahnarztes auf einer Fortbildungsveranstaltung auf dem Schiff AIDA anlässlich einer Mittelmeerkreuzfahrt).

Im Gesundheitswesen besonders relevant ist Abs. 3 des § 332 StGB, der die durch Vorteile beeinflusste Ermessensausübung betrifft. Haben Klinikdirektor und Chefärzte oder Oberärzte und nachgeordnete Ärzte *Einfluss auf die Bestellentscheidungen* und die Auswahl von Arzneimitteln und Medizinprodukten, üben sie Ermessen aus. Lässt sich der Arzt zumindest scheinbar bei der Ausübung des Ermessens durch einen geforderten, versprochenen oder bereits angenommenen Vorteil beeinflussen, macht er sich wegen Bestechlichkeit strafbar. Insoweit spielt es keine Rolle, ob sich der Vorteil in der Entscheidung wirklich ausgewirkt hat.[195] Der Tatbestand greift vielmehr auch dann ein, wenn sich der Arzt auch ohne den Vorteil für das betreffende Produkt entschieden hätte. Denn nach dem Schutzzweck auch dieses Korruptionsdeliktes soll das *Vertrauen der Allgemeinheit in die Redlichkeit und Unbefangenheit des öffentlichen Dienstes* geschützt werden.[196] Dieses ist bereits dann betroffen, wenn nur der *Anschein der Käuflichkeit* geweckt wird.[197] Deshalb schließt auch der innere Vorbehalt des Amtsträgers, die ihm angetragene Pflichtverletzung nicht zu begehen und seine künftige Ermessensentscheidung sachlich korrekt auszuüben, den Tatbestand der Bestechlichkeit nicht aus.[198]

In der Praxis ist die *Abgrenzung zwischen Vorteilsannahme und Bestechlichkeit* bei künftigen Diensthandlungen oft problematisch. Es lässt sich häufig nicht genau klären, ob der Vorteil allgemein für die Dienstausübung gewährt wurde oder ob es sich um die Gewährung eines Vorteils für eine künftig vorzunehmende Ermessensausübung handelt. Nach der Rechtsprechung des Bundesgerichtshofs muss im Einzelfall sehr genau geprüft werden, ob sich aus objektiven Indizien Anhaltspunkte für ein Sich-bereit-Zeigen im Sinne des § 332 Abs. 3 StGB ergeben.

Die Tatsache, dass seitens eines medizintechnischen Unternehmens Betriebsweihnachtsfeiern bezahlt werden und dem Arzt ein medizintechnisches Gerät kostenlos zur Verfügung gestellt wird (vergleiche den Sachverhalt in BGH NStZ 2003, 158,

---

[194] Herrschende Meinung, vgl.: Heino in: Schönke/Schröder, 2006, § 332, Rn. 8; Stein in: Systematischer Kommentar, 2009, § 332, Rn. 5; Fischer in: Tröndle/ Fischer, 2008, § 332, Rn. 6; Jescheck in: Leipziger Kommentar, 2005, § 332, Rn. 5; a.A.: Amelung/Weidemann 1984, S. 596 f.

[195] Stellpflug 2002, S. 28.

[196] Kalb 2005, S. 292.

[197] Ulsenheimer 2008, S. 427; Albus 2007, S. 73; Lüderssen 1998, S. 28.

[198] BGH vom 25.07.1960, Az.: 2 StR 91/60, BGHSt 15, 88.

159), legt diesen Verdacht nahe, weil dem Vorteil ein dienstlicher Verwendungsbezug fehlt und es sich um vergleichsweise hohe Beträge handelt, die ausschließlich für private Zwecke des Amtsträgers verwendet werden. Ein als Bestechung strafbares Sich-bereit-Zeigen nahm der Bundesgerichtshof z.b. auch in der Dauerleihe einer dualen Antriebskonsole an, für die der Leiter der Abteilung Herzchirurgie eines Universitätsklinikums im Gegenzug die Abnahme von 300 Optima-Oxygeneratoren jährlich auf die Dauer von drei Jahren versprach.[199]

> „Diese Kopplung, die er gegenüber der von ihm mit der Beschaffung befassten Abteilung Materialwirtschaft des Klinikums nicht offen legte, belegt bereits aus sich heraus – bezogen auf den Zeitpunkt der Absprache – die von § 332 Abs. 3 Nr. 2 geforderte Bereitschaftsbekundung, sich hinsichtlich der künftigen Diensthandlungen im Zuge der Umsetzung der Beschaffungen durch den Vorteil beeinflussen zu lassen. Schon dies trägt den Schuldspruch wegen Bestechlichkeit." (BGH aaO.)

In *präventiver Hinsicht* ist zu empfehlen, den Arzt – ohne allerdings bei der Produktauswahl auf seinen Sachverstand zu verzichten – soweit als möglich von den Bestellvorgängen abzukoppeln.[200] Viele Kliniken bilden deshalb *Arzneimittelkommissionen* und orientieren die Beschaffung von Arzneimitteln an einer die Arbeit der Arzneimittelkommission regelnden „Geschäftsordnung". Danach bestehen die Aufgaben der Arzneimittelkommission regelmäßig darin, eine Arzneimittelliste unter Berücksichtigung medizinischer, pharmazeutischer und wirtschaftlicher Gesichtspunkte auszuarbeiten und fortzuschreiben. Mitglieder der Arzneimittelkommission sind regelmäßig die Apotheke des Klinikums (Vorsitz) und die Chefärzte der Fachabteilungen, die einen Vertreter zu benennen haben. Möchte ein Arzt Arzneimittel verwenden, die nicht in der von der Kommission erarbeiteten Liste aufgeführt sind, können diese durch Ausfüllen eines „Sonderanforderungsformulars" angefordert werden (vgl. dazu auch nachfolgend unter 4.1.1.1.). Sonderanforderungen sind grundsätzlich durch den Chefarzt zu unterschreiben. Gegebenenfalls können Sonderanforderungen in der Arzneimittelkommission diskutiert werden.

---

[199] BGH vom 23.10.2002, Az.: 1 StR 541/01, NStZ 2003, 160.

[200] Hierzu auch Haeser 2002, S. 59: „Es kommt vielmehr darauf an zu verhindern, dass diese Zahlungen in den Produktpreis einfließen und dass Produktentscheidungen aufgrund von Zuwendungen getroffen werden. Realistisch ist dies nur zu erwarten, wenn die Einflussmöglichkeit des Zuwendungsempfängers auf die Produktentscheidung beschnitten wird. Damit würde gleichzeitig die Gefahr für die Mediziner, dem Verdacht der Korruption und damit strafbarer Handlungen ausgesetzt zu sein, entschärft (…). Ein weitgehender Entzug der Entscheidungsbefugnis des Arztes bei gleichwertigen Produkten wird hingegen dadurch erreicht, dass der Arzt bei der Apotheke lediglich das Produkt als solches, beispielsweise ein Kontrastmittel einer bestimmten Beschaffenheit, anfordern kann, nicht jedoch konkret das Produkt eines bestimmten Herstellers. Die Apotheke nimmt die vorhandenen Bestände und bestellt nach deren Verbrauch wiederum zu gleichen Anteilen die Konkurrenzprodukte, so dass ein gleichmäßiger Einsatz gewährleistet ist (…). Dadurch ist eine Transparenz gegeben, die eine effiziente Kontrolle ermöglicht."

Leider besteht vielfach noch nicht dieselbe Sensibilität bei der **Bestellung medizintechnischer Produkte** (etwa: Herzschrittmacher, Katheter), die häufig noch ganz in den Händen des jeweiligen Chefarztes liegt. Daher ist hier entweder besondere Zurückhaltung bei der Annahme von Zuwendungen der entsprechenden Hersteller geboten oder das Klinikum orientiert auch insoweit die Produktbeschaffung an internen Regelungen, die den Bestellvorgang transparent und rational nachvollziehbar gestalten.

3.1.4. Die Straftatbestände der Vorteilsgewährung und Bestechung gemäß §§ 333 f. StGB

Wie bereits oben dargelegt, ist das Gesetz so aufgebaut, dass die Straftatbestände der Vorteilsgewährung und der Bestechung das spiegelbildliche Gegenstück zu den Tatbeständen der Vorteilsannahme und Bestechlichkeit darstellen. Daraus folgt, dass der Vorteilsgeber ausschließlich aus diesen für ihn geltenden Spezialvorschriften und **nicht zusätzlich wegen Anstiftung oder Beihilfe zum Korruptionsdelikt des Amtsträgers** bestraft werden kann.

Der spiegelbildliche Aufbau der Straftatbestände erstreckt sich bei den Tatbeständen der Vorteilsannahme und Vorteilsgewährung auch auf die Strafrahmen, die bei beiden Straftatbeständen identisch sind.

Rechtspolitisch stellt sich diese Gleichstellung im Strafmaß als Fehlgriff dar. Wie eingangs dargelegt, handelt es sich bei den Korruptionstatbeständen dieses Abschnitts um Amtsdelikte. Dieser Gesichtspunkt hätte im Strafrahmen der zur Täterschaft verselbständigten Teilnahmetaten an sich zum Ausdruck gebracht werden müssen (vgl. § 28 StGB).[201] Die Gleichstellung ist auch systemwidrig, weil dem genannten Umstand bei den **Tatbeständen der Bestechlichkeit und der Bestechung** Rechnung getragen wurde. Die Bestechlichkeit wird im Regelfall mit Freiheitsstrafe nicht unter sechs Monaten (bis zu fünf Jahren) bestraft, während bei der Bestechung eine Untergrenze von 3 Monaten vorgesehen ist.

Zu beachten ist, dass beim Tatbestand der Vorteilsgewährung gemäß § 333 Abs. 3 StGB die Genehmigung der Annahme des Vorteils durch die Geschäftsführung im Hause des Vorteilsnehmers auch für den Vorteilsgeber die Rechtswidrigkeit der Vorteilsgewährung ausschließt. Deshalb sollten auch die Repräsentanten der Unternehmen der Medizinprodukteindustrie ein Interesse am Vorliegen rechtswirksamer Genehmigungen haben.

3.1.5. Besonders schwere Fälle der Bestechlichkeit und Bestechung gemäß § 335 StGB

Die Abgrenzung zwischen Vorteilsannahme und Bestechlichkeit bzw. zwischen Vorteilsgewährung und Bestechung ist auch deshalb wichtig, weil nur bei Vorliegen der Voraussetzungen von Bestechlichkeit und Bestechung ein **besonders schwerer**

---

[201] Wessels/Hettinger 2004, Rn. 1122.

Fall gemäß § 335 StGB in Betracht kommen kann. Auch diese Vorschrift wurde im Zuge der Verschärfung des Korruptionsstrafrechts durch das Korruptionsbekämpfungsgesetz im Jahr 1997 in das StGB aufgenommen. Ein besonders schwerer Fall liegt vor, wenn sich die Tat auf einen *Vorteil großen Ausmaßes* bezieht (Abs. 2 Nr. 1). Insoweit sind nur materielle Vorteile relevant. In der Literatur werden für die erforderliche Pauschalierung der Festsetzung des großen Ausmaßes Beträge ab 10.000 €[202] bzw. nach anderer Ansicht erst ab 25.000 €[203] oder ab 50.000 €[204] diskutiert.

Praxisrelevant ist auch der besonders schwere Fall in Gestalt einer *fortgesetzten Annahme von Vorteilen* (Abs. 2 Nr. 2). Die fortgesetzte Annahme kann sich dabei auf eine oder mehrere zukünftige pflichtwidrige Diensthandlungen beziehen. Vorausgesetzt wird eine mindestens dreimalige Vorteilsannahme. Nach überwiegender Auffassung genügt es nicht, wenn sich bei einer ersten Vorteilsannahme feststellen lässt, dass der Vorsatz auf weitere Vorteilsannahmen gerichtet war.[205]

3.1.6. Der Straftatbestand der Bestechlichkeit und Bestechung im geschäftlichen Verkehr gemäß § 299 StGB

Der Straftatbestand des § 299 StGB wurde im Zuge des Korruptionsbekämpfungsgesetzes aus dem Jahr 1997 in das Kernstrafrecht aufgenommen[206] und entspricht im Wesentlichen dem wenig praxisrelevanten früheren § 12 UWG.[207]

Das vom *Gesetzgeber verfolgte Ziel*[208] bestand darin, die so genannte Angestelltenbestechlichkeit und Bestechung aufzuwerten, um der Bevölkerung das Bewusstsein zu schaffen, dass es sich „auch bei der Korruption im geschäftlichen Bereich um eine Kriminalitätsform handelt, die nicht nur die Wirtschaft selbst betrifft, sondern Ausdruck eines allgemeinen sozialethisch missbilligten Verhaltens ist".[209]

Voraussetzung für die Strafbarkeit ist auch hier, dass der Vorteilsnehmer für sich oder einen Dritten einen Vorteil fordert, sich versprechen lässt oder annimmt. Hinsichtlich des Begriffs des Vorteils und der Tathandlungen kann auf die Ausführungen zu § 331 StGB verwiesen werden. Im Unterschied zu § 331 StGB ist für die Strafbarkeit nach § 299 StGB eine konkrete Unrechtsvereinbarung erforderlich, nach deren Inhalt der Vorteilsnehmer den Vorteilsgeber bei dem Bezug von Waren oder gewerblichen Leistungen in unlauterer Weise bevorzugt. Erfasst sind damit Fall-

---

[202] Kühl in: Lackner/Kühl, 2007, § 335, Rn. 2.

[203] Heine in: Schönke/Schröder, 2006, § 335, Rn. 3.

[204] Korte in: Münchener Kommentar, 2003, § 335, Rn. 9.

[205] Näher Heine in: Schönke/Schröder, 2006, § 335, Rn. 4; Tödtmann 1999, S. 88.

[206] Näher: König 1997, S. 401.

[207] König 1997, S. 401; vgl. Leipold 2007, S. 423.

[208] Zum Rechtsgut des § 299: Pragal 2006a; ders. 2006b.

[209] BT-Drucks. 13/5584, S. 15.

konstellationen ermessensfehlerhafter Bestellentscheidungen, für die bei den Amtsträgern § 332 Abs. 3 StGB einschlägig wäre.

Hervorzuheben ist, dass es bislang noch keine veröffentlichte höchstrichterliche Entscheidung zu § 299 StGB in Bezug auf eine Kooperation von Krankenhausärzten mit der Medizinprodukteindustrie gibt.

Wie oben dargestellt, kann das tatbestandsmäßige Verhalten eines Amtsträgers im Sinne des § 331 Abs. 1 StGB durch die Genehmigung des Dienstherrn gemäß § 331 Abs. 3 StGB gerechtfertigt sein. Einen entsprechenden Rechtfertigungsgrund sieht § 299 StGB nicht vor. *Gleichwohl ist es sinnvoll, auch in Krankenhäusern, deren Ärzte sich nach § 299 StGB strafbar machen können, Genehmigungsvorbehalte vorzusehen.* Denn erstens ist der Genehmigungsvorbehalt ein allgemeines Prinzip der korruptionsfreien Kooperation und wird in allen Kodices und Regelungswerken der Branche angeführt (siehe dazu näher unter 4.1.1.) und zweitens geht es der Sache nach bei einem Genehmigungsverfahren um eine neutrale und distanzierte Bewertung einer Kooperationsbeziehung mit dem Ziel, nur solche Kooperationen zu genehmigen, bei denen eine unlautere Beeinflussung des dienstlichen Verhaltens des Arztes ausgeschlossen ist. Beiden Gesichtspunkten kann durch einen Genehmigungsvorbehalt auch dann Rechnung getragen werden, wenn der Genehmigung hier nicht die Bedeutung eines Rechtfertigungsgrundes zukommt. Nicht zuletzt ist insoweit auch der Umstand bedeutsam, dass die Genehmigung seitens der Strafverfolgungsbehörden in der Praxis häufig als *Indiz gegen das Vorliegen der Unrechtsvereinbarung* deuten.

Da ausweislich des Wortlauts des § 299 StGB Täter der Bestechlichkeit im geschäftlichen Verkehr nur Angestellte oder Beauftragte eines geschäftlichen Betriebes sein können, sind Geschäftsinhaber vom Anwendungsbereich des § 299 StGB ausgenommen. Hierunter fallen *niedergelassene Ärzte* auch dann, wenn es sich um Vertragsärzte handelt.[210] Der gegenteilige, von Teilen der strafrechtlichen Literatur und seit Februar 2010 auch vom *OLG Braunschweig*[211] in einem obiter dictum vertretene Standpunkt[212] überzeugt nicht. Zwar enthält § 299 StGB mit den Tatbestandsvoraussetzungen „Beauftragter" „geschäftlicher Betrieb", „im geschäftlichen Verkehr", „gewerblichen Leistungen" und Bevorzugung in „unlauterer Weise" unbestimmte und interpretationsoffene Rechtsbegriffe, die breite Spielräume vertretbarer Rechtsauffassungen eröffnen. Gerade aufgrund der weiten Fassung des § 299 StGB ist aber aus verfassungsrechtlichen Gründen (Art. 103 Abs. 2 GG) eine einschränkende Auslegung der genannten Tatbestandsmerkmale geboten. Niedergelassene, frei praktizierende Ärzte sind deshalb keine Beauftragten der Kasse, weil

---

[210] Vgl. hierzu: Bernsmann/Schoß 2005; Geis 2005; ders. 2007; Häser 2006; Klötzer 2008, S. 13; Leipold 2007, S. 423; Pragal/Apfel 2007, S. 11 ff.; Taschke 2005; Sahan 2007; Reese 2006; Neupert 2006; Klötzer 2008.

[211] OLG Braunschweig, Beschl. v. 23.02.2010 – Ws 17/10, StV 2010, S. 365 ff., mit ablehnenden Anmerkungen Schneider 2010a und 2010b, Dieners 2010.

[212] Pragal/Apfel 2007, S. 11 ff.; Pragal 2005; zustimmend: Tiedemann in: Leipziger Kommentar, 2005, § 299, Rn. 18.

es der Begriff des Auftrags (lt. Duden: „Weisung, zur Erledigung übertragene Aufgabe") nahe legt, dass der Beauftragte vom Auftraggeber oder einem Stellvertreter berufen und ihm der Auftrag erteilt bzw. übertragen wird (so genanntes personales Befugniserteilungselement[213]). Die insoweit alleine in Rede stehende Zulassung als Vertragsarzt erfolgt aber nicht durch die Kasse(n) und deren Repräsentanten, sondern durch den Zulassungsausschuss auf Antrag des Arztes gemäß §§ 95 ff. SGB V i.V.m. § 19 ÄrzteZV, so dass es an dem personalen Befugniserteilungselement fehlt.[214] *Frei praktizierende Ärzte, auch soweit es sich um Belegärzte handelt, können sich daher überhaupt nicht wegen Korruption strafbar machen.* Wie oben ausgeführt, kann aber eine Strafbarkeit wegen Untreue gemäß § 266 StGB in Betracht kommen. Seit der Entscheidung des OLG Braunschweig ist allerdings damit zu rechnen, dass zu einer abschließenden Klärung der Rechtsfrage durch den Bundesgerichtshofs Staatsanwaltschaften Anklage zum Landgericht erheben werden. Daher ist gegenwärtig auch mit der Einleitung entsprechender Ermittlungsverfahren zu rechnen. Der Vertragsarzt kann sich seit der Entscheidung des OLG Braunschweig auch nicht mehr auf einen möglichen Verbotsirrtum gemäß § 17 StGB berufen, denn seit dem Beschluss des Oberlandesgerichts ist es zumindest denkbar, dass die auf einer Unrechtsvereinbarung beruhende Vorteilsannahme strafbar gemäß § 299 StGB ist. Für die Praxis ist daher auch im Bereich niedergelassener Vertragsärzte größtmögliche Zurückhaltung geboten.

Der **Strafrahmen** des § 299 StGB sieht eine Freiheitsstrafe zwischen einem Monat und drei Jahren oder Geldstrafe vor. Ein besonders schwerer Fall ist in § 300 StGB geregelt. Hier ist der „Vorteil großen Ausmaßes" bedeutsam. Insoweit kann auf das zu § 335 StGB Gesagte Bezug genommen werden. Der Strafrahmen bewegt sich bei Vorliegen der Voraussetzungen des besonders schweren Falles zwischen drei Monaten und fünf Jahren Freiheitsstrafe. Geldstrafe ist nicht vorgesehen und nur über die Regelung des § 47 Abs. 2 StGB möglich.

---

[213] So auch Geis 2005; ders. 2007; Sahan 2007; mit abweichender Begründung ablehnend auch Taschke 2005; Reese 2006 und Stumpf/Voigts 2009, S. 206; Ulsenheimer 2008, S. 521.

[214] In der Praxis wird die Bedeutung der Problematik auch eher gering sein. Seit dem Rahmenvertrag zwischen dem Deutschen Apothekenverband und den Krankenkassen-Spitzenverbänden vom 5. April 2004 (aktuelle Fassung: 17. Januar 2008) sind auf den zur Abrechnung mit den gesetzlichen Krankenkassen vorgesehenen Rezeptformularen so genannte „**aut idem Kästchen**" angebracht, die der Arzt durchstreichen muss, wenn er verhindern will, dass der Apotheker dem Patienten anstelle des im Rezept genannten ein anderes, wirkstoffgleiches Medikament aushändigt. Wird – wie im Regelfall – die aut idem Regelung nicht ausgeschlossen, prüft der Apotheker, ob die Krankenkasse des Versicherten mit einem Arzneimittelhersteller für ein Medikament mit dem jeweils benötigten Wirkstoff einen Rabattvertrag abgeschlossen hat. Liegt ein solcher Rabattvertrag vor und ist das Medikament verfügbar, ist der Apotheker verpflichtet, das entsprechende Medikament an den Patienten abzugeben. Die aut idem Regelungen verringert folglich die Möglichkeit des Arztes, sich durch die Verordnung bestimmter Medikamente für Vorteilszuwendungen der Pharmaindustrie zu revanchieren, weil sie seinen Einfluss auf die Verordnung der Medikamente eines bestimmten Herstellers deutlich reduziert und Umgehungsmöglichkeiten erschwert.

Im Unterschied zu den Korruptionsdelikten der Amtsträger wird eine Straftat nach § 299 StGB *nur auf Antrag oder bei Vorliegen eines besonderen öffentlichen Interesses*, das von der Staatsanwaltschaft bejaht werden muss, von Amts wegen verfolgt.[215]

3.2. Bußgeld gegen den Aufsichtspflichtigen und das Unternehmen

Während die oben genannten Straftatbestände die individuelle Verwirklichung eines Korruptionsdeliktes durch einen Mitarbeiter im Krankenhaus oder einem Unternehmen der Medizinprodukteindustrie voraussetzen, kommt auf der Grundlage der §§ 9, 30, 130 des Ordnungswidrigkeitengesetzes (OWiG) auch die Verhängung einer Geldbuße gegen ein sich selbst nicht korruptiv verhaltendes vertretungsberechtigtes Organ(mitglied) bzw. eine Person im Leitungsbereich des Unternehmens und gegen das Unternehmen selbst (Krankenhaus/Pharmakonzern usw.) in Betracht.

Gemäß § 130 OWiG kann zunächst ein Bußgeld gegen den Inhaber eines Unternehmens bzw. bei juristischen Personen gemäß § 9 OWiG gegen das vertretungsberechtigte Organ verhängt werden, wenn vorsätzlich oder fahrlässig betriebliche Aufsichtspflichten verletzt wurden. Der Kreis der Aufsichtspflichten ist gesetzlich nicht bestimmt, sondern ergibt sich aus den Risiken des jeweiligen Geschäftsbereiches, in dem das Unternehmen tätig ist, sowie aus der Größe des Unternehmens und der Komplexität der jeweiligen Aufgaben. Bei korruptionsanfälligen Tätigkeitsbereichen, zu denen auch die Kooperation zwischen Ärzten und der Medizinprodukteindustrie zählen dürfte, muss der Aufsichtspflichtige demnach geeignete Präventionsmaßnahmen zur Verhinderung derartiger Straftaten ergreifen. Unterlässt er dies, ist die Ahndung mit einem Bußgeld gemäß § 130 OWiG möglich[216], wenn ein Mitarbeiter die defizitären Kontrollmaßnahmen zur Begehung eines Korruptionsdeliktes nutzt.

Verletzt die Leitungsperson ihre Aufsichts- und Kontrollpflicht gemäß § 130 OWiG, kann dies eine Anknüpfungstat im Sinne des § 30 OWiG darstellen. Diese Norm lässt die Verhängung eines Bußgeldes gegen die juristische Person selbst zu (so genannte Verbandsgeldbuße[217]). Daraus folgt, dass sowohl gegen den Geschäftsführer eines Krankenhauses oder Pharmakonzerns als auch gegen das Krankenhaus bzw. den Konzern selbst ein Bußgeld verhängt werden kann, wenn keine Vorkehrungen gegen Korruption ergriffen werden und es aus dem jeweiligen Unternehmen heraus durch einen Mitarbeiter zu einem entsprechenden Delikt kommt.

---

[215] Näher Ulsenheimer 2008, S. 431 ff.

[216] Näher: Greeve/Dörr 2006, S. 934 ff.; Möhrenschlager 2007, S. 498 ff.

[217] Britz 2006, S. 135.

3.3.   Einzelfragen

3.3.1.   Drittmittelforschung

Die strafrechtliche Problematik des Einwerbens von Drittmitteln[218] behandelte der BGH unter anderem in einer *Grundsatzentscheidung aus dem Jahr 2002*.[219] Anlass war die erstinstanzliche Verurteilung eines Herzchirurgen und Universitätsprofessors wegen Untreue gem. § 266 Abs. 1, Alt. 2 und Vorteilsannahme gem. § 331 a.F. StGB. Der Arzt hatte von einer Firma *für medizintechnische Produkte umsatzabhängige Zuwendungen* erhalten. Diese wurden auf ein Konto eingezahlt, welches zu einem auf seine Initiative gegründeten Förderverein gehörte, dessen Vorsitzender er außerdem war. Die erhaltenen Mittel wurden für Zwecke der Wissenschaft und Forschung sowie zur Gerätebeschaffung und -wartung verwandt. *Der Universitätsverwaltung wurde weder der Erhalt der Zuwendungen noch deren Verwendungszweck bekannt gemacht.*

Die Entscheidung des Hochschullehrers, für die Drittmitteleinwerbung das Vereinskonto zu verwenden und nicht den umständlichen Weg des universitären Drittmittelverfahrens einzuschlagen, ist für jeden nachvollziehbar, der – wie einer der beiden Autoren dieses Buches – selbst Drittmittelprojekte durchführt. Das Vereinskonto hat, Gemeinnützigkeit des Vereins vorausgesetzt, im Verhältnis zum Zuwendungsgeber zunächst den Vorteil, dass man diesem eine Spendenquittung ausstellen kann, wodurch für den Zuwendungsgeber Steuervorteile entstehen. Daneben ist man im Hinblick auf die Verwendung der Gelder nur durch den Vereinszweck gebunden, während im Fall der Universität Leipzig eine fünf längere Abschnitte mit insgesamt 2.369 Wörtern umfassende Drittmittelrichtlinie zu berücksichtigen ist, die für die Forschung hohe Hürden aufstellt. So sind zum Beispiel Fahrten mit dem Pkw separat zu begründen und aufgrund der engen Bindung an das Reisekostenrecht des Freistaates Sachsen muss selbst die für einen Forschungsaufenthalt erforderliche Übernachtung in einem Ibis Hotel in Berlin ausführlich begründet werden. Seit der o.g. Entscheidung des Bundesgerichtshofs zur Einwerbung unterliegt aber der „elegante Weg" der Drittmitteleinwerbung über einen Förderverein erheblichen Strafbarkeitsrisiken und ist deshalb – ungeachtet der bürokratischen Hürden des universitären Drittmittelrechts – nicht mehr empfehlenswert.

Der BGH bestätigte die Verurteilung wegen Vorteilsannahme dem Grunde nach und zeigte darüber hinaus für die Zukunft auf, auf welche Weise für den Hochschulleh-

---

[218]   Drittmittel sind Mittel, die weder die für Forschungsvorhaben zur Verfügung stehenden Haushaltmittel (Erstmittel) noch die persönlichen Mittel des Hochschullehrers (Zweitmittel) sind; Esser 2007, S. 11 ff.; näher: Schabbeck/Graf 2004a; Fürsen 2005.

[219]   BGH vom 23.05.2002, Az.: 1 StR 372/01, NJW 2002, 2801 mit Anmerkung Korte 2003 und Tholl 2003; ausführlich zur Problematik der Drittmitteleinwerbung: Ulsenheimer 2007; Fürsen/Schmidt 2004; Kuhlen 2003; Lüderssen 1997 (zur Rechtslage vor dem Korruptionsbekämpfungsgesetz); Michalke 2002b; Pfeifer 2002; Ratzel 2002; Sander 2002, Schmidt/Güntner 2004; Tag 2004; Walter 1999; sowie der Sammelband von Tag/Tröger/Taupitz 2004.

rer, der dienstlich zur Einwerbung solcher Mittel angehalten ist, das *„Spannungs-feld"* zum „strafbewehrten Verbot der Vorteilsannahme" aufzulösen ist:

Gehe es um Drittmittel für *Forschung und Lehre*, seien der Straftatbestand und die hochschulrechtlich verankerte Aufgabe der Drittmitteleinwerbung durch eine Einschränkung des Tatbestands[220] *„in Einklang zu bringen (...)".*[221] *Voraussetzung für eine solche Einschränkung des Tatbestandes der Vorteilsannahme ist, dass es sich bei den einzuwerbenden Drittmitteln nicht nur der Sache nach um Fördermittel für Forschung und Lehre handelt und dass diese auch dem im Drittmittelrecht vorgeschriebenen Verfahren unterworfen werden (Anzeige und Genehmigung).*[222, 223]

Da der BGH den Weg einer *Einschränkung des Tatbestands* wählt und nach seiner Auffassung bei Einhaltung des für die Drittmittelakquise vorgesehenen landes- und hochschulrechtlichen Verfahrens schon § 331 *Abs. 1* StGB nicht erfüllt ist, ist es unschädlich, wenn der Hochschullehrer die Drittmittel einwirbt und diesbezüglich im Sinne des Forderns von Vorteilen selbst aktiv wird. Denn auf der Grundlage der BGH-Rechtsprechung, die allerdings auf die Einwerbung von Drittmitteln für Forschung und Lehre durch Hochschullehrer beschränkt ist, kommt der Genehmigung gerade nicht die Bedeutung eines Rechtfertigungsgrundes[224] im Sinne des § 331 *Abs. 3* StGB zu, bei der – wie oben dargelegt – im Falle des Forderns der Vorteile keine Genehmigung möglich ist.

Bei den im zu entscheidenden Fall des Heidelberger Professors erhaltenen Drittmitteln handelte es sich zwar der Sache nach um Fördermittel für Forschung und Lehre, diese waren jedoch *nicht dem vorgeschriebenen Verfahren* unterworfen worden. Es war seitens des Angeklagten keine Anzeige gegenüber den Vorgesetzten oder der Universitätsverwaltung erfolgt und dementsprechend lag ihm auch keine Genehmigung der Vorteilsannahme vor. Aus diesem Grund hielt der BGH an der

---

[220]   Es handelt sich methodisch um eine so genannte teleologische Reduktion (vgl. näher Schneider 2008b, Tag 2004, S. 52).

[221]   BGH vom 23.05.2002, Az.: 1 StR 372/01, NJW 2002, 2801, 2806.

[222]   BGH vom 23.05.2002, Az.: 1 StR 372/01, NJW 2002, 2801, 2805.

[223]   Die Entscheidung des BGH ist im Schrifttum überwiegend auf Zustimmung gestoßen, vgl.: Fürsen/Schmidt 2004; Pfeifer 2002; Lippert 2000b; Albus 2007; Beyer/Frewer/Klingreen/Meran/Neubauer 2003.

[224]   Hinweis für Nichtjuristen: Bei der Prüfung, ob ein Mensch durch sein Verhalten einen Straftatbestand erfüllt hat, wird ein dreistufiges Prüfungsschema zugrunde gelegt. Auf der Ebene des Tatbestandes (Stufe 1) werden die Tatbestandsmerkmale des gesetzlichen Straftatbestands geprüft (bei § 331 Abs. 1 StGB: Vorliegen eines Vorteils, Tathandlungen, Unrechtsvereinbarung) und es wird festgestellt, ob die Voraussetzungen vorsätzlichen Handelns gegeben sind. Auf der zweiten Stufe (der „Rechtswidrigkeit") werden mögliche Rechtfertigungsgründe (z.B. Notwehr) geprüft. Hier ist auch der Standort der Prüfung der Voraussetzungen des § 331 Abs. 3 StGB. Auf der dritten Stufe wird schließlich festgestellt, ob der Täter auch schuldhaft gehandelt hat. Wenn der BGH im Drittmittelfall bereits den Tatbestand einschränkt, bedeutet dies, dass es – sofern die Voraussetzungen für die Einschränkung vorliegen – auf die zweite Stufe nicht mehr ankommt und diese folglich auch nicht mehr zu prüfen ist.

Verurteilung des Arztes wegen Vorteilsannahme dem Grunde nach fest, zeigte aber für die Zukunft auf, wie Strafbarkeitsrisiken vermieden werden können.

Für die korruptionsfreie Kooperation im Bereich der Drittmittelforschung folgt aus der Entscheidung des Bundesgerichtshofs:

- Drittmittelforschung sollte grundsätzlich **nicht über die Konten von Fördervereinen** abgewickelt werden, sondern über ein Drittmittelkonto der Hochschulverwaltung oder des Klinikums, in dem der Arzt tätig ist. Für die Forschung von Hochschullehrern ist die Lage nach den genannten Grundsatzentscheidungen des Bundesgerichtshofs in Prinzip übersichtlich. Gemäß § 25 Hochschulrahmengesetz (HRG)[225] ist die Drittmittelforschung als Dienstaufgabe durch die Hochschulmitglieder wahrzunehmen und im Regelfall werden die Mittel von der Hochschule bewirtschaftet. Es handelt sich meistens um so genannte Auftragsforschung, der eine Vereinbarung zwischen dem Drittmittelgeber, der Universität oder dem Hochschullehrer zugrunde liegt. In dieser Vereinbarung sind Art, Umfang und Zeitpunkt der Mittelzuwendung und die zu erbringenden Gegenleistungen zu fixieren[226], das heißt üblicherweise in der Form von Gutachten, Befundberichten oder konkreten empirischen Forschungsvorhaben. Zu den Gegenleistungen zählen auch klinische Studien und Anwendungsbeobachtungen.

- Drittmittelfinanzierte Forschung darf auch als **Nebentätigkeit** durchgeführt werden. Sie unterliegt dann den Bestimmungen über eine Nebentätigkeit. In diesem Fall dürfen die erzielten Einnahmen des Hochschullehrers nicht durch die Universität verwaltet werden. Compliance mit dem Korruptionsstrafrecht wird in diesen Fällen dadurch erreicht, dass die nebentätigkeitsrechtlichen Anzeigeverpflichtungen eingehalten werden und abgesehen von den Einnahmen des Hochschullehrers, die dieser selbst verwaltet, die weiteren Bestimmungen über die Verwendung von Drittmitteln gewahrt sind.

---

[225] Das HRG soll allerdings demnächst außer Kraft gesetzt werden. Bis 2005 hatte der Bund nach Art. 75 Abs. 1 Nr. 1a GG a.F. eine Rahmengesetzgebungskompetenz für das Hochschulrecht. Seit der Föderalismusreform 2006 gibt es die Rahmengesetzgebungskompetenz so nicht mehr. Daher wurde ein Gesetzesentwurf zur Aufhebung des HRG beschlossen, über den der Bundestag seit 2007 berät. Bis zum Erlass eines Aufhebungsgetzes behält das (Bundes-)HRG vorerst seine Geltung.

[226] Vgl. z.B. 2.1.1 der Richtlinie für die Beantragung und Durchführung von Drittmittelprojekten an der Universität Leipzig vom 29. Juni 2007.

- Im Übrigen müssen sich die Hochschullehrer an die *landesrechtlichen Drittmittelvorschriften* halten[227], die von Bundesland zu Bundesland sehr unterschiedlich ausgestaltet sind.[228] Einzelne Bundesländer regeln die Zulässigkeit der Einwerbung von Drittmitteln im Landeshochschulgesetz und das Verfahren in ergänzenden Drittmittelrichtlinien. Andere Bundesländer überlassen es den Universitäten, Bestimmungen über die Zulässigkeit und die Durchführung von Drittmitteleinwerbung in Satzungen zu regeln, teilweise existieren auch überhaupt keine Drittmittelvorschriften.

- Im Freistaat *Sachsen* ist für die Drittmittelforschung der Hochschulmitglieder die „Richtlinie für die Beantragung und Durchführung von Drittmittelprojekten an der Universität Leipzig vom 29. Juni 2007" maßgeblich. Danach ist ein Drittmittelprojekt zunächst anzeigepflichtig (zu verwenden ist ein im Internet erhältliches Formblatt). Der Antrag ist auf dem Dienstweg über das Referat Forschung der Medizinischen Fakultät oder die Forschungskontaktstelle an den Kanzler zu richten. Anträge auf Zuwendungen sind mit der Unterschrift des Kanzlers beim Zuwendungsgeber einzureichen. Die Mittelverwaltung erfolgt in der Regel projektbezogen durch die Universität Leipzig (3.1 der Richtlinie). Für die Durchführung klinischer Studien gelten weitere Sonderregelungen (2.3). Insbesondere ist hier in der Regel die Zahlung von Honoraren an Mitglieder der Universität für die Mitwirkung an der Studie unzulässig.

---

[227] Dies führt allerdings dazu, dass ein nur dienstordnungswidriges Verhalten über die teleologische Auslegung des § 331 Abs. 1 StGB zur Straftat aufgewertet werden kann. Näher zu dieser Kritik an der Lösung des BGH: Schneider 2008b; Otto 2005, § 99 Rn. 14 und Lüderssen 2007, S. 146: „Die Versuche der Rechtsprechung, die materiell unanstößigen Fälle der Drittmitteleinwerbung aus dem Anwendungsbereich der §§ 331 ff. StGB heraus zu halten, beschränken sich auf die Empfehlung formaler Absicherung (…). Fehlen sie, soll der Anwendung der Strafvorschriften nichts mehr im Wege stehen. Das ist doppelt falsch. Einmal, weil das im zivilen und öffentlichen Recht festgestellte Unrecht nicht ohne weiteres ein strafrechtliches nach sich zieht – vielmehr muss für das Strafrecht, weil es ultima ratio ist, noch eine zusätzliche Unrechtsstufe erreicht werden, und zum anderen deshalb, weil in diesen speziellen Fällen mit Händen zu greifen ist, dass alle Verstöße gegen die formalen Vorschriften hier doch nur Verwaltungsunrecht begründen können."

[228] Näher Corte 2007, S. 308 f.; Albus 2007, S. 205 ff.; Bannenberg in: Nomos-Kommentar Gesamtes Strafrecht, 2008, § 331, Rn. 44, Tag 2004. Der Versuch, ein bundeseinheitliches Drittmittelgesetz zu verabschieden, ist gescheitert. Nach Auffassung der Bundesregierung ist „eine Abgrenzung von Drittmittelförderung und Bestechungsstrafrecht in Rechtsvorschriften der Länder, insbesondere den so genannten Drittmittelrichtlinien" vorzunehmen (BT-Drucksache 14/8944, S. 6 f.). Keinen Anklang fand auch der „Vorschlag zur rechtlichen Absicherung der Drittmittelfinanzierung wissenschaftlicher Forschung" der „Arbeitsgemeinschaft der Wissenschaftlichen Medizinischen Fachgesellschaften (AWMF)" vom 13. Mai 2000, der in einem neu zu schaffenden § 331 Abs. 4 StGB eine „Forschungsklausel" vorsah: „Nicht strafbar nach Abs. 1 sind vertraglich vereinbarte Zuwendungen für die wissenschaftliche Forschung sowie die wissenschaftliche Fort- und Weiterbildung, wenn diese den Aufgaben der Einrichtung dienen, der der Zuwendungsempfänger angehört, wenn sie nicht in unmittelbarem Zusammenhang mit Umsatzgeschäften stehen, wenn sie der Leitung der Einrichtung angezeigt sind und die Verwendung der Mittel für die Zwecke des Projektes von dieser kontrolliert wird."

Verantwortung für die Entgegennahme und Genehmigung derartiger Anträge von forschenden Hochschullehrern tragen demnach die Universitätsverwaltungen. Ihre Aufgabe besteht nicht nur darin, formal und anhand eines standardisierten Verfahrens über die Annahme von Drittmitteln zu entscheiden. Sie müssen vielmehr darauf hinwirken, dass Beschaffungsentscheidungen und Prüfungsergebnisse nicht unlauter beeinflusst werden, Forschungsmittel nur für dienstliche Zwecke verwendet und private Vorteile der forschenden Hochschulmitarbeiter ausgeschlossen werden. Dies erfordert die Etablierung eines adäquaten *Verfahrens- und Genehmigungsmanagements* und auch Erfahrung im Umgang mit der Korruptionsproblematik.

Während demnach durch die genannte Rechtsprechung des Bundesgerichtshofs die Unklarheiten im Spektrum der Drittmittelforschung durch Hochschullehrer weitgehend beseitigt wurden, ist in den meisten Rezensionen zu dieser Entscheidung aber übersehen worden, dass die *Probleme der täglichen Praxis in den nicht universitären Krankenhäusern an anderer Stelle liegen* und andere Kooperationsformen betreffen. Daher wäre es sachgerecht, zumindest die Fortbildung praktizierender Ärzte der Lehre gleichzustellen und auch insoweit den Weg über eine Einschränkung bereits des Tatbestands der Vorteilsannahme zu beschreiten. Dogmatisch lässt sich ein solches Ergebnis leicht mit einem „argumentum a maiori ad minus" begründen: Wenn es nach Auffassung des Bundesgerichtshofs zulässig ist, die universitäre Ausbildung angehender Mediziner durch Drittmittel fördern zu lassen, muss es erst recht statthaft sein, eine Entlastung staatlicher Haushalte durch die Drittfinanzierung von Weiterbildungsmaßnahmen bereits praktizierender Ärzte zu ermöglichen.[229]

Weiterhin zeigen die praktischen Erfahrungen der Autoren aufgrund der Beratungstätigkeit in diversen Kliniken, dass die Schwierigkeiten heute weniger bei der Einwerbung als vielmehr bei der *Verwaltung der Drittmittel* bestehen. Auch in Universitätskliniken ist es durchaus üblich, dass dem Arzt, der die Drittmittel eingeworben hat, faktisch freie Verfügungsmacht über das Drittmittelkonto eingeräumt wird. Da sich Kliniken die Inanspruchnahme ihrer medizinischen Einrichtungen im Fall der Durchführung eines Drittmittelprojektes selten vergüten lassen und der Drittmittelgeber häufig auf eine Rechnungslegung nach Projektabschluss verzichtet, ist das Konto häufig auch nach der Durchführung des Projektes noch prall gefüllt, so dass die Gelder für Weihnachtsfeiern etc. zur Verfügung stehen. Deshalb sind die Verlockungen für eine „Umgehungsfinanzierung" groß und es ist leicht, eine Unrechtsvereinbarung hinter einem formell ordnungsgemäß abgewickelten Drittmittelprojekt zu „tarnen". *Derartigen Strukturen ist in den Antikorruptionsrichtlinien der Kliniken durch Einfügung entsprechender Vorschriften für die Verwaltung der Drittmittel Rechnung zu tragen.*

---

[229] Schneider 2008b.

3.3.2. Finanzierung von Fortbildungsveranstaltungen und Kongressen

3.3.2.1. Passive Teilnahme an Fortbildungsveranstaltungen und Kongressen

Wie oben bereits dargelegt, kann auch die Finanzierung der Teilnahme an einer Fortbildungsveranstaltung oder die Übernahme von Kosten für die Reise zu einem medizinischen Fachkongress als Vorteil im korruptionsstrafrechtlichen Sinn angesehen werden.[230] Es gibt einige (unveröffentlichte) amtsgerichtlichen Urteile, in denen Ärzte wegen Bestechlichkeit verurteilt wurden, weil ihnen die Reise zu einem medizinischen Fachkongress von einem Pharmaunternehmen bezahlt wurde. Es liegen aber auch Freisprüche vor, die zumeist darauf gestützt werden, dass sich der Arzt bei seiner Auswahlentscheidung im Rahmen der Beschaffung von Medizinprodukten alleine von medizinischen Gesichtspunkten habe leiten lassen und keine Anhaltspunkte für eine *Unrechtsvereinbarung* ersichtlich seien.[231]

Aufgrund der oben bereits dargelegten Lockerung der Gesetzesbindung im Rahmen des § 331 Abs. 1 StGB und der Interpretation einschlägiger Lebenssachverhalte durch manche Staatsanwälte (siehe oben P. *Haeser*) sind daher *Strafbarkeitsrisiken nicht ganz auszuschließen.*[232] Wesentlich ist, dass sowohl Zuwendungsempfänger als auch Zuwendungsgeber das Sponsoring vom Vorliegen einer *Genehmigung* der Geschäftsführung des Krankenhauses abhängig machen (§ 331 Abs. 3 StGB). Einzelheiten für die Genehmigung der Teilnahme von Ärzten an derartigen Veranstaltungen (Zuständigkeit/Antragsvordrucke/Voraussetzungen der Genehmigung) gehören in die *Antikorruptionsrichtlinie des Krankenhauses*.

Hilfestellungen ergeben sich außerdem aus den Angaben im „Kodex Medizinprodukte" sowie im „Gemeinsamen Standpunkt zur strafrechtlichen Bewertung der Zusammenarbeit zwischen Industrie, medizinischen Einrichtungen und deren Mitarbeitern vom 29. September 2000" und dem „FS Arzneimittelindustrie Kodex".[233] Dort ist hinsichtlich der Finanzierung von Fortbildungsveranstaltungen und Kongressen Folgendes festgehalten:

- Es ist eine klare Trennung zwischen der Veranstaltungsteilnahme einerseits und etwaigen Umsatzgeschäften andererseits erforderlich (Trennungsprinzip, siehe hierzu näher unter 4.1.1.).

---

[230] Näher Rieger 2005, S. 161 ff.; Pflüger 2004, S. 4 ff.; Wienke 2004, S. 40 ff.; von Czettritz 2001, S. 16 ff; Balzer 2004, S. 76 ff.

[231] Nachweise bei von Czettritz 2001, S. 18.

[232] Auch im „Gemeinsamen Standpunkt zur strafrechtlichen Bewertung der Zusammenarbeit zwischen Industrie, medizinischen Einrichtungen und deren Mitarbeitern vom 29. September 2000" wird aber auf **Unklarheiten in der Rechtslage** hingewiesen: „Da einzelne Staatsanwaltschaften und Gerichte derzeit bereits die bloße Unterstützung der Teilnahme an den o.g. Veranstaltungen (auch bei Einhaltung der nachfolgenden Hinweise) als unzulässige Einflussnahme auf Beschaffungsentscheidungen im Sinne der Bestechungsdelikte interpretieren, bei denen eine Genehmigung durch den Dienstherrn ohne Relevanz ist, ist ein völliger Risikoausschluss nicht möglich."

[233] Vgl. auch die Hinweise und Hilfestellungen in § 8 des Kodex Medizinprodukte.

- Die Dienstherren, Krankenhausverwaltungen bzw. Krankenhausträger sollten über Art und Inhalt der Veranstaltung (und auch über die Annahme des geldwerten Vorteils) schriftlich informiert werden und müssen die Teilnahme schriftlich genehmigt haben (Genehmigungsprinzip/Dokumentationsprinzip). Bloße Dienstreisegenehmigungen oder die Erteilung von Sonderurlaub reichen hierfür im Regelfall nicht aus, da diese Genehmigungen lediglich das Fernbleiben vom Dienst, nicht jedoch die Annahme eines geldwerten Vorteils betreffen. Die Genehmigungsfähigkeit scheidet aus, wenn auch nur der „Anschein der Käuflichkeit" von Diensthandlungen besteht.

- Alle Zuwendungen, durch die entweder der Mitarbeiter der medizinischen Einrichtung unmittelbar oder die medizinische Einrichtung selbst mittelbar begünstigt werden bzw. begünstigt werden könnten, müssen offen gelegt werden (Transparenzprinzip).

- Ferner ist die Finanzierung der passiven Teilnahme an einer Veranstaltung ausgeschlossen, wenn die Veranstaltung keinen Bezug zu den Produkten des die Veranstaltung fördernden Konzerns aufweist (vgl. § 8 Kodex Medizinprodukte). Dahinter steht die Vorstellung eines berechtigten Interesses der Pharmakonzerne, Ärzte auf neue Produkte aufmerksam zu machen. Gibt es hingegen keinen derartigen Zusammenhang zwischen der Förderung und dem Kongress, liegt es nahe, dass mit der Finanzierung der Veranstaltungsteilnahme andere Zwecke (z.B. im Sinne einer Unrechtsvereinbarung) verfolgt werden.

- Schließlich müssen der Fortbildungszweck und nicht die Annehmlichkeiten im Fordergrund stehen. Daraus folgt: Es dürfen Reisekosten nur erstattet werden, soweit diese „angemessen" sind (keine Erste-Klasse-Tickets mit Ausnahme von Fahrten mit der Bahn); Hotelaufenthalte dürfen nur für die Dauer des Kongresses finanziert werden (ggf. einschließlich An- und Abreisetag).

Sollte trotz der Beachtung der genannten Grundsätze ein Ermittlungsverfahren gegen den Arzt oder den Mitarbeiter im Unternehmen der Medizinprodukteindustrie eingeleitet werden, ist davon auszugehen, dass die Einhaltung des Genehmigungsverfahrens und die Wahrung des Transparenzprinzips zumindest schuldmindernd berücksichtigt werden würden, so dass in der Regel ein günstiger Verfahrensausgang (etwa die Einstellung des Ermittlungsverfahrens nach §§ 153, 153a StPO) erzielt werden kann.

3.3.2.2. Aktive Teilnahme an Fortbildungsveranstaltungen und Kongressen

Im Gegensatz zur oben angesprochenen *passiven* Teilnahme ist die *aktive Teilnahme* (zum Beispiel als Referent) – sofern eine Genehmigung des Dienstherren vorliegt und das Transparenzprinzip gewahrt bleibt – weitgehend unbedenklich.

Das Unternehmen der Medizinprodukteindustrie bezahlt im Fall der aktiven Teilnahme schließlich für eine Leistung des Arztes, der den Kongress durch seinen Beitrag mitgestaltet. Deshalb liegt es im Rahmen der nach der gegenwärtigen Rechtslage zu § 331 Abs. 1 StGB erforderlichen „Gesamtbetrachtung" nahe, aus diesem

Umstand – soweit keine Anhaltspunkte für eine Umgehungsfinanzierung und Honorierung der Produktbeschaffung[234] vorliegen – auf das Fehlen der Unrechtsvereinbarung zu schließen. Ohnehin wird hier regelmäßig eine Nebentätigkeit des Arztes vorliegen, die deshalb keine Dienstausübung darstellt.

Auf die *Genehmigung durch die Geschäftsführung* ist allerdings auch hier Wert zu legen, weil nach der Rechtsprechung zu den Nebentätigkeiten – wie oben dargelegt – auch das entsprechende Angebot der Medizinprodukteindustrie, einen Vortrag zu halten oder ein Poster mit Forschungsresultaten zu präsentieren, als Vorteil gewertet werden kann.

Um sicher zu gehen, dass kein Ermittlungsverfahren eingeleitet wird, sind ferner die nach den Kodices der Branche vorgesehenen Einschränkungen zu beachten (die sich aus § 331 StGB allerdings nicht zwingend ableiten lassen). Im *Kodex Medizinprodukte* ist auch bei der aktiven Teilnahme vorgesehen, dass durch Hersteller oder Vertreiber lediglich folgende Kosten übernommen werden können:

- angemessene Hin- und Rückreisekosten zum/vom Veranstaltungsort (keine Erste-Klasse-Tickets mit der Ausnahme von Fahrten mit der Bahn);

- Übernachtungskosten für die Dauer der Veranstaltung zzgl. der An- und Abreisetage;

- Bewirtung, soweit sie einen angemessenen Rahmen nicht überschreitet und von untergeordneter Bedeutung bleibt[235];

- Kosten für Unterhaltung, soweit diese in einem angemessenen Rahmen und von untergeordneter Bedeutung bleiben;

- angemessenes Honorar.

Bei der Erstellung von Antikorruptionsrichtlinien sind die unbestimmten Begriffe, die in den Regelungswerken der Branche enthalten sind (zum Beispiel „angemessen"), *zu konkretisieren.* Näher dazu nachfolgend unter 4.

3.3.3. Sachzuwendungen seitens der medizintechnischen und pharmazeutischen Industrie

Auch Sachzuwendungen an Ärzte seitens der medizintechnischen und pharmazeutischen Industrie können im Hinblick auf Strafbarkeitsrisiken nach den §§ 331 ff. StGB problematisch sein.

Als Beispiel kann auf die bereits oben zitierte Konstellation im Fall „duale Antriebskonsole"[236] Bezug genommen werden. In diesem Fall ging es neben der Finanzierung von Kongressreisen und Weihnachtsfeiern auch um ein medizinisches Gerät,

---

[234]   Goedel 2001, S. 2 f.

[235]   Vgl. hierzu auch die Verhaltensempfehlungen für die Zusammenarbeit der pharmazeutischen Industrie mit Ärzten 2003.

[236]   BGH vom 23.10.2002, Az.: 1 StR 541/01, NStZ 2003, 160.

das dem angeklagten Universitätsprofessor und Leiter der Abteilung Herzchirurgie eines Universitätsklinikums zur Verfügung gestellt wurde. Nach den in der Vorinstanz getroffenen Feststellungen lag der Verurteilung folgender Sachverhalt zugrunde:

> Mit dem Vertriebsleiter von C. (einer GmbH, die die Abteilung Herzchirurgie mit Oxygeneratoren und Schlauchsets belieferte) vereinbarte der Angeklagte, dass er von C. in den Jahren von 1994 bis 1996 insgesamt 900 Optima-Oxygenatoren, pro Jahr mindestens 300 Stück, abnehme und C. ihm im Gegenzug eine sog. duale Antriebskonsole für ein Thoratec-Kunstherz nebst Zubehör auf Basis eines „Leihvertrages" zur Verfügung stelle. Diese duale Antriebskonsole verkaufte C. seinerzeit zu einem Listenpreis von 149.000 DM; der Beschaffungspreis für C. belief sich auf 89.101 DM[237] (jeweils ohne Mehrwertsteuer). Das angelieferte – allerdings gebrauchte – Gerät wurde zumindest an vier Patienten im klinischen Bereich eingesetzt. Darunter befand sich auch ein Privatpatient, für dessen Behandlung der Angeklagte privatliquidationsberechtigt war. Diese Kopplung der Beschaffung der Oxygenatoren mit der Gestellung der dualen Antriebskonsole durch C. („Bündelvereinbarung") hielt der Angeklagte vor der Abteilung Materialwirtschaft der Universität geheim. Er hatte die Beschaffung des Thoratec-Systems mit einem Einzelantriebsmodul beantragt und dabei wahrheitswidrig angegeben, das Thoratec-System zur Anwendung bei Versuchstieren (Hunden) zu benötigen. Tatsächlich wollte er mittels dieses „taktischen Antrags" seine Transplantationspläne vorantreiben und das Gerät im klinischen Einsatz verwenden. Dafür war indessen im Blick auf die für den Einsatz am Menschen ausreichende Sicherheit der Erwerb einer dualen Antriebskonsole unabdingbare Voraussetzung, für die dem Klinikum die Geldmittel fehlten. Aus diesem Grunde hatte sich C. bereit erklärt, die Konsole als Gebrauchtgerät zur Verfügung zu stellen. Der Angeklagte empfahl der Abteilung Materialwirtschaft die Abnahme von 300 Oxygenatoren pro Jahr, da dies günstiger sei. Entsprechend dieser Empfehlung bestellte die Abteilung Materialwirtschaft zunächst 300 Stück zum Gesamtpreis von 565.500 DM zuzüglich Mehrwertsteuer. Im Jahr 1994 wurden 302, im Jahr 1995 329 Oxygenatoren und 1996 sogar 381 Oxygenatoren von C. geliefert.

Der BGH bejaht auch im Hinblick auf das Leihgerät die Voraussetzungen des § 332 StGB (eigene Hervorhebung):

> „Die Annahme der Strafkammer, der Angeklagte habe einen auch persönlichen Vorteil vereinbart, ist von Rechts wegen nicht zu beanstanden. Durch die Gestellung der dualen Antriebskonsole wurde zwar in erster Linie die technische Ausstattung der Abteilung des Angeklagten verbessert. Zugleich trat damit aber auch eine objektiv messbare Verbesserung der persönlichen Wirkungs-

---

[237] Wegen des hiernach gegebenen erheblichen Werts des „Vorteils" wäre auf der Grundlage der heute geltenden Rechtslage § 335 Abs. 1 Nr. 1a, Abs. 2 Nr. 1 StGB anwendbar (besonders schwerer Fall der Bestechlichkeit wegen Annahme eines Vorteils großen Ausmaßes).

möglichkeiten des Angeklagten selbst ein.[238] [...] Das Landgericht nimmt weiter im Ergebnis rechtsfehlerfrei an, das Handeln des Angeklagten sei in zweierlei Hinsicht pflichtwidrig gewesen: a) Die Strafkammer geht (...) davon aus, der Angeklagte habe sich bereit gezeigt, sich durch den Vorteil (duale Antriebskonsole) beeinflussen zu lassen (§ 332 Abs. 1 i.V.m. Abs. 3 Nr. 2 StGB). Hier begegnet das (...) keinen rechtlichen Bedenken. Der Angeklagte ließ sich die „Dauerleihe" der dualen Antriebskonsole und damit die Verbesserung auch seiner persönlichen Wirkungsmöglichkeiten versprechen und sagte im Gegenzug die Bestellung von wenigstens 300 Optima-Oxygenatoren jährlich auf die Dauer von drei Jahren und die Veranlassung der dazu erforderlichen Maßnahmen zu. So verfuhr er dann. *Diese Kopplung*, die er gegenüber der von ihm mit der Beschaffung befassten Abteilung Materialwirtschaft des Klinikums nicht offen legte, *belegt* bereits aus sich heraus – bezogen auf den Zeitpunkt der Absprache – *die von § 332 Abs. 3 Nr. 2 StGB geforderte Bereitschaftsbekundung*, sich hinsichtlich der künftigen Diensthandlungen im Zuge der Umsetzung der Beschaffungen durch den Vorteil beeinflussen zu lassen. Schon dies trägt den Schuldspruch wegen Bestechlichkeit. Darüber hinaus hat die Strafkammer pflichtwidriges Handeln des Angeklagten auch deshalb angenommen, weil er sich bei seiner Entscheidung für den Bezug der Optima-Oxygenatoren von C. durch den Vorteil (duale Antriebskonsole) auch tatsächlich hat beeinflussen lassen (§ 332 Abs. 1 StGB). Dabei richtet sich die Kammer grundsätzlich nach der Auslegung des Begriffs der Dienstpflichtverletzung beim sog. Ermessensbeamten, die dieser durch die Rechtsprechung des Bundesgerichtshofs erfahren hat. *Ihrzufolge handelt der Amtsträger nicht nur dann pflichtwidrig, wenn er sachwidrig entscheidet, sondern auch, wenn er sich tatsächlich durch den Vorteil beeinflussen lässt, ihn also gleichsam mit in die Waagschale legt* und mit berücksichtigt, mag die Entscheidung auch sachlich zu rechtfertigen sein (...) . Das war hier nach den Feststellungen des Landgerichts der Fall. Der Angeklagte entschied sich für den Optima-Oxygenator von C. in einer jährlichen Mindeststückzahl von 300 auf drei Jahre auch deshalb, weil er die duale Antriebskonsole für seine Abteilung erhalten und – wie der Zusammenhang der Gründe belegt – die Verbesserung seiner Wirkungsmöglichkeiten erreichen wollte, für die dem Klinikum die Geldmittel fehlten. c) Die Pflichtwidrigkeit der Diensthandlungen des Angeklagten stünde nicht etwa dann ernstlich in Frage, wenn sich die sog. Kopplungsvereinbarung und die Dauerleihe der dualen Antriebskonsole für das Klinikum als günstig und vorteilhaft erwiesen hätten (...). *Das zu beurteilen war Sache der berufenen Stellen des Klinikums nach Offenlegung aller entscheidungserheblichen Umstände durch den Angeklagten*, auch wenn dieser intern der maßgebliche Entscheidungsträger war. Es trifft zwar zu, dass das aufgabengerechte

---

[238] Da der Fall vor der Rechtsänderung durch das Korruptionsbekämpfungsgesetz aus dem Jahr 1997 stattfand, war das alte Recht anzuwenden. Insofern musste der Amtsträger zumindest mittelbar einen persönlichen Vorteil haben. Hierauf bezieht sich die obige Urteilspassage. Heute wären diese Ausführungen entbehrlich, weil nach der neuen Fassung des § 331 StGB Drittvorteile ohne weiteres einbezogen sind.

Heraushandeln von Vorteilen für die Anstellungskörperschaft bei entsprechender Offenlegung dieser gegenüber für sich gesehen den Schutzbereich des Tatbestandes nicht berührt. *Werden im Verhandlungswege günstige Konditionen, etwa auch eine Art „Draufgabe" für die Anstellungskörperschaft und damit zugleich bessere Wirkungsmöglichkeiten für den Verhandelnden erreicht, so ist der darin liegende Vorteil nicht eine Gegenleistung für die Diensthandlung des Abschlusses der Vereinbarung*; der Vorteil ergibt sich vielmehr aus dem günstigen Abschluss selbst und ist Teil dessen. Wird der Vorteil aber gerade gegenüber der Anstellungskörperschaft oder der bei ihr sonst dafür zuständigen Stelle nicht offen gelegt, sondern nebenbei und heimlich gewährt, ist sehr wohl das tatbestandliche Beziehungs- und Gegenleistungsverhältnis gegeben, selbst wenn der nebenbei gewährte Vorteil – der nicht Gegenstand der „offiziellen" Vereinbarung ist – wirklich oder vermeintlich dem Geschäfts- oder Dienstherrn, hier dem Klinikum, mit zugute kommen sollte, sich aber eben auch als mittelbarer Vorteil des Amtsträgers erweist. Hätte der Angeklagte also die Kopplungsvereinbarung zum Gegenstand der schließlich durch die Abteilung Materialwirtschaft bewirkten Bestellung gemacht (Mengenkontrakt) und nicht verheimlicht, hätte sich der Vorteil aus der in Rede stehenden Diensthandlung selbst ergeben. Er wäre dann nicht tatbestandsmäßig. Diesem Ergebnis entspricht, dass Bestechlichkeit wie Vorteilsannahme ein gewisses Maß an Heimlichkeit und Verdeckung der Vorteilsvereinbarung und des Vorteils gegenüber der Anstellungskörperschaft eigen ist."

Die Entscheidung zeigt zunächst, dass es für das Vorliegen eines Vorteils und die Voraussetzungen des § 331 ff. StGB im Grundsatz unerheblich ist, ob es sich um ein Fortbildungssponsoring, die Finanzierung einer Weihnachtsfeier oder die Leihgabe eines medizinischen Gerätes handelt. Liegt ein Vorteil vor, steht und fällt die Strafbarkeit mit dem Vorliegen der *Voraussetzungen einer Unrechtsvereinbarung*, die bei § 331 StGB in „gelockerter" Form und in den Fällen des § 332 StGB als manifeste Absprache zur Überzeugung des Gerichts feststehen muss.

Der Fall belegt deutlich die *Relevanz des Trennungsgrundsatzes, des Transparenz- und des Genehmigungsprinzips*. Da das Klinikum offensichtlich Bestellungen über die Abteilung Materialwirtschaft abwickeln ließ, war dem Prinzip der Trennung zwischen Umsatzgeschäften einerseits und Vorteilszuwendungen andererseits zwar organisatorisch Rechnung getragen worden. Die Trennung konnte durch den Angeklagten aber wirksam unterlaufen werden, weil sich die Abteilung Materialwirtschaft seinen Vorschlag der Abnahme größerer Mengen ohne weiteres zu Eigen machte. Darüber hinaus stellt der BGH auf die Heimlichkeit der Absprachen zwischen dem Angeklagten und dem Vertriebsleiter der C GmbH ab. Bei ordnungsgemäßer Trennung zwischen Vorteilszuwendung und Umsatzgeschäft und transparenter Darlegung der Umstände der Forschungsförderung durch C gegenüber dem Dienstherrn wäre die Leihgabe der Dualen Antriebskonsole – sollte C unter diesen Bedingungen dazu bereit gewesen sein – folglich nicht zu beanstanden gewesen.

Insgesamt bedeutet dies, dass Dauerleihgaben oder Schenkungen medizinischer Geräte an medizinische Einrichtungen möglich sind und aus der Zuwendung als solcher keine Anhaltspunkte für eine Unrechtsvereinbarung abgeleitet werden können, wenn

- sie auf Verträgen beruhen, die mit der medizinischen Einrichtung und nicht einem konkreten Arzt abgeschlossen werden;

- mit ihnen das Ziel verfolgt wird, Forschung und Lehre oder die Gesundheits- oder Patientenversorgung zu verbessern oder der Aus- und Weiterbildung zu dienen;

- ausweislich des mit dem Klinikum geschlossenen Vertrages die Erprobung und Verbesserung eines medizinischen Gerätes geplant ist und hierfür die Kooperation mit der täglichen Praxis erforderlich ist.

Die genannten Kriterien entsprechen sinngemäß den **Voraussetzungen für die Annahme von Spenden**, die im Kodex Medizinprodukte und im Gemeinsamen Standpunkt dargelegt sind. Werden die Geräte im Rahmen eines Drittmittelvertrages **zeitlich begrenzt für ein Forschungsprojekt zur Verfügung gestellt**, gelten die zu den Drittmittelprojekten gemachten Ausführungen.

3.3.4. Durchführung von Anwendungsbeobachtungen und klinischen Prüfungen

Die genannten Grundsätze gelten der Sache nach auch bei der Durchführung von Anwendungsbeobachtungen und klinischen Prüfungen.[239]

Bei einer **Anwendungsbeobachtung** wird die Anwendung eines bereits registrierten oder zugelassenen Medikaments in der medizinischen Praxis untersucht, ohne dass es einen vorher festgelegten Prüfplan gibt und ohne dass zusätzliche – für die Behandlung nicht erforderliche – Untersuchungen am Patienten durchgeführt werden.[240] Eine Anwendungsbeobachtung ist daher keine klinische Prüfung, sondern nur eine Sammlung therapeutischer Erfahrungen, die ein Arzt bei der alltäglichen Anwendung eines Arzneimittels macht.

Die Anwendungsbeobachtung unterliegt infolgedessen auch nicht den Vorschriften über die Durchführung klinischer Studien und Untersuchungen und damit auch nicht der besonderen arzneimittelrechtlichen Überwachung.[241] Die Erhebungen werden in der Regel von einem Arzt in einem standardisierten Erhebungsbogen gegen Entgelt festgehalten.

Gemäß § 67 Abs. 6 AMG sind pharmazeutische Unternehmen dazu verpflichtet, die Durchführung von Anwendungsbeobachtungen unverzüglich bei der jeweils zuständigen Kassenärztlichen Vereinigung sowie der zuständigen Bundesoberbehörde anzuzeigen.

---

[239] Reinken 2004; zu den ethischen Aspekten: Marckmann/Meran 2007; Pfeiffer 1997, S. 782 ff; Lippert 2000c; Maier-Lenz 2003; Stengel/Ekkernkamp 2004; Wingen/Beinhauer 2002.

[240] Böse/Mölders 2008, S. 585.

[241] Albus 2007, S. 29.

Die *klinische Prüfung* eines Arzneimittels ist gemäß § 4 Abs. 23 Arzneimittelgesetz (AMG) „jede am Menschen durchgeführte Untersuchung, die dazu bestimmt ist, klinische oder pharmakologische Wirkungen von Arzneimitteln zu erforschen oder nachzuweisen oder Nebenwirkungen festzustellen (...), mit dem Ziel, sich von der Unbedenklichkeit oder Wirksamkeit der Arzneimittel zu überzeugen".[242] Eine klinische Prüfung dient also dazu, die therapeutische Wirksamkeit und die Verträglichkeit eines Arzneimittels näher zu untersuchen. Die Durchführung einer klinischen Prüfung ist nach § 22 Abs. 2 Nr. 3 AMG Voraussetzung für die Zulassung eines Medikaments. Unerheblich ist, ob die klinische Prüfung von einem niedergelassenen Arzt oder einer Klinik durchgeführt wird.

Eine *klinische Prüfung* erfolgt in vier Phasen:[243]

- In Phase I wird eine Prüfung an ca. zehn bis 50 gesunden Probanden vorgenommen, mit der die Verträglichkeit des Medikaments festgestellt werden soll.

- Während Phase II wird in einer Studie die Wirkung des Arzneimittels an bis zu 200 Probanden überprüft.

- In Phase III erfolgt eine klinische Untersuchung des Arzneimittels an einer großen Zahl von Patienten (200 – 10.000 Teilnehmer), wobei besonderes Augenmerk auf mögliche Nebenwirkungen gelegt wird. Verläuft Phase III erfolgreich, wird der Wirkstoff zum Markt zugelassen.

- Phase IV beinhaltet dann die Überwachung des zugelassenen Medikaments am Markt. Sehr seltene Nebenwirkungen können häufig erst in Phase IV – dank der umfassenden Patientengruppe – festgestellt werden.

Die Rechtslage ist mit der Problematik der Drittmittelprojekte vergleichbar. Auch wenn Klinikpersonal Forschungsverträge mit Medizinprodukteherstellern eingeht, besteht die Möglichkeit, dass bereits der Abschluss des Vertrages von Ermittlungsbehörden oder gerichtlicher Seite als Vorteil gewertet wird.

Sowohl im Kodex Medizinprodukte (dort § 5) als auch im Gemeinsamen Standpunkt und in der Fachliteratur[244] wird darauf hingewiesen, dass Verträge über die Durchführung von Anwendungsbeobachtungen und klinischen Prüfungen regelmäßig zwischen der Industrie und der medizinischen Einrichtung und nicht mit dem die Forschung durchführenden Arzt persönlich abgeschlossen werden sollen (etwas anderes gilt natürlich dann, wenn die Studie durch einen Vertragsarzt durchgeführt wird). Anderenfalls handelt es sich um eine Nebentätigkeit, die der Anzeige oder Genehmigung bedarf. Unproblematisch dürfte es grundsätzlich sein, bei klinischen Prüfun-

---

[242] Vgl. auch Art. 2a.) der Richtlinie 2001/20/EG zur Angleichung der Rechts- und Verwaltungsvorschriften der Mitgliedsstaaten über die Anwendung der guten klinischen Praxis bei der Durchführung von klinischen Prüfungen mit Humanarzneimitteln vom 04.04.2001 (umgesetzt mit Verordnung vom 09.08.2004), vgl. ferner Lippert 1992.

[243] Vgl. Albus 2007, S. 30.

[244] Räpple 2001, S. 55; Müller 2002.

gen den betreffenden Arzt als Projektleiter als weitere Partei in den Vertrag aufzunehmen. Darüber hinaus ergibt sich aus dem Gemeinsamen Standpunkt:

- Die Vergütung ist auf ein von der medizinischen Einrichtung angegebenes Konto
der Einrichtung zu überweisen, das von der medizinischen Einrichtung (Verwaltung) oder deren Träger selbst verwaltet und überwacht wird.

- Soweit bei der Durchführung klinischer Prüfungen Einrichtungen und Personal
der medizinischen Einrichtung prüfbedingt im Rahmen einer Nebentätigkeit in
Anspruch genommen werden, liegt die etwaige Abführung eines Nutzungsent-
gelts an die medizinische Einrichtung im Verantwortungsbereich des Prüfarztes,
worauf in der Vereinbarung hingewiesen werden sollte.

- Bei Verträgen über Anwendungsbeobachtungen ist insbesondere darauf zu achten, dass die vereinbarten Vergütungen einen angemessenen Umfang nicht
überschreiten und den erbrachten Leistungen entsprechen.

3.4. Lernkontrolle anhand von Beispielsfällen

Die vorstehenden Ausführungen zur Rechtslage erlauben es, die im zweiten Kapitel
zur Veranschaulichung unterschiedlicher Fallkonstellationen angeführten Fallbeispiele der Korruption im Gesundheitswesen strafrechtlich differenziert zu bewerten.
Die nachstehenden Lösungen der Beispielsfälle, die der besseren Lesbarkeit halber
nochmals in den Fußnoten dargestellt sind, können auch zur Lernkontrolle genutzt
werden. Schließlich entspricht es dem Anliegen des Buches, den Leser und insbesondere auch die Nichtjuristen unter den Lesern in die Lage zu versetzen, die im
beruflichen Alltag im Zusammenhang mit der Kooperation mit der Medizinprodukteindustrie auftretenden Strafbarkeitsrisiken selbst zu beurteilen.

Das **Beispiel 1**[245] diente im zweiten Kapitel des vorliegenden Buches dazu, die fließenden Grenzen zwischen erlaubter Geschäftstüchtigkeit und strafbarem Verhalten sichtbar zu machen (vgl. 2.3.2.1.). Hinsichtlich der strafrechtlichen Beurteilung des Verhaltens von Chefarzt Dr. X (sowie der Entscheidungsträger auf Seiten des Pharmaunternehmens Z) ist daher folgendes maßgeblich:

Chefarzt Dr. X des Städtischen Klinikums Y-Stadt GmbH ist Amtsträger i.S.d. § 11 Abs. 1 Nr. 2c StGB. Er kann sich deshalb nach den als Amtsdelikten ausgestalteten §§ 331 ff. StGB strafbar machen. In Betracht kommt eine Vorteilsannahme gem. § 331 Abs. 1 StGB. Hinsichtlich der Repräsentanten des Pharmaunternehmens Z ist korrespondierend an eine Strafbarkeit wegen Vorteilsgewährung gem. § 333 Abs. 1 StGB zu denken.

Die Einladung zu der Veranstaltung im Gesamtwert von 200,- Euro stellt einen Vorteil im Sinne des § 331 Abs. 1 StGB dar. Diesen hat Dr. X angenommen bzw. er wurde ihm seitens der Repräsentanten des Pharmaunternehmens Z im Sinne des § 333 Abs. 1 StGB gewährt. Da keine Genehmigung der Teilnahme an gerade dieser Veranstaltung durch die Geschäftsführung der Städtisches Klinikum Y-Stadt GmbH vorliegt, steht und fällt die Strafbarkeit des Dr. X mit dem Vorliegen der Voraussetzungen der „gelockerten Unrechtsvereinbarung". Diese liegt vor, wenn nach den Umständen des Falles davon auszugehen ist, dass die Zuwendung aus Gründen der Klimapflege erfolgt ist, um Einfluss auf die Verordnungspraxis sowie die Produktbeschaffung des Arztes zu nehmen. Die Strafverfolgungsbehörden könnten als Indiz für das Vorliegen einer derartigen gelockerten Unrechtsvereinbarung darauf abstellen, dass der Gesamtwert der Veranstaltung mit 200,- Euro pro Person nicht unerheblich bzw. nicht mehr angemessen ist und das Unterhaltsprogramm bzw. das 5-Gänge-Menü in der Veranstaltung möglicherweise einen breiteren Raum einnimmt als die vier 15-minütigen Fachvorträge.

---

[245] **Beispiel 1**: Chefarzt Dr. X des Städtischen Klinikums Y-Stadt (das Klinikum wird in der Rechtsform einer GmbH betrieben, gehört aber zu 100% Y-Stadt), nimmt an einem Fachkongress teil und präsentiert dort wissenschaftliche Erkenntnisse (Posterpräsentation) mit Wissen und der Genehmigung der Klinikleitung. In den Räumlichkeiten, in denen die Veranstaltung stattfindet, haben einige Pharmaunternehmen Stände aufgestellt. Am Stand des Pharmaunternehmens Z liegen Listen aus, in die man sich für eine von Z ausgerichtete Abendveranstaltung eintragen kann. X trägt sich in die Liste ein und nimmt an der Veranstaltung teil. Nach vier 15-minütigen Fachvorträgen wird ein 5-Gänge-Menü der gehobenen Kategorie serviert. Zwischen den Gängen wird ein Unterhaltungsprogramm geboten. Der Gesamtwert der Veranstaltung liegt pro Person bei etwa 200,- €. Dr. X, der von der Veranstaltung eher gelangweilt ist, vergisst den Abend alsbald. Bei einer in anderer Sache durchgeführten Durchsuchung der Staatsanwaltschaft München I fällt Dr. X als Teilnehmer der Veranstaltung auf. Die Klinikleitung wird in einem Schreiben (zur Vermeidung von Durchsuchung und Beschlagnahme) um Vorlage der Unterlagen in Bezug auf die Teilnahme des Dr. X an der Veranstaltung gebeten. Dr. X sei von dem gegen ihn eingeleiteten Ermittlungsverfahren nicht zu unterrichten, anderenfalls setze sich der Mitarbeiter des Klinikums der Gefahr aus, wegen einer Strafvereitelung zur Verantwortung gezogen zu werden. Naturgemäß enthalten die im Krankenhaus befindlichen Unterlagen zwar die Dienstreisegenehmigung des Dr. X, aber keinerlei Informationen über die Teilnahme an der Abendveranstaltung.

Sollte sich die Staatsanwaltschaft auf diese Gesichtspunkte stützen, muss Dr. X mit einer Verfolgung gemäß § 331 Abs. 1 StGB bzw. der Repräsentant des Pharmaunternehmens Z korrespondierend mit einer Strafverfolgung wegen Vorteilsgewährung gem. § 333 Abs. 1 StGB rechnen. Auf die Frage, ob sich Dr. X tatsächlich in seinem dienstlichen Verhalten von der Veranstaltung beeinflussen lässt, kommt es nicht an.

Beispiel 2[246] diente in Kapitel 2 der Veranschaulichung eines Falles der so genannten Umgehungsfinanzierung. Für die strafrechtliche Beurteilung ergibt sich folgendes:

Da im Sachverhalt offen gelassen ist, ob das als GmbH betriebene Kreisklinikum X ausweislich der Mehrheitsverhältnisse im Gesellschaftervertrag der staatlichen Steuerung unterliegt, kann für den Fall § 332 StGB oder § 299 StGB einschlägig sein. Handelte es sich bei Dr. Y um einen Amtsträger i.S.d. § 11 Abs. 1 Nr. 2c StGB, käme Bestechlichkeit nach § 332 Abs. 3 Nr. 1 StGB in Betracht. Nach der Rechtsprechung ist es unerheblich, dass Dr. Y die 30.000 Euro für seine Vortragstätigkeit, das heißt für eine Nebentätigkeit erhalten soll. Nach der Rechtsprechung ist vielmehr bereits die Offerte, drei identische Vorträge für insgesamt 30.000 Euro halten zu können, als tatbestandsmäßiger Vorteil i.S.d. §§ 331 ff. StGB anzusehen. Ein Vorteil liegt deshalb vor.

Dieser Vorteil wurde ihm vorliegend als Gegenleistung für eine künftige Handlung versprochen. Die künftige Handlung besteht in der Bevorzugung der Produkte des Z bei der Materialbeschaffung für die Klinik für Innere Medizin des Kreisklinikums X.

Dr. Y hat sich auch i.S.d. § 332 Abs. 3 Nr. 2 StGB gegenüber den Repräsentanten von Z bereit gezeigt, sich bei der Ausübung des Ermessens durch den Vorteil beeinflussen zu lassen. Denn er hat zumindest angedeutet, dass Angebot von Z im Rahmen seiner dienstlichen Tätigkeiten zu berücksichtigen. Die verklausulierte Antwort und die Andeutung, sich revanchieren zu wollen, ist insoweit ausreichend. Darüber hinaus ist an einen besonders schweren Fall der Bestechlichkeit gem. § 335 Abs. 1 Nr. 1a, Abs. 2 Nr. 1 StGB zu denken. Ob sich die Tat auf einen Vorteil großen Ausmaßes bezieht, hängt vorwiegend von der Frage ab, welche Größenordnung zugrunde zu legen ist. Lässt man den besonders schweren Fall bereits bei einer

---

[246] **Beispiel 2**: Ein Hersteller (Z) von Herzschrittmachern hat festgestellt, dass der Umsatz mit dem als GmbH betriebenen Kreisklinikum X im laufenden Jahr gegenüber den Vorjahren stark rückläufig ist. Die Repräsentanten von Z wissen, dass Chefarzt Dr. habil. Y der Klinik für Innere Medizin des Kreisklinikums X weitgehend selbständig und eigenverantwortlich über die Beschaffung von Herzschrittmachern entscheiden kann. Auf dem Europäischen Kardiologenkongress in Barcelona sprechen die Repräsentanten von Z Herrn Dr. Y auf den Umsatzrückgang an und drücken ihm gegenüber gleichzeitig ihr Interesse an einer „engeren Kooperation zwischen Z und Dr. Y" aus. Diesbezüglich offerieren sie ihm eine Nebentätigkeit, nach der Dr. Y für drei identische Vorträge („die Sie ja schon in der Schublade haben") ein Honorar von 30.000 € erhalten soll. Dr. Y, der über eine generelle Nebentätigkeitsgenehmigung in seinem Chefarztdienstvertrag verfügt, nimmt das Angebot an und verzichtet darauf, die Tätigkeit seinem Dienstherrn anzuzeigen. Y hatte in dem Gespräch mit den Repräsentanten von Z durchblicken lassen, er werde sich bei Z gelegentlich für das freundliche Angebot revanchieren.

Wertgrenze von 10.000 Euro beginnen, müsste Y mit einer Freiheitsstrafe von einem Jahr bis zu zehn Jahren rechnen.

Die Repräsentanten von Z haben sich korrespondierend wegen Bestechung in einem besonders schweren Fall gem. § 334 Abs. 3 Nr. 2 i.V.m. § 335 Abs. 1 Nr. 1b Abs. 2 Nr. 1 StGB strafbar gemacht.

Soweit Dr. Y nicht als Amtsträger, sondern als Angestellter i.S.d. § 299 StGB anzusehen ist, hat er sich nach § 299 Abs. 1 StGB strafbar gemacht. Der Vorteil, Nebentätigkeiten in der Größenordnung von 30.000 Euro ausüben zu können, ist ihm als Gegenleistung dafür versprochen worden, dass er Z bei dem Bezug von Waren (Herzschrittmachern und anderen Medizinprodukten) bevorzuge. Auch hier ist an einen besonders schweren Fall gem. § 300 Nr. 1 StGB zu denken, weil sich die Tat auf einen Vorteil großen Ausmaßes bezieht, wenn man als Wertgrenze einen Betrag von 10.000 oder von 25.000 Euro als ausreichend erachtet. Die Repräsentanten von Z wären gem. § 299 Abs. 2 StGB wegen Bestechung im geschäftlichen Verkehr zu bestrafen. Auch insoweit ist ein besonders schwerer Fall nach § 300 Nr. 1 StGB denkbar.

Beispiel 3[247] diente der Veranschaulichung eines weiteren Falles „harter Vertriebskorruption". Der Sachverhalt ist einer BGH-Entscheidung entnommen.[248] Das Landgericht hatte den Angeklagten in der Vorinstanz wegen der Bestellung der Herzschrittmacher und Sonden wegen Bestechlichkeit gemäß § 332 Abs. 1, Abs. 3 StGB verurteilt[249], weil er sich als Amtsträger bei der Produktbeschaffung von dem Vorteil hatte beeinflussen lassen. Hinsichtlich der Einladungen hatte das Landgericht lediglich § 331 Abs. 1 StGB angewendet: „Diese Einladungen seien auch in der Hoffnung auf künftige Bestellungen erfolgt, doch habe nicht festgestellt werden können, dass der Angeklagte sich durch ihre Annahme bestechlich im Sinne des § 332 Abs. 1, 3 StGB gezeigt habe."

Diesem Beweisergebnis tritt der BGH entgegen: „Dieses Beweisergebnis ist zu beanstanden, weil es nicht auf einer umfassenden Erörterung der wesentlichen vom

---

[247]   **Beispiel 3**: Der Angeklagte hatte als Leiter der Kardiologie eines Kreiskrankenhauses in 26 Fällen Herzschrittmacher und Sonden entgegen früherer Gewohnheiten ausschließlich bei einem bestimmten Unternehmen bestellt. Dafür erhielt er als Gegenleistung über mehrere Jahre Zahlungen der Firma in Form von Verrechnungsschecks – insgesamt rund 184.000 DM. Hätte der Angeklagte, statt die Zahlungen entgegenzunehmen, auf einem Preisnachlass bestanden, wäre ihm ein solcher in Höhe von mindestens 10% gewährt worden, so dass das Krankenhaus eine entsprechend höhere Kostendeckung erreicht hätte. In weiteren 15 Fällen ließ das Unternehmen dem Angeklagten und seiner Ehefrau Vergünstigungen durch die Bezahlung zweier mehrtägiger Auslandsreisen und die Übernahme von Bewirtungskosten, die bei dem Besuch von Gourmet-Restaurants angefallen waren, zukommen.

[248]   BGH vom 19.10.1999, Az.: 1 StR 264/99, MedR 2000, 193 f. mit Rezension Lippert 2000b; Göben 2000.

[249]   Ob das Landgericht einen besonders schweren Fall angenommen hat, ist der Entscheidung nicht zu entnehmen. Wahrscheinlich sind die Tathandlungen vor dem Inkrafttreten der Rechtsänderungen durch das Korruptionsbekämpfungsgesetz begangen worden, so dass § 335 StGB wegen des Rückwirkungsverbots nicht angewendet werden konnte.

Landgericht festgestellten Umstände beruht. Den pflichtwidrigen Bestellungen des Angeklagten und den deshalb an ihn geleisteten Zahlungen lag eine etwa im Jahre 1989 getroffene Vereinbarung mit einem Außendienstmitarbeiter der Lieferfirma zugrunde, wonach der Angeklagte für seine Bestellungen „Bonus"-Zahlungen in Höhe von etwa 15% des Umsatzes erhalten sollte. Nach den Feststellungen wurden die sich bis zum Jahre 1995 erstreckenden Bestellungen und Zahlungen auf der Basis dieser Grundvereinbarung (...) getätigt. Bei einer so lang andauernden Verbindung ist der vom Landgericht getroffene Schluss, die Einladungen seien in der Hoffnung auf zukünftige Bestellungen und damit weitere „Zusammenarbeit" erfolgt, gerechtfertigt. Das wurde nach den Feststellungen auch vom Angeklagten so verstanden."

Der Angeklagte muss daher auch hinsichtlich der Zahlung der Auslandsreisen und der Übernahme von Bewirtungskosten mit einer Verurteilung wegen Bestechlichkeit rechnen.

Beispiel 4[250], mit dem in Kapitel 2 der kriminologische Idealtypus des Gelegenheitssuchers veranschaulicht wurde, ist ebenfalls ein Fall des § 332 Abs. 1, Abs. 3 StGB bzw. des § 299 Abs. 1 StGB, soweit – dies wurde im Fall offen gelassen – T nicht als Amtsträger zu klassifizieren ist.

---

[250] **Beispiel 4:** Im Städtischen Klinikum X gibt es für den Einkauf von Medizinprodukten weder eine Beschaffungsrichtlinie, noch ist ein Vieraugenprinzip vorgesehen. Einkaufsentscheidungen werden maßgeblich durch die Verantwortlichen in den jeweiligen Abteilungen getroffen. Die Klinik begründet diese Politik mit dem Primat des ärztlichen Sachverstands. Chefarzt Dr. T lässt sich seine Bestellungen durch ein Auftragskickback von 10% des Auftragsvolumens honorieren. Die Taten werden durch den Hinweis eines Wettbewerbers aufgedeckt. Dr. T galt als Experte, den man aus der Schweiz eingekauft hatte. Er fühlte sich aufgrund seines überlegenen ärztlichen Könnens und seiner exponierten Position im Klinikum unangreifbar. Die Delikte dienten der Finanzierung des aufwändigen Lebensstiles: Er unterhielt Reitpferde, besaß mehrere Luxusfahrzeuge und hatte einen Zweitwohnsitz in der Schweiz. Er galt allgemein als „Statussymbolen zugewandt".

4. Bedeutung und Inhalt von Antikorruptionsrichtlinien und anderen Präventionsinstrumenten in Krankenhäusern und Unternehmen der Medizinprodukteindustrie

4.1. Überblick über die Präventionsinstrumente

4.1.1. Kodices der Branche und Ethikrichtlinien

Wie bereits oben unter 2.1. dargelegt, haben verschiedene Fachverbände Kodices und Regelungswerke verabschiedet, die eine korruptionsfreie Kooperation zwischen der Medizinprodukteindustrie und der Ärzteschaft ermöglichen sollen.[251] Inhaltlich werden durch diese *Selbstverpflichtungserklärungen* die Straftatbestände des Korruptionsstrafrechts branchenspezifisch und mit Rücksicht auf die einzelnen Kooperationsbereiche konkretisiert und erläutert. Die in der Praxis wichtigsten Kodices sind der vom Bundesfachverband der Medizinprodukteindustrie entwickelte „Kodex Medizinprodukte" (1997), der „Gemeinsame Standpunkt zur strafrechtlichen Bewertung der Zusammenarbeit zwischen Industrie, medizinischen Einrichtungen und deren Mitarbeitern" (2000) und der „Kodex der Mitglieder des Vereins Freiwillige Selbstkontrolle für die Arzneimittelindustrie e.V. für die Zusammenarbeit der pharmazeutischen Industrie mit Ärzten", kurz FS Arzneimittelindustrie-Kodex (2004).

4.1.1.1. Die Prinzipien der korruptionsfreien Kooperation

Das *Herzstück der Kodices* besteht in *allgemeinen Prinzipien zur korruptionsfreien Kooperation* (Trennungsprinzip, Transparenzprinzip, Genehmigungsprinzip, Dokumentationsprinzip und Äquivalenzprinzip).[252]

Durch das *Trennungsprinzip* soll die Zuwendung von etwaigen Umsatzgeschäften abgekoppelt werden. Zuwendungen an Mitarbeiter medizinischer Einrichtungen dürfen wegen der Gefahr einer Unrechtsvereinbarung nicht in Zusammenhang mit Umsatzgeschäften mit der medizinischen Einrichtung stehen.

Hinsichtlich des Trennungsprinzips ist einschränkend zu berücksichtigen, dass eine *vollständige Abkopplung der Ärzte von Bestellprozessen im Klinikum weder sinnvoll noch möglich ist*. Sinnvoll ist sie deshalb nicht, weil die Ärzte selbstverständlich ihren Sachverstand in die Produktbeschaffung einbringen sollen und weder ihnen noch den Patienten zuzumuten ist, sich von dritter Seite ein Produkt aufoktroyieren zu lassen. Bei der Beschaffung von Arzneimitteln kann dem Trennungsgrundsatz dadurch Rechnung getragen werden, dass der Arzt bei der Apotheke lediglich das Produkt als solches und nicht das Produkt eines bestimmten Herstellers bestellen kann. Legt er Wert darauf, im Fall der Behandlung eines konkreten Patienten das Produkt eines bestimmten Herstellers einzusetzen, kann ihm seitens der

---

[251] Zusammenfassend zu den Kodices: Dieners in: Dieners/Lembeck/Taschke 2007, S. 68 ff.

[252] Gemeinsamer Standpunkt A, II.; § 3 Kodex Medizinprodukte.

Klinikleitung aufgegeben werden, eine Sonderanforderung auszufüllen, in der er seine Entscheidung schriftlich begründet. Derartige Prozesse können in entsprechenden Ordnungen des Klinikums festgehalten werden.[253] Ferner kann eine *Arzneimittelkommission* im Klinikum gebildet werden, in der die Richtlinien für die Beschaffung von Arzneimitteln für den Klinikbetrieb durch ein paritätisch besetztes Gremium festgelegt werden.

Das *Transparenzprinzip* stellt sicher, dass alle Kontakte zwischen Industrie und Krankenhausmitarbeitern unter Offenlegung aller für die Beurteilung der Beziehung wesentlichen Fakten stattfinden.[254] Wie bereits oben unter 2. und 3. ausgeführt, ist bei der Teilnahme an Fortbildungsveranstaltungen auch an *nachträgliche Genehmigungen* zu denken, sofern der Vorteil nicht voraussehbar erst anlässlich der Veranstaltungsteilnahme gewährt wurde (vgl. Beispiel 1 oben unter 2.3.2.1.) Bei Drittmitteln für Forschungszwecke ist die Anzeige der Mitteleinwerbung und Genehmigung in dem hochschulrechtlich vorgesehen Verfahren und mit den entsprechenden Antragsformularen erforderlich. In anderen Häusern sind insoweit die Voraussetzungen hausinterner Antikorruptionsrichtlinien maßgeblich.

Jegliche Kooperationsform bedarf einer Genehmigung durch die Geschäftsführung des Klinikums, die selbstverständlich durch andere Mitarbeiter (z.B. die Justitiarin/den Justiziar oder einen Mitarbeiter der Innenrevision) vorbereitet werden kann (*Genehmigungsprinzip*). „Durch die strikte Einhaltung des Genehmigungsprinzips wird zum einen dienstrechtlichen Anforderungen entsprochen und zum anderen eine strafrechtliche Verfolgung wegen Vorteilsannahme und Vorteilsgewährung (§§ 331, 333 StGB) vermieden."[255]

Nach dem *Dokumentationsprinzip* müssen alle Vereinbarungen schriftlich getroffen werden. Die entsprechenden Dokumente sind aufzubewahren. Für den Aufbewahrungszeitraum können die Verjährungsfristen der einschlägigen Straftatbestände eine Orientierungshilfe geben:

„Das Dokumentationsprinzip erfordert, dass alle entgeltlichen oder unentgeltlichen Leistungen an medizinische Einrichtungen oder deren Mitarbeiter schrift-

---

[253] Vgl. hierzu nochmals Haeser 2002, S. 59: „Ein weitgehender Entzug der Entscheidungsbefugnis des Arztes bei gleichwertigen Produkten wird hingegen dadurch erreicht, dass der Arzt bei der Apotheke lediglich das Produkt als solches, beispielsweise ein Kontrastmittel einer bestimmten Beschaffenheit, anfordern kann, nicht jedoch konkret das Produkt eines bestimmten Herstellers. Die Apotheke nimmt die vorhandenen Bestände und bestellt nach deren Verbrauch wiederum zu gleichen Anteilen die Konkurrenzprodukte, so dass ein gleichmäßiger Einsatz gewährleistet ist. In einer Münchener Universitätsklinik wird dies inzwischen so praktiziert. Dort muss der Arzt, wenn er das Produkt eines bestimmten Herstellers verwenden will, eine schriftliche sogenannte Sonderanforderung ausfüllen, bei der ausführlich begründet werden muss, wieso genau dieses Produkt in dem konkreten Fall benötigt wird. Dadurch ist eine Transparenz gegeben, die eine effiziente Kontrolle ermöglicht." Entsprechende Vorschläge unterbreitet auch Gatzweiler 2002, S. 345.

[254] Vgl. Stoschek 2000: „Gegen den Schein, käuflich zu sein, hilft nur absolute Offenheit."

[255] Abschnitt II.2 des Gemeinsamen Standpunktes.

lich fixiert werden. Die Einhaltung dieses Prinzips erleichtert es, Kooperationsbeziehungen mit medizinischen Einrichtungen oder deren Mitarbeitern anhand einer vollständigen Dokumentation der zugrunde liegenden Vertragsbeziehungen und der gewährten Leistungen nachzuvollziehen. Die Unterlagen sollten unter Beachtung der zivil- und handelsrechtlichen Fristen und im Hinblick auf die strafrechtlichen Verjährungsfristen aufbewahrt werden."[256]

Das *Äquivalenzprinzip* stellt sicher, dass Leistung und Gegenleistung in einem angemessenen Verhältnis zueinander stehen. Durch das Äquivalenzprinzip soll verhindert werden, dass eine Umgehungsfinanzierung stattfindet und die Unrechtsbeziehung durch einen gegenseitigen Vertrag „getarnt" wird (vgl. Beispiel 2 oben unter 2.3.2.2.).

Konkrete Vorschläge zur Sicherung des Äquivalenzprinzips sind § 4 Abs. 3 des FS Arzneimittelindustrie-Kodex zu entnehmen. Dort heißt es:

„Die Vergütung (des Arztes) darf nur in Geld bestehen und muss zu der erbrachten Leistung in einem angemessen Verhältnis stehen. Bei der Beurteilung der Angemessenheit kann unter anderem die Gebührenordnung für Ärzte einen Anhaltspunkt bieten. Dabei können auch angemessene Stundensätze vereinbart werden, um den Zeitaufwand zu berücksichtigen."

4.1.1.2. Leistungen und Grenzen der in den Kodices enthaltenen Regelungen

Zwar stellen die in den Kodices enthaltenen Regelungen wichtige Orientierungshilfen bei der Ausgestaltung einzelner Kooperationsbeziehungen dar. Sie ersetzen aber keine klinik- oder firmeninternen Antikorruptionsrichtlinien, weil sie ihrerseits noch mit weitgehend unbestimmten Rechtsbegriffen operieren und daher weder für den einzelnen Vertriebsmitarbeiter eines Pharmaunternehmens oder eines Unternehmens der Medizinprodukteindustrie noch für den Arzt konkrete Handlungsanweisungen enthalten, welche Vorteile gewährt bzw. angenommen werden dürfen. So heißt es z.B. in § 6 Abs. 2 Satz 2, Abs. 3 des FS Arzneimittelindustrie-Kodex, im Rahmen des Sponsorings bestimmter Fortbildungsveranstaltungen sei auch eine angemessene Bewirtung der Teilnehmer und die Unterbringung „in vertretbarem Rahmen" möglich. Vergleichbare Regelungen enthalten sowohl der Kodex Medizinprodukte als auch der Gemeinsame Standpunkt. Letztlich bleibt aber unklar, was unter angemessenen Bewirtungskosten und dem „vertretbaren Rahmen der Unterbringung" zu verstehen ist. Daher ist es Aufgabe der hausinternen Antikorruptionsrichtlinien, die Verhaltensempfehlungen der Kodices weiter zu konkretisieren und in eindeutige Handlungsanweisungen umzuformulieren.

Daraus folgt, dass Antikorruptionsrichtlinien z.B. *konkrete Vorgaben* enthalten sollten, welche Komfortklassen bei Beförderungsmitteln durch Dritte finanzierbar sind, bis zu welcher Größenordnung Einladungen zum Essen angenommen werden dürfen und welche Komfortklassen für die Finanzierung von Hotelaufenthalten genehmigungsfähig sind.

---

[256] Abschnitt II.3 des Gemeinsamen Standpunktes.

4.1.1.3. Grenzen allgemeiner Ethikrichtlinien

Insbesondere *Pharmaunternehmen* haben auf ihren Homepages häufig Verhaltenskodices[257] publiziert, durch die wirtschaftsethische Standpunkte des Unternehmens sichtbar gemacht werden sollen und die dazu dienen, die Mitarbeiter zu einem verantwortungsbewussten und gesetzeskonformen Verhalten anzuleiten.

So heißt es etwa im Vorwort eines Verhaltenskodexes des Pharmakonzerns Merck[258], das Unternehmen habe mit „diesem Verhaltenskodex" ein „klar umgerissenes Regelwerk geschaffen, das uns helfen soll, verantwortungsbewusst zu handeln und in unserer täglichen Arbeit Entscheidungen zu fällen. Verantwortliches Handeln heißt zunächst rechtmäßiges Handeln. Unternehmen, Geschäftsleitung und Mitarbeiter müssen alles daran setzen, schwerwiegende Verstöße gegen geltende Gesetze zu unterbinden."

Das Pharmaunternehmen Novartis publiziert auf seiner Homepage eine Broschüre „Corporate citizenship".[259] Dort ist eine Seite dem Thema Unternehmensethik gewidmet. Danach beruht die leistungsorientierte Unternehmenskultur auf „höchster Integrität, Vertrauen, Respekt und gesetzeskonformem Verhalten". Im „Novartis Code of Conduct"[260] wird sodann der Versuch unternommen, diese allgemeinen Vorgaben zu konkretisieren. Unter der Überschrift „Persönliche Pflichten" werden die Mitarbeiterinnen und Mitarbeiter darauf hingewiesen, sich bei ihrer Tätigkeit an die gesetzlichen Vorgaben zu halten. Beantworte sich eine im konkreten Geschäftsbetrieb auftauchende Frage nicht unmittelbar aus Rechtsvorschriften oder Regeln der Geschäftspraxis, wird dem Mitarbeiter empfohlen, sich auf seinen gesunden Menschenverstand und seine Urteilskraft zu verlassen. Ferner soll er bei seinem Vorgesetzten um Rat und Unterstützung bitten. Abschnitt 6 ist der Korruption gewidmet. Der Abschnitt umfasst vier Absätze und verpflichtet Mitarbeiterinnen und Mitarbeiter, das OECD-Übereinkommen über die Bekämpfung der Bestechung ausländischer Amtsträger im internationalen Geschäftsverkehr einzuhalten. Offensichtlich wird diese allgemeine Vorgabe in anderen Regelungswerken von Novartis konkretisiert. So heißt es im dritten Absatz: „Repräsentationsspesen und Geschenke an Amtsträger müssen den Spesenreglementen von Novartis und den Vorschriften der betreffenden Amtsstelle oder der gesetzgebenden Organe entsprechen."

---

[257] Gemäß Art. 406 Sarbanes Oxley Act sind die dem US-Strafrecht unterworfenen Unternehmen verpflichtet, einen „Code of Ethics" zu erstellen. Außerdem sehen die für die Strafzumessung relevanten Sentencing Guidelines für das Unternehmen Strafmilderungen vor, wenn ein effektives Compliance Programm eingerichtet ist, vgl. Theile 2008, S. 406; Berndt/Hoppler 2005.

[258] http://www.merck.de/company.merck.de/de/images/CodeOfConduct_D_2008_tcm83_19770.pdf (zuletzt besucht: 15.09.2009).

[259] http://www.corporatecitizenship.novartis.com/downloads/CCR_German.pdf (zuletzt besucht: 15.09.2009).

[260] http://www.novartis-behring.de/downloads/Novartis_Code_of_Conduct_German.pdf (zuletzt besucht 15.09.2009).

Die Schwierigkeiten in der praktischen Anwendung derartiger Richtlinien sind offensichtlich. Noch weniger als anhand der Lektüre der unter 4.1.1. genannten Kodices der Branche kann sich ein Mitarbeiter anhand der genannten Ethikrichtlinien darüber vergewissern, welches Verhalten im Einzelfall noch gesetzeskonform ist und welches nicht. Auch der Hinweis auf „die Gesetze" hilft nicht weiter, weil die einschlägigen Straftatbestände des Korruptionsstrafrechts aus sich heraus, insbesondere für den juristischen Laien, nicht weiter verständlich sind und Auslegungsschwierigkeiten aufwerfen. Nicht einmal ein Volljurist wird „aus dem Handgelenk" wissen, was im OECD-Übereinkommen über die Bekämpfung der Bestechung ausländischer Amtsträger im internationalen Geschäftsverkehr geregelt ist.

Die genannten Richtlinien der beiden Pharmakonzerne – andere Konzerne sehen davon ab, ihre Ethikrichtlinien im Internet zu publizieren – können daher Straftaten aus Unkenntnis der Grenzen zwischen erlaubtem und verbotenem Verhalten gerade nicht verhindern. Insbesondere für den Vertriebsmitarbeiter bleibt offen, in welches Restaurant er einen Chefarzt eines Krankenhauses einladen darf bzw. welche Fortbildungsveranstaltung unter welchen näheren Voraussetzungen förderungsfähig ist.

Ob die genannten Unternehmen evtl. in anderen Regelungswerken, die nicht im Internet publiziert sind, ihren Mitarbeitern konkretere Handlungsanweisungen erteilen, konnte hier nicht rekonstruiert werden. Sollten derartige Anweisungen aber fehlen, ist die Verletzung der durch § 299 StGB bzw. §§ 331 ff. StGB gezogenen Grenzen aus Gründen fehlender Kenntnis der rechtlichen Grundlagen nahezu vorprogrammiert.

Auch aus kriminologischer Sicht ist die Wirkung derart abstrakter Kodices problematisch. Ethikrichtlinien und Verhaltenskodices beruhen auf der im Ansatz zutreffenden Vorstellung, dass die Entscheidung für oder gegen die Begehung von Straftaten auch mit der Wertorientierung eines Menschen im Zusammenhang steht.[261] Ethikrichtlinien versuchen deshalb nicht nur, die Orientierung an den Werten der Integrität und Redlichkeit für Wettbewerber und Kunden sichtbar zu machen und zu akzentuieren, sondern sie zielen auch darauf ab, auf die *Werthaltung und die Wertorientierung der Mitarbeiter Einfluss zu nehmen.*[262] Eine derart appellative Wirkung wird allerdings von den abstrakten Vorgaben der o.g. Kodices nicht ausgehen können.[263] Denn nahezu jeder Mitarbeiter wird die genannten abstrakten Werte wie Integrität, Redlichkeit, Gesetzeskonformität usw. für sich beanspruchen und der Auffassung sein, sich auch grundsätzlich im täglichen Leben an diesen Werten zu orientieren. Deshalb gelingt es derart allgemein gehaltenen Kodices auch nicht, Mitarbeiter aufzurütteln, an konkretes eigenes Fehlverhalten zu erinnern und zu verdeutlichen, wie man sich in den alltäglichen korruptionsanfälligen Situationen richtig ver-

---

[261] Schneider 2007; ders. 2008a (jeweils mit weiteren Nachweisen); Burkatzki 2007.

[262] Bussmann 2003; ders. 2004; kritisch Hefendehl 2006.

[263] Theile 2008, S. 408.

hält. Soll daher mithilfe von unternehmensinternen Richtlinien wirklich ein präventiver Effekt erzielt werden, müssen diese

- auf konkrete Lebenssachverhalte zugeschnitten sein,

- die Grenzen des rechtlich zulässigen Verhaltens branchenspezifisch verdeutlichen und

- klare Anhaltspunkte für gesetzeskonformes Verhalten vermitteln.[264]

Diese Ziele werden von den hier empfohlenen Antikorruptionsrichtlinien eher erreicht, als von den oben beispielhaft erwähnten abstrakten Verhaltenskodices.

Ob neben einer Antikorruptionsrichtlinie noch allgemeine Verhaltenskodices erforderlich sind, ist fraglich. Jedes neue Regelungswerk im Unternehmen stellt eine Verrechtlichung in einem Gebiet dar, das vorher durch Geschäftspraxis und goodwill einzelner Vertragsparteien reguliert war. Die Auswirkungen des im Fall einer *Regelungsflut* möglichen „normativen overkills"[265] auf die Kommunikation im Unternehmen sind noch nicht geklärt. Nach den praktischen Erfahrungen der Autoren erfahren *„schlanke Richtlinien"* bei den Mitarbeitern eine höhere Akzeptanz als lange und barocke Regelungswerke, und es besteht eine größere Chance, dass die Verhaltempfehlungen von den Mitarbeitern auch im täglichen Arbeiten umgesetzt werden.

4.1.2. Antikorruptionsrichtlinien

Daraus folgt, dass sowohl die Unternehmen auf der Geberseite der hier interessierenden Korruptionsbeziehungen als auch Kliniken und Klinikkonzerne Antikorruptionsrichtlinien benötigen, die konkrete Handlungsanweisungen und inhaltliche Ausgestaltungen für die einzelnen Kooperationsbeziehungen beinhalten. Wie unten noch im Einzelnen darzulegen sein wird, sollten die Inhalte dieser Antikorruptionsrichtlinien den Beteiligten in *Schulungsveranstaltungen* näher gebracht werden.

---

[264]   Vgl. auch Bussmann 2004, S. 45: „Abstrakte Guidelines nutzen das Potential nicht aus, wenn nur allgemein Werte angesprochen werden wie Beachtung von Menschenrechten, Gleichbehandlung, Fairness, Respekt oder Integrity, Sustainability sowie Compliance. Viele Richtlinien sind indes zu wenig konkret, wie einige Untersuchungen zu deutschen Unternehmen ergeben haben (...). Hingegen wird die kriminalpräventive Wirkung von Business Ethics entscheidend erhöht, wenn explizit strafrechtliche Normen in die Richtlinien eingebettet werden."

[265]   Theile 2008, S. 413.

Ferner sollten **Vertragsvordrucke** und **Antragsformulare** die konkrete Anwendung der einzelnen Vorschriften in der Praxis erleichtern. Eine derartige Standardisierung der Abläufe erleichtert nicht zuletzt den mit der Prüfung einschlägiger Vorgänge betrauten Mitarbeiterinnen und Mitarbeiter z.B. der Innenrevision die Abwicklung der Vorgänge. Wie in Kapitel 5 näher zu zeigen sein wird, sind insgesamt die arbeitsrechtlichen Vorgaben zu beachten, damit die Richtlinien wirksam in das Arbeitsverhältnis einbezogen werden.

4.1.3. Whistleblowing

Insbesondere bei Klinikkonzernen oder bei größeren Pharmaunternehmen wird die Einhaltung der Compliance-Vorgaben durch unternehmensinterne oder externe Hotlines überwacht. Durch diese wird den Mitarbeitern die Möglichkeit gegeben, Verstöße gegen Ethikrichtlinien oder Straftaten diskret und vertraulich zu melden, um dadurch innerbetriebliche Abhilfemaßnahmen zu erreichen.[266] Während z.B. in den USA der Sarbanes Oxley Act aus dem Jahr 2002 die Etablierung von whistleblowing-Verfahren vorschreibt, steht es den Unternehmen in Deutschland frei, ob sie derartige Instrumente einrichten wollen. Insgesamt ist das Interesse an whistleblowing-Instrumenten in Deutschland – anders als in den USA – eher gering, weil mit whistleblowing noch häufig ein „Verpfeifen" des Kollegen assoziiert wird und die Auffassung vorherrscht, wirtschaftskriminelle Handlungen sollten nicht um den Preis von Illoyalität und Verrat der Mitarbeiter aufgedeckt werden.[267]

International agierende Unternehmen haben sich freilich in der Regel für die Etablierung derartiger Verfahren nach amerikanischem Vorbild entschieden.[268] In der bereits erwähnten Novartisbroschüre „Corporate Citizenship" ist von einem im Jahr 2005 etablierten Business Practices Office die Rede, durch das den Mitarbeitern die Möglichkeit gegeben wird, Fälle von tatsächlichem oder vermeintlichem Fehlverhalten zu melden. Im Jahr 2006 wurden diesem Büro 651 Verdachtsfälle gemeldet. Davon wurden 363 Fälle vollständig untersucht. Es haben sich 228 Verdachtsfälle bestätigt. Dies führte zu 130 Entlassungen.

Kriminologisch ist die Wirkung derartiger whistleblowing-Instrumente nicht geklärt. Haben Mitarbeiter von der Existenz derartiger Verfahren Kenntnis und wissen sie, dass die entsprechenden Hotlines von anderen Mitarbeitern zur Berichterstattung

---

[266] Lampert 2007, S. 153, Dionoro/Lembeck in: Dieners/Lembeck/Taschke 2007, S. 123 ff.

[267] Vgl. hierzu Maschmann 2007, S. 139: „Aus leidvollen Erfahrungen der jüngeren Geschichte sind den Deutschen die Konsequenzen gegenseitigen Misstrauens und heimlicher Überwachung vielleicht bewusster als anderen Nationen. Insofern besteht ein öffentliches Interesse auch daran, Bespitzelung und Denunziantentum zu verhindern und für ein Klima der vertrauensvollen Zusammenarbeit zu sorgen. Effizientes Wirtschaften verlangt ein Mindestmaß von Verlässlichkeit und Loyalität zwischen den Arbeitsvertragsparteien. Dieses zu schützen und zu erhalten, zieht dem an sich berechtigten Anliegen, die Korruption einzudämmen, Grenzen."

[268] Benz/Heißner/John 2007.

über Fehlverhalten genutzt werden, dürfte dies zumindest subjektiv die Wahrnehmung des Entdeckungsrisikos steigern. Whistleblowing dürfte daher unter dieser Perspektive dazu beitragen, Tatgelegenheiten zu reduzieren. Andererseits bleibt aber offen, wie sich whistleblowing langfristig auf die Unternehmenskultur auswirkt.

Das sollten Sie vermeiden!

Problematisch ist weiterhin, dass whistleblowing-Verfahren häufig auch allein deshalb eingesetzt werden, weil das Unternehmen vor dem Zugriff der staatlichen Strafverfolgungsbehörden abgeschottet werden soll. Vertraut sich ein Mitarbeiter einer whistleblowing-Hotline an und wird die Kriminalität im Unternehmen „geräuschlos" z.B. von einer Wirtschaftsprüfungsgesellschaft ermittelt, führt dies nach den Erfahrungen der Autoren nur in seltenen Fällen auch zur Einleitung eines förmlichen Strafverfahrens. Da die Unternehmen die negative Publicity durch eine entsprechende Medienberichterstattung fürchten, wird in diesen Fällen vielmehr häufig[269] der Weg des *goldenen Handschlags* gewählt und der Mitarbeiter verlässt das Unternehmen nach dem Abschluss einer Aufhebungsvereinbarung.[270] Nur in der Außendarstellung ist whistleblowing damit ein Beleg für die harte kriminalpolitische Linie des Unternehmens. Der Sache nach ist oft das Gegenteil der Fall. Ob durch diese informelle Konfliktschlichtung etwas Besseres Platz greift, als das staatliche Strafrecht, ist kriminologisch noch ungeklärt. Aus strafprozessualer Sicht sind die Ermittlungen durch Wirtschaftsprüfungsgesellschaften, die oft durch ehemalige Polizeibeamte und Staatsanwälte ausgeführt werden, nicht unproblematisch. Einerseits fehlen insoweit die *schützenden Formen des Strafverfahrensrechts*, durch die dem Beschuldigten im Ermittlungsverfahren bestimmte Rechte zuerkannt werden (Schweigerecht, Recht einen Verteidiger konsultieren zu dürfen usw.). Denn die entsprechenden prozessualen Vorschriften müssen private Ermittler weder berücksichtigen noch ergibt sich aus ihrer Verletzung im Strafverfahren ein Verwertungsverbot. Andererseits verfügen die privaten Ermittler, soweit sie nicht ohnehin mit der Staatsanwaltschaft kooperieren, aber auch nicht über die Eingriffsermächtigungen, die den Instanzen der formellen Sozialkontrolle zur Verfügung stehen. Deshalb können sie weder eine Aussage erzwingen noch die Privatwohnung des Beschuldigten durchsuchen oder Gegenstände beschlagnahmen.

---

[269] John/Hoffmann 2009.

[270] Nach Bussmann 2003, S. 93, wird von den Unternehmen „jeglicher Kontakt mit den Ermittlungsbehörden aus verschiedenen Gründen möglichst vermieden. Eine vergleichbare Anzeigebereitschaft durch die Betroffenen wie im klassischen Deliktsbereich kann im Bereich der Wirtschaftskriminalität auch künftig kaum erwartet werden. Selbst die Wirtschaft widmet sich in eigenen Studien diesem Problemfeld. Nach einer Umfrage gaben knapp 45% der Unternehmen an, ihre Firmenpolitik sei zwar, alle Fälle von Wirtschaftskriminalität anzuzeigen, aber nur 6,7% meinten, eine Strafanzeige sei tatsächlich in allen Fällen auch erfolgt."

Bei der Entscheidung, ob whistleblowing z.b. im Klinikbetrieb eingeführt werden soll, sind daher erhoffte **Wirkungen und** mögliche **Nebenwirkungen** gegeneinander abzuwägen. Im Vordergrund sollte eine Risikoanalyse des konkreten Geschäftsbereiches stehen. Bei kleineren Kliniken mit übersichtlichen Strukturen und einer überschaubaren Anzahl von Mitarbeitern wird auf die Etablierung derartiger förmlicher whistleblowing-Einrichtungen verzichtet werden können. Bei Klinikkonzernen mit einer dreistelligen Anzahl von Häusern und anderen medizinischen Versorgungseinrichtungen kann die Etablierung derartiger Verfahren demgegenüber sinnvoll sein. Dasselbe gilt bei international agierenden Pharmakonzernen und Unternehmen der Medizinprodukteindustrie, die ebenso wie andere international agierende Großunternehmen über weit verzweigte Vertriebswege verfügen und deshalb insgesamt schwerer zu kontrollieren sind.

4.1.4. Schulungsveranstaltungen

Hausinterne Antikorruptionsrichtlinien können Compliance mit dem Korruptionsstrafrecht allerdings nur dann herstellen, wenn sie im Krankenhaus bzw. dem Unternehmen der Medizinprodukteindustrie *„gelebt"* werden. Sehr häufig wird mit derartigen Papieren allerdings nach dem Prinzip *„gelesen, gelacht, gelocht"* verfahren, so dass sie in der Praxis keine Wirkung entfalten.[271]

Die Unternehmens- beziehungsweise Krankenhausleitung muss in regelmäßigen Mitarbeiterbesprechungen zeigen, dass ihr die Einhaltung dieser Richtlinien wichtig ist. Sie muss gegebenenfalls interne Sanktionen daran koppeln, dass Richtlinien nicht eingehalten werden, und sie muss Sorge dafür tragen, dass die komplexen, aus der spröden Materie des Juristischen stammenden Regelungen auch wirklich verstanden und verinnerlicht werden. Außerhalb des Gesundheitswesens ist dies schon lange bekannt. Im repräsentativen Handbuch „Corporate Compliance"[272] heißt es deshalb zu Recht:

> „Richtlinien werden nicht immer völlig selbstverständlich eingehalten. Hierzu ist das entsprechende Engagement jedes einzelnen erforderlich. (...) Die Richtlinien werden zwar meist im Intranet oder auf anderem Weg veröffentlicht und sind somit jedem Mitarbeiter zugänglich. Allerdings müssen sich die Mitarbeiter auch tatsächlich die Zeit nehmen, sich detailliert mit den Richtlinien auseinanderzusetzen. Um Compliance sicherzustellen, müssen die Mitarbeiter den Inhalt der Richtlinien jedoch verinnerlichen. Oberflächliche Kenntnis genügt nicht, da von den Mitarbeitern auch in Stresssituationen ordnungsgemäßes Verhalten verlangt wird. Um dies zu erreichen, müssen Schulungen stattfinden. Es ist ein Compliance-Trainingsprogramm zu erstellen. Die Mitarbeiter sind in besonderen Informationsveranstaltungen über die Richtlinien und ihre Auswirkungen auf die tägliche Arbeit der jeweiligen Bereiche zu informieren."

---

[271] Dieners/Lembeck in: Dieners/Lembeck/Taschke 2007, S. 126 ff.

[272] Lothert 2007, S. 371.

Daher sind *Mitarbeiterschulungen und regelmäßige Auffrischungskurse* vorzusehen. Diese Schulungen beinhalten bei optimaler Vorgehensweise auch eine *Nachevaluation*, in der festgestellt wird, inwieweit die in der Schulung unterrichteten Inhalte die Mitarbeiter auch tatsächlich erreicht haben.

Inhaltlich ist es das Ziel derartiger Veranstaltungen, in leicht verständlicher Form anhand von Fällen das strafrechtliche Grundlagenwissen zu vermitteln. Besonders praxisrelevante Felder der Kooperation mit der Medizinprodukteindustrie sollten in den Vordergrund gerückt werden. Es wird – durchaus auch anhand von Rollenspielen – eingeübt, wie auf bestimmte korruptionsverdächtige Angebote zu reagieren ist. Die Beispielsfälle sollten Situationen widerspiegeln, die den Ärzten aus ihrer Berufspraxis geläufig sind.

Findet die Schulungsveranstaltung im Zusammenhang mit der Einführung einer hausinternen Antikorruptionsrichtlinie statt, sollten auch die einzelnen Regelungen der Richtlinie und ihre Notwendigkeit zur Korruptionsprävention verdeutlicht werden.

Wichtig ist der *Dialog mit den Teilnehmern*. Keinesfalls darf es sich nur um eine Frontalveranstaltung nach Art einer universitären Vorlesung handeln. Zum Einstieg kann der Kenntnisstand der einzelnen Mitarbeiter erfragt werden (Wie beurteilen Sie das Verhalten des Chefarztes Dr. X?). Dies schafft das nötige Problembewusstsein und fördert die Kommunikation und das Kennenlernen der Interaktionspartner. Der Schulungsleiter kann sich auch danach erkundigen, wie bisher in bestimmten Fallkonstellationen verfahren worden ist.

Derartige Schulungen sind von vornherein doppelt kodiert. Sie dienen der Vermittlung des erforderlichen Fachwissens und haben darüber hinaus die zumindest latente Funktion, die Relevanz des Themas für die Unternehmens- bzw. Krankenhausleitung herauszustellen und zu kommunizieren. Deshalb sollte die Schulungsveranstaltung durch einige Worte der Geschäftsführung eingeleitet werden, durch die die Bedeutung der Materie für das Unternehmen unterstrichen wird. Besondere Wirkung geht von einem *Inhouse-Seminar* aus, das von einem externen Schulungsleiter abgehalten wird.[273] Für die Teilnahme an der Schulung kann eine Teilnahmebestätigung oder sogar ein Zertifikat ausgestellt werden.

Bei *hohen Teilnehmerzahlen*, zum Beispiel bei Einführung einer konzernübergreifenden Antikorruptionsrichtlinie, können *Online-Schulungsveranstaltungen* sinnvoll sein. In diesem Fall wird ein Lernprogramm im Intranet des Unternehmens installiert. Es kann von den Mitarbeitern zu beliebiger Zeit aufgerufen und absolviert werden. Der Vorteil von Online-Schulungsveranstaltungen bzw. -Trainingsprogrammen besteht darin, dass sie unter Umständen wirtschaftlicher sind, als mehrere Inhouse-Veranstaltungen an verschiedenen Örtlichkeiten. Außerdem kann vergleichsweise umfangreicher Stoff in kurzer Zeit mit hohem Lerneffekt vermittelt werden. Denn der Mitarbeiter wird bei dem Online-Trainingsprogramm in der Regel da-

---

[273] Vgl. auch Lampert 2007, S. 150: „Je nach Situation hat es sich bewährt, zumindest zu Beginn einer Schulungsreihe auf externe Trainer zurückzugreifen, die oftmals eine höhere Akzeptanz bei Mitarbeitern finden,"

zu angehalten, sich die Materie aktiv anzueignen und die entsprechenden Fragen zu beantworten. Andererseits dürfte die appellative Wirkung des Online-Trainings-programmes geringer sein als die der „klassischen" Schulungsveranstaltung, bei der nichtverbale Kommunikation eingesetzt und die Bedeutung der Materie für die Unternehmensleitung eindringlicher sichtbar gemacht werden kann.

4.2. Die Einführung von Antikorruptionsrichtlinien

4.2.1. Kriminologische Grundlagen

Wie bereits oben unter 2.3.3. dargelegt, sichern hausinterne Antikorruptionsrichtlinien, sofern sie mit Schulungsveranstaltungen einhergehen, Normkenntnis und verhindern deshalb Straftaten aus Unkenntnis der Grenzen zwischen erlaubtem und verbotenem Verhalten.

Darüber hinaus tragen sie zur **Reduktion von Tatgelegenheiten** bei, weil durch einzelne Regelungen, z.B. im Hinblick auf die Verwendung überschüssiger Drittmittel, Möglichkeiten der Umgehungsfinanzierung vorgebeugt wird. Insbesondere Schulungsveranstaltungen wirken sich auch auf die subjektive **Einschätzung des Entdeckungsrisikos** bei Begehung eines Korruptionsdeliktes aus. Denn die in den Schulungsveranstaltungen zu vermittelnden Kenntnisse über das Zustandekommen eines Tatverdachtes bei Korruption im Gesundheitswesen werden typische Fehlvorstellungen im Hinblick auf die Entstehung des Tatverdachtes und die Entdeckungswahrscheinlichkeit korrigieren. Konnte sich ein Arzt, der z.B. auf einer Fortbildungsveranstaltung Vorteile erhalten hat, damit beruhigen, die Ermittlungsbehörden würden ohnehin nichts von dieser Veranstaltung erfahren, wird er das Entdeckungsrisiko anders beurteilen, wenn er erfährt, dass die Ermittlungen zumeist auf der Geberseite beginnen. Ob es zu einem Verfahren kommt, kann er daher nicht beeinflussen – es genügt, dass sein Name auf einer Teilnehmerliste steht und diese von den Ermittlungsbehörden im Rahmen von Ermittlungen gegen einen Pharmakonzern eingesehen wird.

Schließlich ermöglichen sie als Bestandteil eines Compliance-Programms die „**kognitive Impfung**" der Mitarbeiter gegen die geläufigen Neutralisierungsstrategien. Wie bereits oben (2.3.2.2.) ausgeführt, steht bei den Straftaten, die seitens des Akteurs als bewusster Normbruch geplant und wahrgenommen werden die Tat im Konflikt mit dem ansonsten nicht straffälligen Selbstbild, z.B. als erfolgreicher Arzt oder als Unternehmer bzw. als redlicher Mitarbeiter und Familienvater. Schlagen die inneren Wogen hoch und entsteht kognitive Dissonanz, weil durch die Tat und sogar bereits durch ihre Planung Scham- und Schuldgefühle ausgelöst werden, haben die Neutralisierungstechniken die Funktion, das Gewissen wieder zu beruhigen und den inneren Konflikt zu besänftigen. Antikorruptionsrichtlinien und hierauf bezogene Schulungsveranstaltungen können die Wirksamkeit dieser Neutralisierungstechniken im Ansatz vereiteln. So lernt z.B. der Chefarzt, dass die Finanzierung der Teilnahme an einer wichtigen Fortbildungsveranstaltung aus Gründen der Kostenersparnis nicht um jeden Preis gut für das Klinikum ist, sondern nur dann, wenn diese in Einklang mit den gesetzlichen Vorgaben erfolgt.

4.2.2. Risiko- und Bestandsanalyse

Vor der Einführung neuer Regelungselemente ist eine *Risiko- und eine Bestandsanalyse* durchzuführen. Im Rahmen der Risikoanalyse sind einerseits bestehende Kooperationsbeziehungen im Klinikum, andererseits die dort etablierten Prozesse der Genehmigung und Dokumentation im Einzelnen zu analysieren und zu hinterfragen.[274]

Je nach dem Tätigkeitsschwerpunkt des einzelnen Hauses und der Sensibilität der Klinik- bzw. Firmenleitung für das Thema der Korruptionsprävention sind dabei unterschiedliche Problemschwerpunkte und heterogene Präventionsstrategien erkennbar. So werden Drittmittelprojekte mit Verträgen, die in englischer Sprache abgefasst sind, in einem Krankenhaus aus dem Spektrum der Normalversorgung eine geringere Rolle spielen als in Universitätskliniken. Erfahrungsgemäß stehen hier vielmehr Fortbildungsveranstaltungen, die durch die Pharma- und Medizinprodukteindustrie finanziert werden, im Vordergrund.

Im Rahmen der Bestandsanalyse ist in Gesprächen mit den Mitarbeitern des Klinikums zu eruieren, wie insoweit in der täglichen Praxis verfahren wird. Dabei ist in Rechnung zu stellen, dass jede Umstellung der etablierten Prozesse und Vorgehensweisen mit einem erheblichen Aufwand für die Beteiligten verbunden ist und deshalb der Rechtfertigung bedarf. Oft wird es möglich sein, die bestehenden Verfahrensweisen lediglich schriftlich zu fixieren und in die Antikorruptionsrichtlinie einfließen zu lassen. Im Rahmen der Bestandsanalyse sind ferner die bestehenden Dienstanweisungen und Regelungen zu sichten. Ist z.B. dem Trennungsgrundsatz bereits dadurch Rechnung getragen, dass die Produktbeschaffung an einer Beschaffungsordnung orientiert ist und die Entscheidungskompetenzen bei Beschaffungsvorgängen auf ein Gremium verlagert sind oder besteht in dem Haus eine Arzneimittelkommission, können Kooperationsbeziehungen großzügiger ausgestaltet werden, als wenn Ärzte eigenverantwortlich und selbständig über die Beschaffung bestimmter Produkte entscheiden können.

Ziel der Bestandsanalyse ist es daher, den Änderungsbedarf und den Anwendungsbereich der hausinternen Antikorruptionsrichtlinie festzulegen. Ferner ist landesrechtlichen Spezifika Rechnung zu tragen. Anhaltspunkte ergeben sich aus den im Internet publizierten Drittmittelrichtlinien der Universitäten und Universitätskliniken und den einschlägigen Runderlassen der Ministerien für die „Annahme von Belohnungen und Geschenken"[275] der Landesbediensteten oder für den „Umgang mit

---

[274]　Selbstverständlich ist im Rahmen der Risikoanalyse auch eine rechtliche Bewertung erforderlich, ob die in dem Klinikum beschäftigten Mitarbeiter Amtsträger i.S.d. § 11 Abs. 1 Nr. 2 StGB darstellen (mit der Folge der Anwendbarkeit der §§ 331 ff. StGB) oder ob es sich um Angestellte im Sinne des § 299 StGB handelt.

[275]　Vgl. z.B.: MBl. LSA Nr. 1/1996 vom 04.01.1996 (Sachsen-Anhalt).

Sponsoring, Werbung, Spenden und mäzenatischen Schenkungen in der Landsverwaltung".[276] *Daraus folgt, dass es keine Antikorruptionsrichtlinie „von der Stange" geben kann, sondern jeweils auf die Spezifika in der Einrichtung abzustellen ist.*

Auf der Grundlage der Risiko- und Bestandsanalyse wird sodann die konkrete Antikorruptionrichtlinie in engem Kontakt mit den Entscheidungsträgern im Klinikum bzw. im Unternehmen entwickelt.

4.2.3. Notwendige Bestandteile von Antikorruptionsrichtlinien

Aufgrund des Umstandes, dass die Antikorruptionsrichtlinie grundsätzlich auf das spezielle Anforderungsprofil einer Klinik bzw. eines Unternehmens der Medizinprodukteindustrie zugeschnitten sein muss, können nachstehend nur einige *allgemeine Grundsätze* hinsichtlich des Inhaltes von Antikorruptionsrichtlinien dargelegt werden:

Allgemeine Grundsätze von Antikorruptionsrichtlinien:

✓ Es ist sinnvoll, Antikorruptionsrichtlinien mit einer *Präambel* auszustatten, in der die strafrechtlichen Grundlagen kurz zusammengefasst werden. Ziel der Präambel ist es, die Mitarbeiter auf die Folgen gesetzeswidrigen Verhaltens aufmerksam zu machen und auf gesetzeskonformes Verhalten einzuschwören. Rhetorisch kann hier durchaus mit *Pathos* gearbeitet werden. Eine derartige Präambel wird vor allen Dingen in den Häusern erforderlich sein, die nicht über allgemeine Ethikrichtlinien und Verhaltenskodices verfügen, die ansonsten diese Funktion erfüllen sollen.

✓ Weiterhin ist der *Geltungsbereich der hausinternen Antikorruptionsrichtlinien* sorgfältig abzustecken. In Kliniken ist es wichtig, alle Einrichtungen, die zu einem Klinikum gehören, und alle dort tätigen Mitarbeiter zu erfassen. Hierzu gehören beispielsweise auch die in einem von dem Klinikum betriebenen medizinischen Versorgungszentrum beschäftigten Ärzte.

✓ Sinnvoll ist es ferner, den einzelnen Regelungen zu den unterschiedlichen Kooperationsbereichen einige allgemeine Grundsätze zur Vermeidung von Unrechtsvereinbarungen voranzustellen. Insoweit kann auf die Ausführungen zu den *Grundprinzipien der korruptionsfreien Kooperation* (Transparenzprinzip, Genehmigungsprinzip, Dokumentationsprinzip, Äquivalenzprinzip) Bezug genommen werden.

---

[276] Vgl. z.B.: MBl. LSA Nr. 50/2006 vom 18.12.2008 (Sachsen-Anhalt).

An diese allgemeinen Regelungen schließen sich **Bestimmungen zu den einzelnen** typischerweise im Gesundheitswesen vorkommenden **Kooperationsbeziehungen** an:

✓ Differenzierte Regelungen sind hinsichtlich der *Annahme und Verwaltung von Drittmitteln* erforderlich. Der Begriff der Drittmittel ist im Anschluss an die Kriterien der höchstrichterlichen Rechtsprechung zu klären. Ferner sind Regelungen vorzusehen, die klarstellen, mit wem und mit welchem Inhalt Drittmittelverträge abgeschlossen werden können. Die konkrete Handhabung im Klinikum wird durch entsprechende Antragsformulare, Kalkulationsvordrucke und Musterverträge erleichtert.

✓ Eine unternehmenspolitische Frage ist es, inwieweit *Drittmittelprojekte auch als Nebentätigkeit* ausgeführt werden können.[277] Strafrechtlich ist diese Möglichkeit unbedenklich, sofern die Nebentätigkeit nicht dazu dient, eine Unrechtsvereinbarung zwischen dem Vorteilsgeber und dem Vorteilsnehmer zu tarnen.

✓ Die Vorschriften hinsichtlich der Aquise von Drittmittelprojekten sollten auch Regelungen hinsichtlich eines so genannten *Overhead* beinhalten. Es ist üblich, auf die kalkulierten Personal- und Sachkosten eines Drittmittelprojektes einen bestimmten Prozentsatz an Gemeinkosten (Overhead) aufzuschlagen, der in die Kalkulation einzubeziehen und in den Klinikhaushalt einzustellen ist. Durch diese Gemeinkostenpauschale, die in der Höhe am Volumen des Drittmittelprojektes orientiert ist, werden Kosten kompensiert, die durch die Prüfung des Drittmittelprojektes und nicht zuletzt auch für die Entwicklung der Antikorruptionsrichtlinie entstehen.

✓ Im Rahmen der *Regelungen zur Bewirtschaftung von Drittmitteln* ist auch festzulegen, welche Kosten für die Nutzung von Einrichtungen des Dienstherrn aus dem Drittmitteletat zu entrichten sind. Nur auf diese Weise wird sichergestellt, dass die seitens des Drittmittelgebers zur Verfügung gestellten Gelder auch tatsächlich zweckentsprechend verwendet werden.

Den Autoren dieses Buches sind arbeitsrechtliche Verfahren bekannt, in denen seitens der Klinikleitung Ärzten vorgeworfen wurde, bei der Nutzung von Einrichtungen des Dienstherrn im Rahmen der Durchführung eines Drittmittelprojektes Nutzungsentgelte nicht abgeführt zu haben. Allerdings waren in diesem Haus Regelungen zur Abführung von Nutzungsentgelten nicht vorgesehen. Um insofern Unklarheiten zu vermeiden und Missverständnissen vorzubeugen, sollte klargestellt werden, mit welchen Beträgen im Rahmen der Durchführung eines Drittmittelprojektes das Drittmittelkonto etwa für die Nutzung von Röntgengeräten, Ultraschallgeräten oder für Labordiagnostik belastet werden soll.

---

[277] Dies gilt jedoch dann nicht uneingeschränkt, wenn es sich bei dem Arzt um einen Universitätsprofessor handelt. Insoweit ist auf die einschlägigen landesrechtlichen Regelungen und die Drittmittelrichtlinien der Universitäten Bezug zu nehmen, vgl. grundsätzlich zu dieser Problematik Lippert 1992.

- Essenziell sind ferner *Regelungen für die Verwendung überschüssiger Drittmittel*. Die meisten Strafverfahren, die wegen der Akquise von Drittmitteln eingeleitet werden, betreffen überschüssige Drittmittel, über die der Arzt im Klinikum weitgehend frei verfügen konnte. Typischerweise ist das Drittmittelkonto – weil keine Regelungen über Nutzungsentgelte vorgesehen sind, siehe oben, – nach der Durchführung eines Drittmittelprojektes fast noch genauso voll wie vor der Durchführung eines Drittmittelprojektes. Ferner ist in dem Drittmittelvertrag mit dem Drittmittelgeber regelmäßig nicht vorgesehen, ob eine Rechnungslegung nach Abschluss des Projektes zu erfolgen hat. Hieraus ziehen manche Ärzte die Schlussfolgerung, sie könnten mit ihren Drittmitteln nach Belieben vorgehen. Dies ist korruptionsstrafrechtlich insbesondere dann bedenklich, wenn aus dem Drittmittelkonto etwa die Weihnachtsfeier bezahlt wird. Daher sind in Antikorruptionsrichtlinien klare Regelungen hinsichtlich des Verwendungszweckes überschüssiger Drittmittel vorzusehen. Die Gestaltungsfreiräume, wie mit diesen Mitteln verfahren werden kann, sind durch die höchstrichterliche Rechtsprechung abgesteckt. Wie unter 3. ausgeführt, sind jedenfalls weitere Forschungsprojekte aus dem Drittmittelkonto finanzierbar. Dasselbe gilt hinsichtlich der Finanzierung von Fortbildungsveranstaltungen. Fortbildungen der Mitarbeiter eines Klinikums können deshalb auch aus überschüssigen Drittmitteln finanziert werden, wenn ein Sponsoring durch Dritte nicht verfügbar ist oder aus rechtlichen Gründen nicht in Betracht kommt.

- Ein weiterer wichtiger Kooperationsbereich zwischen der Medizinprodukteindustrie und der Ärzteschaft ist das *Sponsoring von Fortbildungsveranstaltungen*. Wie bereits unter 3. ausgeführt, ist insofern zwischen externen und internen Fortbildungsveranstaltungen einerseits sowie der aktiven und passiven Teilnahme an Fortbildungsveranstaltungen andererseits zu unterscheiden. Externe Fortbildungsveranstaltungen sind solche, die nicht von dem Klinikum organisiert werden, dem der Mitarbeiter angehört. Hierbei handelt es sich also um Tagungen und Kongresse im In- und Ausland, zu denen Ärzte häufig von der Pharmaindustrie oder von Geräteherstellern eingeladen werden. Die Antikorruptionsrichtlinie sollte *Regelungen für die aktive Teilnahme* enthalten, bei der im Gegensatz zur passiven Teilnahme auch eine Regelung hinsichtlich der Obergrenze für ein mögliches Honorar des Arztes z.B. für die Präsentation von Forschungsergebnissen enthalten sein sollte. Bei der passiven Teilnahme ist die Beschränkung zu beachten, dass eine Finanzierung durch Dritte nur dann möglich ist, wenn die Veranstaltung Produkte des Zuwendungsgebers betrifft oder von diesem selbst organisiert wird.

- Bei *internen Fortbildungsveranstaltungen*, bei denen es sich um Veranstaltungen des Klinikums selbst handelt, sind Regelungen vorzusehen, inwieweit insofern eine Unterstützung durch Dritte möglich ist. Auch hier empfiehlt es sich, parallel Antragsvordrucke und Vertragsformulare zu entwerfen.

- Weitere Regelungsbereiche sind *Sachspenden und Geschenke an Mitarbeiter* eines Klinikums. Ferner sind die Voraussetzungen für *Dauerleihgaben von Geräten* zu klären.

- Unter bestimmten arbeitsrechtlichen Voraussetzungen (vgl. dazu näher unter 5.) ist an die **Entwicklung eines Sanktionskataloges** zu denken, mit dem Verstöße gegen die Antikorruptionsrichtlinie geahndet werden können.

- Schließlich ist ein **Ansprechpartner** zu bestimmen, der den Beteiligten im Unternehmen bei Auslegungsfragen der Antikorruptionsrichtlinie zur Verfügung steht, und bei dem die entsprechenden Kooperationsverträge eingereicht werden können.

4.2.4. Der Prozess der Einführung von Antikorruptionsrichtlinien

Im Anschluss an die Risiko- und Bestandsanalyse und die hierauf beruhende inhaltliche Konzeption der Antikorruptionsrichtlinie ist zu klären, welche Möglichkeiten hinsichtlich der **arbeitsrechtlichen Umsetzung der Antikorruptionsrichtlinie** bestehen (siehe dazu näher unter 5). Da, wie im nachfolgenden Kapitel zu zeigen sein wird, wesentliche Regelungen der Antikorruptionsrichtlinie einer **Zustimmung des Betriebsrates** bedürfen, ist hierfür eine Information des Betriebsrates über die beabsichtigte Vorgehensweise erforderlich. Diesem sollte die Notwendigkeit der Erstellung einer hausinternen Antikorruptionsrichtlinie verdeutlicht werden. Daran sollte sich eine kurze Skizze des wesentlichen Inhaltes der Antikorruptionsrichtlinie anschließen. Auf dieser Grundlage kann im Folgenden der Betriebsrat um Zustimmung zu einer entsprechenden Betriebsvereinbarung gebeten werden.

Ist es gelungen, die Antikorruptionsrichtlinie im Unternehmen zu installieren, folgt die Schulung der Mitarbeiter. Für die Schulung der Chefärzte bietet sich die ohnehin turnusmäßig stattfindende **Chefarztdienstbesprechung** an. Wegen des Schichtbetriebes in Krankenhäusern werden mindestens **zwei Durchläufe an Schulungsveranstaltungen** benötigt. Die Schulungsveranstaltung soll sich nicht allein auf das ärztliche Personal beschränken, sondern von vornherein auch **Pflegekräfte** und **andere in die Produktbeschaffung involvierte Mitarbeiter** einbeziehen.

Darüber hinaus ist die Schulung der Mitarbeiter erforderlich, die im Klinikbetrieb die Entscheidung der Geschäftsführung über die Genehmigung bestimmter Kooperationsbeziehungen vorbereiten. Diese Mitarbeiter müssen nicht nur mit den einzelnen Regelungen vertraut gemacht werden, sondern sie müssen auch den Umgang mit den Antragsvordrucken und Formularen erlernen.

Idealerweise wird die Einführung der Antikorruptionsrichtlinie im Klinikbetrieb noch über einen Zeitraum von etwa einem halben Jahr von demjenigen begleitet, der die Antikorruptionsrichtlinie erstellt hat. Denn die Praxis hat gezeigt, dass auch nach umfangreichen Schulungsveranstaltungen bei einzelnen Kooperationsbeziehungen noch Fragen auftreten können.

Zusammenfassend lässt sich der Prozess der Implementierung von Antikorruptionsrichtlinien im Klinikum bzw. im Unternehmen wie folgt darstellen:

Übersicht 4: Die Einführung von Antikorruptionsrichtlinien

Phase 1: Risiko- und Bestands- analyse	• Ermittlung der einschlägigen Straftatbestände • Analyse bestehender Richtlinien, Dienstanweisungen und Geschäftspraxis • Ermittlung der Risikobereiche
Phase 2: Inhaltliche Konzeption einer „maßgeschneiderten" Antikorruptionsricht-linie	• Festlegung des Änderungsbedarfs • Unternehmenspolitische Entscheidungen durch die Geschäftsführung festlegen lassen (Höhe des Overhead bei Drittmittelprojekten/Drittmittelprojekte als Nebentätigkeit/whistleblowing) • Entwicklung von Regelungen für die einzelnen Kooperationsbereiche • Entwicklung von Antragsformularen und Vertragsmustern
Phase 3: Wirksame Implementie-rung im Unternehmen	• Präsentation der Richtlinie vor dem Betriebsrat • Arbeitsrechtliche Umsetzungsschritte (Kapitel 5), wenn möglich: Abschluss einer Betriebsvereinbarung • Prüfung der Dienstverträge
Phase 4: Schulung der Mitarbeiter	• Schulung der Adressaten der Antikorruptionsrichtlinie • Schulung der Mitarbeiter, die die Genehmigung einzelner Kooperationsbeziehungen durch die Geschäftsführung vorbereiten
Phase 5: Nachbetreuung	• Ansprechpartner bei Zweifelsfragen begutachtet problematische Einzelfälle
Phase 6: Evaluation und Fort-schreibung	• Analyse der Effizienz und der Akzeptanz der Antikorruptionsrichtlinie bei den Mitarbeitern

4.3. Sicherung von Effizienz und Nachhaltigkeit

Insbesondere die Gewährleistung von Nachhaltigkeit ist zunächst eine Aufgabe der Verantwortlichen des Unternehmens (bzw. Klinikums) selbst. Es ist sicherzustellen, dass die Vorschriften der Antikorruptionsrichtlinie auch denjenigen Mitarbeitern zur Kenntnis gebracht werden, die neu in das Unternehmen (bzw. das Klinikum) eintreten. Ferner ist darauf Wert zu legen, dass sich keine Praxis etabliert, in der Regelungen der Antikorruptionsrichtlinie ausgehebelt oder missachtet werden.

Das sollten Sie vermeiden!

Die Autoren dieses Buches haben im Rahmen ihrer Tätigkeit häufig beobachtet, dass es eine Fülle von Regelungswerken und Dienstanweisungen in den Kliniken gab, die im Unternehmen aber nicht gelebt wurden und niemandem mehr bekannt waren. So war es z.B. nach den Regelungen einer hausinternen Antikorruptionsrichtlinie aus im Übrigen nicht plausiblen Erwägungen untersagt, ein Fortbildungssponsoring zu einer Fortbildungsveranstaltung im Ausland anzunehmen. Daran hatte sich in der Praxis aber weder ein Arzt gehalten, noch waren seitens der Verwaltung Anträge auf Durchführung finanzierter Fortbildungsveranstaltungen im Ausland jemals beanstandet worden. *Deshalb ist sicherzustellen, dass die Regelungen, die in Antikorruptionsrichtlinien festgehalten werden, dauerhaft Eingang ins Tagesgeschäft finden.*

Gleichwohl ist fortlaufend zu überprüfen, inwieweit die Regelungen auch praxistauglich sind. Ebenso wie die von den Gesetzgebungsorganen entwickelten und verabschiedeten Gesetze müssen auch hausinterne Richtlinien aktualisiert, überarbeitet und reformiert werden. Hierfür sind *turnusmäßige Dienstbesprechungen* der Leitungspersonen anzusetzen, in denen die Praktikabilität unternehmensinterner Richtlinien diskutiert wird. Auf diese Weise ist eine *Fortschreibung und Anpassung der Richtlinie an die Bedürfnisse der Praxis* möglich.

Effizienz und Nachhaltigkeit hausinterner Antikorruptionsrichtlinien und Schulungsveranstaltungen können auch turnusmäßig evaluiert werden. Diesbezüglich bieten sich z.B. Mitarbeiterbefragungen vor oder nach der Einführung von Antikorruptionsrichtlinien an. In einer follow-up-Untersuchung können Mitarbeiter sodann – etwa ein Jahr später – nochmals befragt werden. Die Diskussion und Publikation der Forschungsergebnisse in dem Unternehmen stellt zudem die Akzeptanz der Antikorruptionsrichtlinien und Compliance-Bemühungen des Unternehmens sicher.

5. Die arbeitsrechtliche Umsetzung von Instrumenten der Korruptionsprävention

5.1. Einführung – die oft vergessene Seite von Instrumenten der Korruptionsprävention

Die Literatur zu dem Thema Compliance oder auch Ethikrichtlinien ist vielfältig und scheint auch nicht abzunehmen. Trotz dieser zahlreichen Literatur sind kaum Ausführungen darüber zu finden, in welcher Form gefundene Instrumente der Korruptionsprävention, wie Antikorruptionsrichtlinien, wirksam in die Arbeitsverhältnisse umgesetzt werden. Offensichtlich sind vielfach die Bearbeiter derartiger Themen so damit beschäftigt, das Thema Compliance zu bearbeiten, dass sie die Frage nach der wirksamen Umsetzung der so angepriesenen Präventionsinstrumente schlicht vernachlässigen. Daher werden in der Praxis vielfach auch Instrumente der Korruptionsprävention, wie Antikorruptionsrichtlinien oder sonstige Verhaltenskodices, als Richtlinie einseitig vom Arbeitgeber in Kraft gesetzt. Diese Vorgehensweise hat jedoch schlicht und ergreifend die Unwirksamkeit der Richtlinie zur Folge. Die Instrumente der Korruptionsprävention erreichen die Arbeitnehmer nicht und der Arbeitgeber kann Verstöße hiergegen nicht sanktionieren. Dies wird sicherlich nicht die Intention der Arbeitgeber sein, welche sich mit dem Thema Compliance bzw. dem Teilaspekt der Korruptionsprävention auseinandersetzen und meist viel Zeit und Energie sowie finanzielle Ressourcen investieren. Daher sollten Arbeitgeber bei der Entwicklung von Instrumenten der Korruptionsprävention nicht aufhören, sondern auch der wirksamen arbeitsrechtlichen Implementierung Aufmerksamkeit schenken.

5.2. Grundsätze der Umsetzung von Instrumenten der Korruptionsrichtlinie

5.2.1. Überblick

Leider lässt sich in den wenigen Äußerungen zu der arbeitsvertraglichen Umsetzung von Instrumenten der Korruptionsprävention herauslesen, dass der Arbeitgeber aus verschiedenen Möglichkeiten zur Implementierung wählen können soll. Zu diesen Möglichkeiten werden sodann u.a. das Direktionsrecht, der Arbeitsvertrag und die Betriebsvereinbarung genannt.[278] Diese Herangehensweise an die wirksame Umsetzung von Instrumenten der Korruptionsprävention ist jedoch falsch. Jede arbeitgeberseitige Weisung/Regelung im Arbeitsverhältnis hat immer eine individualrechtliche und eine kollektivrechtliche Komponente. Daher sind auch Instrumente der Korruptionsprävention, wie eine Antikorruptionsrichtlinie, stets auf diesen zwei „Ebenen" einzuführen.

---

[278] So z.B.: Wagner 2008, S. 45 ff.

Es ist immer ist zu unterscheiden zwischen der *kollektivrechtlichen* Relevanz und der *individualrechtlichen* Ermächtigung. Diese Zweiteilung bedeutet jedoch keinesfalls, dass die Richtlinie nur auf der einen oder nur auf der anderen Ebene eingeführt werden kann – es sind immer beide Aspekte zu beachten.

Die *kollektivrechtliche* Relevanz der Einführung von Instrumenten der Korruptionsprävention, wie z.b. die einer Antikorruptionsrichtlinie, betrifft dabei die Frage nach der Notwendigkeit einer Betriebsratsbeteiligung.[279] Hierbei ist insbesondere die Mitbestimmungspflichtigkeit der Richtlinie bzw. anderer Instrumente der Korruptionsprävention zu beachten. Die kollektivrechtliche Implementierung von Instrumenten der Korruptionsprävention wird in diesem Kapitel unter 4. an dem Beispiel der Einführung einer Antikorruptionsrichtlinie näher erläutert. Demgegenüber stellt sich bei der *individualrechtlichen* Ermächtigung die Frage, wie Instrumente der Korruptionsprävention gegenüber dem einzelnen Arbeitnehmer[280] eingeführt werden können. Die entsprechenden Ausführungen dazu folgen am Beispiel der Umsetzung einer Antikorruptionsrichtlinie unter 5.3.

5.2.2. Umsetzung im einzelnen Arbeitsverhältnis (individualrechtliche Implementierung)

Für die Umsetzung der Antikorruptionsrichtlinie im einzelnen Arbeitsverhältnis ist die Frage zu klären, inwieweit die Antikorruptionsrichtlinie einseitig gegenüber den Arbeitnehmern verbindlich eingeführt werden kann oder ob es der Zustimmung des einzelnen Arbeitnehmers bedarf. Besteht bereits ein Arbeitsverhältnis zum Arbeitnehmer, kommt zunächst eine Einführung der Richtlinie im Rahmen des Direktionsrechts (Weisungsrecht) des Arbeitgebers in Betracht. Die Richtlinie bzw. einzelne Regelungen wären hierüber einseitig einführbar. Scheidet eine Einführung im Rahmen des Direktionsrechts aus, lässt sich sowohl bei bestehenden als auch bei neu zu begründenden Arbeitsverhältnissen an den Abschluss eines (zweiseitigen) Arbeitsvertrags bzw. Änderungsvertrags zu diesem denken. Scheidet diese Möglichkeit ebenfalls aus, ist bei bestehenden Arbeitsverhältnissen noch die Aussprache einer Änderungskündigung zu prüfen.

---

[279] Sofern in den vorliegenden Ausführungen die Rede vom Betriebsrat ist, gilt Entsprechendes auch für Personalräte und Mitarbeitervertretungen. Auf Parallelvorschriften des Bundespersonalvertretungsgesetzes (BPersVG) bzw. des Mitarbeitervertretungsgesetzes (MVG) sowie der Rahmenordnung für eine Mitarbeitervertretungsordnung (MAVO) wird gesondert hingewiesen.

[280] Sofern in den Ausführungen von Arbeitsverhältnissen, Arbeitnehmern und Arbeitsverträgen die Rede ist, so gelten die Ausführungen gleichermaßen auch für die Chefarztverhältnisse. Obwohl in den meisten Kliniken Chefärzte einen „Chefarztdienstvertrag" unterzeichnet haben, so sind sie jedoch rechtlich als Arbeitnehmer zu behandeln. Nur in Ausnahmefällen sind Chefärzte tatsächlich weisungsfrei und damit Dienstnehmer. In der Praxis sind Chefärzte regelmäßig den Weisungen der Geschäftsleitung eines Klinikums unterworfen und somit nicht Dienstnehmer, sondern Arbeitnehmer; so z.B. auch nach dem Musterchefarztvertrag der DKG.

5.2.3. Beteiligung der Arbeitnehmervertretung (kollektivrechtliche Implementierung)

Die kollektivrechtliche Implementierung einer Antikorruptionsrichtlinie betrifft die Notwendigkeit einer Betriebsratsbeteiligung. Wie erwähnt ist hierbei insbesondere die Mitbestimmungspflichtigkeit der einzelnen Regelungen der Richtlinie zu beachten.

Der Betriebsrat hat nach dem Betriebsverfassungsgesetz Mitbestimmungsrechte in sozialen, personellen und wirtschaftlichen Angelegenheiten sowie bei der Gestaltung von Arbeitsplatz, Arbeitsablauf und Arbeitsumgebung. Werden dem Betriebsrat per Gesetz zwingende Mitbestimmungsrechte zugesprochen, kann eine Maßnahme des Arbeitgebers nur mit Zustimmung des Betriebsrats erfolgen.[281] Für die Implementierung einer Antikorruptionsrichtlinie ist vorrangig das Mitbestimmungsrecht in Fragen der betrieblichen Ordnung gemäß § 87 Abs. 1, Nr. 1 BetrVG relevant.

Zur Implementierung der Antikorruptionsrichtlinie sollte mit dem Betriebsrat versucht werden, diese als Betriebsvereinbarung abzuschließen (siehe näher unter 5.4.). Die Antikorruptionsrichtlinie hätte sodann auf alle Arbeitsverhältnisse eine zwingende und unmittelbare Wirkung. Dies darf jedoch nicht darüber hinwegtäuschen, dass immer auch trotzdem die Antikorruptionsrichtlinie individualvertraglich implementiert werden muss, da es den Betriebsparteien verwehrt ist, im Rahmen einer Betriebsvereinbarung Hauptleistungspflichten des Arbeitnehmers zu regeln. Die Betriebsparteien können zwar in einer Antikorruptionsrichtlinie in Form einer Betriebsvereinbarung regeln, wie bestimmte Leistungspflichten der Arbeitnehmer ausgestaltet sind; sie können diese aber nicht begründen. So ist es z.B. den Betriebsparteien verwehrt, in einer Antikorruptionsrichtlinie in Form einer Betriebsvereinbarung überhaupt die Verpflichtung z.B. zur Durchführung von Drittmittelprojekten oder der Teilnahme an Fortbildungsveranstaltungen zu begründen. Dies ist einer individualvertraglichen Vereinbarung zwischen dem Arbeitgeber und dem jeweiligen Arbeitnehmer vorbehalten. Würden in einer Antikorruptionsrichtlinie in Form einer Betriebsvereinbarung derartige Vereinbarungen zwingend geregelt werden, wäre dies ein Eingriff in die grundrechtlich geschützte Berufsfreiheit aus Art. 12 Abs. 1 GG[282] des jeweiligen Arbeitnehmers. Ob jemand eine bestimmte Pflicht zu erfüllen hat, kann nur im Arbeitsvertrag selbst und nicht in einer Betriebsvereinbarung geregelt werden bzw. die Regelungen, die sich auf Hauptleistungspflichten beziehen, entfalten keine unmittelbare Wirkung. Wie der jeweilige Arbeitnehmer seine Arbeitspflicht hingegen zu erfüllen hat (Bsp.: Annahme von Zuwendungen), lässt sich in einer Betriebsvereinbarung verbindlich regeln, da keine Hauptleistungspflicht betroffen ist.

---

[281] Wollenschläger 2008, S. 362.

[282] Maunz-Dürig 2008, Art. 12 GG, Rn. 266, 335: Die Berufsfreiheit aus Art. 12 I GG umfasst die Freiheit der Berufswahl („Ob") und die Freiheit der Berufsausübung („Wie"). Letztere kann aus vernünftigen Erwägungen des Gemeinwohls eingeschränkt werden. Erstere, die Freiheit der Berufs**wahl**, kann nur eingeschränkt werden, wenn der Schutz besonders wichtiger Gemeinwohlgüter es zwingend erfordert.

5.3. Umsetzung einer Antikorruptionsrichtlinie im einzelnen Arbeitsverhältnis (individualrechtliche Implementierung)

5.3.1. Umsetzung im Rahmen des Direktionsrechts

Zunächst sollten die einzelnen Regelungen der einzuführenden Antikorruptionsrichtlinie daraufhin untersucht werden, ob sie im Rahmen des Direktionsrechts des Arbeitgebers einseitig in das Arbeitsverhältnis eingeführt werden können. Die Bereiche der Antikorruptionsrichtlinie, die vom Direktionsrecht des Arbeitgebers umfasst sind, sind einseitig in das einzelne Arbeitsverhältnis einführbar. Infolgedessen bedarf es für die individualrechtliche Implementierung dieser Regelungen in das einzelne Arbeitsverhältnis keiner zusätzlichen Vereinbarung mit dem Arbeitnehmer mehr und dessen Zustimmung ist entbehrlich. Dadurch entfallen sowohl der Aufwand, den der Abschluss einer zusätzlichen Vereinbarung mit sich bringt, als auch das Risiko, dass einzelne Arbeitnehmer möglicherweise ihre Zustimmung verweigern.

Da höchstrichterlich bisher nicht entschieden ist, ob eine Antikorruptionsrichtlinie im Ganzen durch Ausübung des Direktionsrechts in das Arbeitsverhältnis eingeführt werden kann, sind die einzelnen Regelungen einer möglichen Richtlinie jeweils gesondert auf ihre Umsetzbarkeit kraft Direktionsrecht zu überprüfen. Für das Mitbestimmungsrecht des Betriebsrats an einer Ethikrichtlinie hat das Bundesarbeitsgericht entschieden, dass die einzelnen Regelungsbereiche jeweils für sich genommen auf ihre Mitbestimmungspflichtigkeit zu überprüfen sind, da sie regelmäßig nicht in einem unauflösbaren Gesamtzusammenhang stehen, sondern voneinander getrennt betrachtet werden können und müssen.[283] Entsprechendes muss auch bei der Überprüfung des Direktionsrechts des Arbeitgebers gelten, da auch dieses abhängig vom jeweiligen Inhalt einer Regelung ist. Da eine Richtlinie keinen gesamt zu beurteilenden Inhalt hat, sondern inhaltlich voneinander zu trennende Bereiche enthält, sind die einzelnen Regelungsbereiche gesondert auf die Einführbarkeit im Rahmen des Direktionsrechts zu überprüfen.

5.3.1.1. Inhalt des Direktionsrechts

Der Inhalt der Leistungspflicht des Arbeitnehmers und damit korrespondierend der Inhalt des Anspruchs des Arbeitgebers auf die Arbeitsleistung wird durch das Arbeitsverhältnis festgelegt und ist im Einzelfall anhand des Arbeitsvertrags unter Berücksichtigung kollektivrechtlicher Normen zu bestimmen. Aus dem Arbeitsverhältnis ergibt sich, mit welchen Tätigkeiten der Arbeitgeber wann und wo den Arbeitnehmer wie lange beschäftigen darf und wie der Arbeitnehmer die Arbeitsleistung erbringen muss.[284] In der Regel werden die vom Arbeitnehmer geschuldeten Leistungen ihrer Art nicht bis ins kleinste Detail im Voraus bestimmt. In einem Arbeitsvertrag werden u.a. die verschiedenen Arbeitspflichten des Arbeitnehmers meist nur ungenau beschrieben. Statt der konkreten Zeit, den Ort oder die Art der Arbeitsleistung zu

---

[283]   BAG Urteil v. 22.07.2008 – 1 ABR 40/07, BB 2008, 2520 f.

[284]   Boemke 2004, § 9 Rn. 3.

bestimmen, wird nur ein „Rahmen" abgesteckt. Der Arbeitnehmer sagt zunächst nur unselbstständige, weisungsabhängige Dienste zu. Damit ist aber noch nicht festgelegt, welche konkrete Leistung der Arbeitnehmer erbringen soll. Deswegen muss der Arbeitgeber die Möglichkeit haben, die Arbeitspflicht zu konkretisieren und dem Arbeitnehmer detaillierte Anweisungen zur Ausübung der Tätigkeit machen können. Das Recht hierzu ergibt sich aus dem Direktionsrecht = Weisungsrecht, welches in § 106 Satz 1 Gewerbeordnung (GewO) normiert ist.

§ 106 Satz 1 GewO:

Der Arbeitgeber kann Inhalt, Ort und Zeit der Arbeitsleistung nach billigem Ermessen näher bestimmen, soweit diese Arbeitsbedingungen nicht durch den Arbeitsvertrag, Bestimmungen einer Betriebsvereinbarung, eines anwendbaren Tarifvertrages oder gesetzliche Vorschriften festgelegt sind.

5.3.1.2. Reichweite und Grenzen des Direktionsrechts

Dem Arbeitgeber steht zwar ein einseitiges Recht zu, den Inhalt der Arbeitspflicht des Arbeitnehmers näher zu bestimmen. Dieses Recht besteht aber nicht schrankenlos, sondern findet seine Grundlage im Arbeitsverhältnis und ist zahlreichen Beschränkungen unterworfen.[285]

Das Direktionsrecht des Arbeitgebers kann nur vorhandene Pflichten des Arbeitnehmers konkretisieren. Der Arbeitnehmer kann nur zu Tätigkeiten angewiesen werden, zu denen er sich grundsätzlich auch einmal verpflichtet hat. Diese Verpflichtung kann sich aus dem individuellen Arbeitsvertrag, aber auch aus Tarifvertrag oder gesetzlichen Haupt- oder Nebenleistungspflichten ergeben. Die Ausübung des Direktionsrechts setzt daher voraus, dass bereits bestehende Arbeitspflichten spezifiziert und detailliert werden, ohne den Pflichtenkreis des Arbeitnehmers zu erweitern. Das Direktionsrecht kann keine neuen Verpflichtungen schaffen.[286] Daher kommt es entscheidend darauf an, dass die in der Antikorruptionsrichtlinie ausgestalteten Pflichten der Arbeitnehmer an bereits bestehende arbeitsvertragliche, tarifvertragliche oder gesetzliche Haupt- und Nebenpflichten anknüpfen und diese inhaltlich ausfüllen. Speziell für den Arbeitsvertrag folgt daraus: Je enger und konkreter die Arbeitspflicht im Vertrag festgelegt ist, desto weniger umfangreich ist das Direktionsrecht. Je unbestimmter und allgemeiner die zu leistenden Dienste umschrieben sind, desto weiter reicht das Direktionsrecht.[287]

Die durch Direktionsrecht eingeführten Regelungsbereiche einer Antikorruptionsrichtlinie müssen einen Bezug zum Arbeitsverhältnis aufweisen, mithin von seiner Leistungspflicht umfasst sein. Vom Direktionsrecht grundsätzlich nicht umfasst sind Weisungen des Arbeitgebers zum außerdienstlichen Verhalten des Arbeitnehmers.

---

[285]   Boemke 2004, § 9 Rn. 10.

[286]   Mengel/Hagemeister 2007, S. 1387; Schuster/Darsow 2005, S. 273.

[287]   Boemke 2004, § 9 Rn. 12.

Die Gestaltung des privaten Lebensbereichs steht außerhalb der Einflusssphäre des Arbeitgebers.[288] Der private Lebensbereich kann aber ausnahmsweise dann durch Arbeitsvertragspflichten eingeschränkt werden, wenn sich das private Verhalten auf den betrieblichen Bereich auswirkt und dort zu Störungen führt.[289] Entscheidend für die Abgrenzung einer zulässigen von einer unzulässigen Weisung ist die Frage, ob ein hinreichender Bezug zur geschuldeten Tätigkeit des Arbeitnehmers besteht.[290]

Ein Bezug zur Tätigkeit des Arbeitnehmers liegt nach § 106 Abs. 1, S. 2 GewO grundsätzlich auch bei Weisungen vor, die sich auf die Ordnung und das Verhalten des Arbeitnehmers im Betrieb beziehen.[291] Obwohl in diesen Fällen das Mitbestimmungsrecht des Betriebsrats nach § 87 Satz 1 Nr. 1 BetrVG zu beachten ist, können somit auch Regelungen, die sich auf die Ordnung und das Verhalten des Arbeitnehmers im Betrieb beziehen, kraft Direktionsrecht gegenüber dem einzelnen Arbeitnehmer eingeführt werden.

Bei der Ausübung des Direktionsrechts ist der Arbeitgeber an höherangiges Recht, insbesondere Gesetz und kollektivrechtliche Vereinbarungen (Tarifvertrag, Betriebsvereinbarung/Dienstvereinbarung), gebunden.

Daneben muss die Ausübung des Direktionsrechts billigem Ermessen i.S.v. § 315 BGB entsprechen. Auch unter Beachtung höherrangigen Rechts ist der Arbeitgeber daher nicht frei, nach Belieben den Inhalt der Arbeitspflicht im Rahmen der vertraglich vereinbarten Tätigkeiten zu bestimmen.[292] Eine Weisung des Arbeitgebers genügt grundsätzlich billigem Ermessen, wenn die wesentlichen Umstände des Falls abgewogen und die beiderseitigen Interessen angemessen berücksichtigt werden.[293] Dabei ist die Beeinträchtigung des Arbeitnehmers durch die Einführung der Antikorruptionsrichtlinie abzuwägen gegen das Interesse des Arbeitgebers an der Einhaltung der einzelnen Regelung.[294] Hierbei ist zu berücksichtigen, dass die Einführung einer Antikorruptionsrichtlinie dem Arbeitgeber üblicherweise dazu dient, eine eigene Strafbarkeit – sowie die Strafbarkeit der beschäftigten Ärzte – wegen Korruptionsdelikten zu vermeiden. Damit soll gleichzeitig auch etwaigen Imageschäden nach außen vorgebeugt werden. Demgegenüber hält sich die Beeinträchtigung der Arbeitnehmer durch die Regelungen der Antikorruptionsrichtlinie in zumutbaren Grenzen. Unter Abwägung der beiderseitigen Interessen wird die Einführung einer Antikorruptionsrichtlinie legitim erscheinen und regelmäßig billigem Ermessen genügen.

---

[288] Schuster/Darsow 2005, S. 273.

[289] ErfK/Preis 2010, § 611, Rn. 730.

[290] Mengel/Hagemeister 2007, S. 1388.

[291] Schuster/Darsow 2005, S. 273.

[292] Boemke 2004, § 9 Rn. 20.

[293] BAG Urteil v. 19.06.1985 – 5 AZR 57/84, BB 1985, 1985.

[294] Schuster/Darsow 2005, S. 274.

5.3.1.3. Rechtsfolgen des Direktionsrechts

Der Arbeitnehmer hat rechtmäßigen Weisungen des Arbeitgebers grundsätzlich nachzukommen. Diese konkretisieren wirksam den Inhalt der Arbeitspflicht des Arbeitnehmers; der Arbeitgeber hat einen Anspruch auf Erfüllung.

Kommt der Arbeitnehmer den Weisungen des Arbeitgebers nicht nach, verletzt er seine arbeitsvertraglichen Pflichten und der Arbeitgeber ist infolgedessen zu Sanktionen berechtigt.[295] Neben dem Verlust des Lohnsanspruchs macht der Arbeitnehmer sich schadenersatzpflichtig und der Arbeitgeber kann neben einer Abmahnung grundsätzlich eine ordentliche bzw. außerordentliche Kündigung aussprechen.[296]

Überschreitet der Arbeitgeber jedoch sein Direktionsrecht, ist die Weisung rechtswidrig und der Arbeitgeber würde damit vom Arbeitnehmer die Erfüllung einer nicht bestehenden arbeitsvertraglichen Pflicht verlangen. Der Arbeitnehmer muss eine solche Weisung nicht befolgen und der Arbeitgeber kann sie nicht einfordern bzw. die Weigerung des Arbeitnehmers nicht sanktionieren.

5.3.1.4. Einzelne Regelungen

Es kommt für die Implementierung einer Richtlinie im Rahmen des Direktionsrechts für jede einzelne Regelung darauf an, ob die zu regelnde Materie von den arbeitsvertraglichen Pflichten der Arbeitnehmer umfasst wird oder nicht. Dabei können sich die Pflichten des Arbeitnehmers wie erwähnt sowohl aus dem Arbeitsvertrag als auch aus gesetzlichen, tarifvertraglichen oder berufsrechtlichen Regelungen ergeben.

Im Folgenden wird anhand von einzelnen Regelungen einer Antikorruptionsrichtlinie dargestellt, ob die Regelung möglicherweise einseitig im Rahmen des Direktionsrechts umgesetzt werden kann. Hierbei kann selbstverständlich nicht auf die Vielzahl von unterschiedlichen Ausgestaltungen in Antikorruptionsrichtlinien, Arbeitsverträgen und Tarifverträgen eingegangen werden. Es sollen jedoch, resultierend aus der Erfahrung der Autoren bei der Beratung von Entwicklung und Implementierung von Antikorruptionsrichtlinien und anderen Instrumenten der Korruptionsprävention, die Probleme, die regelmäßig bei der individualrechtlichen Implementierung einer Antikorruptionsrichtlinie auftreten, anhand von Beispielen erläutert werden. Hierbei muss regelmäßig, aufgrund der verschiedenen Verträge, zwischen Chefärzten und sonstigem ärztlichem Personal bzw. pflegerischem Personal unterschieden werden.

---

[295] Hromadka/Maschmann, Bd. 1, 2008, S. 182.

[296] Boemke 2004, § 9 Rn. 30.

Bei der Beurteilung der Frage, ob eine Antikorruptionsrichtlinie im Rahmen des Direktionsrechts des Arbeitgeber einseitig umgesetzt werden kann, müssen die jeweils verwendeten Arbeitsverträge und anwendbaren Tarifverträge gründlich überprüft werden. Es ist immer eine Einzelfallanalyse beim jeweiligen Arbeitgeber anzustellen, welche äußerst verschieden ausfallen kann. Eine pauschale Feststellung der Umsetzung im Rahmen des Direktionsrechts ist schlichtweg falsch und birgt lediglich Risiken für den Arbeitgeber.

■ **Präambel**

Eine Antikorruptionsrichtlinie enthält in der Regel eine Präambel. In dieser wird üblicherweise das allgemeine Verständnis der jeweiligen Einrichtung im Umgang mit dem Thema Korruption und ihrer Prävention erläutert. Gestaltet die Präambel nur die Grundprinzipien der Korruptionsprävention aus (Trennungs-, Anzeige-, Genehmigungs-, Dokumentations- und Transparenzprinzip; s.o.), werden lediglich bestehende gesetzliche, berufsrechtliche und tarifvertragliche Verbote konkretisiert. Die Regelung ist daher von den vertraglichen Pflichten des Arbeitnehmers umfasst und kraft Direktionsrechts des Arbeitgebers einführbar.

Auch Abschnitte einer Präambel, die das Verbot der Geschenkannahme zu privaten Zwecken enthalten, sind kraft Direktionsrecht einführbar. Sie gestalten zwar kein Grundprinzip der Korruptionsprävention aus, sind aber aus folgendem Grund ebenfalls vom Direktionsrecht des Arbeitgebers erfasst: Durch die Annahme von Geschenken im geschäftlichen Bereich besteht die Gefahr der Beeinflussung und der Beeinträchtigung der ärztlichen Unabhängigkeit. Es besteht daher ein hinreichender Bezug zur geschuldeten Tätigkeit des Arztes, so dass nicht der private, sondern der Bereich der arbeitsvertraglichen Pflichten betroffen ist.

■ **Annahme und Verwaltung von Drittmitteln**

□ **Chefärzte**
Für Chefärzte kann sich aus den Arbeits-/Dienstverträgen eine Pflicht zur Teilnahme an Drittmittelprojekten ergeben. Bei der Überprüfung der Chefarztverträge auf die Implementierbarkeit im Rahmen des Direktionsrechts ist es wichtig, darauf zu achten, dass alle Aspekte der Teilnahme an Drittmittelprojekten im Arbeits-/Dienstvertrag erfasst sind. Hierbei kommt es darauf an, welche Tätigkeiten in einer Antikorruptionsrichtlinie als Teilnahme an Drittmittelprojekten definiert werden sollen. Beispielsweise könnten darunter gefasst sein die Teilnahme an und die Durchführung von

- klinischen Arzneimittelprüfungen

- Anwendungsbeobachtungen

- Forschungsprojekten

- Medizinproduktestudien

soweit diese Tätigkeiten durch Zuwendungen finanziert werden, die zusätzlich zum regulären Haushalt von privaten Stellen eingeworben werden.

Sollten nicht alle Tätigkeiten, die in der Antikorruptionsrichtlinie als Teilnahme an Drittmittelprojekten definiert werden, vom Arbeitsvertrag erfasst sein, ist an den Abschluss eines Änderungsvertrags zu denken (dazu näher unter 5.3.2.4.). Hiermit lassen sich die fehlenden Tätigkeiten zur Hauptleistungspflicht erklären und damit wiederum Regelungen hierzu in der Antikorruptionsrichtlinie im Rahmen des Direktionsrechts in das Arbeitsverhältnis einführen.

Falls es Abreden über die Erlaubnis von Nebentätigkeiten mit den angestellten Chefärzten gibt, in denen die fehlenden Tätigkeitsbereiche ebenfalls nicht enthalten sind, darf daraus nicht geschlossen werden, dass es sich deshalb um Leistungspflichten des Arztes handelt. Eine Leistungspflicht kann sich nur aus einer ausdrücklichen Regelung ergeben und nicht aus einem Stillschweigen über eine bestimmte Tätigkeit.

☐ **Sonstiges ärztliches Personal**
Für das sonstige Personal neben den Chefärzten ist die Durchführung von Drittmittelprojekten regelmäßig per se keine Leistungspflicht. Dies ergibt sich z.b. exemplarisch aus den Tarifverträgen für Ärzte an kommunalen und an Universitätskliniken.[297] Hiernach zählt die Erstellung von Gutachten, gutachterlichen Äußerungen und wissenschaftlichen Ausarbeitungen zwar grundsätzlich zu den Hauptpflichten der Ärzte – dies gilt jedoch nur, soweit diese Tätigkeiten nicht von einem Dritten angefordert und vergütet werden. Daraus ergibt sich, dass die Forderung einer dieser genannten Tätigkeiten explizit vom Arbeitgeber selbst erteilt werden muss, damit diese dem Bereich der Leistungspflichten zuzuordnen ist.[298] Sollte der Arbeitgeber eine entsprechende Anforderung eines Dritten an den Arzt weiterleiten, wird diese Tätigkeit dadurch trotzdem nicht zur Leistungspflicht des Arztes – denn dadurch ließe sich der Tätigkeitsbereich des Arztes beliebig ausweiten.[299] Eine Verpflichtung zur Durchführung von Drittmittelprojekten kann daher für das sonstige Personal neben den Chefärzten ohne ausdrückliche Regelung im Arbeitsvertrag regelmäßig nur über die Verpflichtung zur Ausübung einer Nebentätigkeit gegen entsprechende Vergütung erfolgen.

---

[297] Vgl. § 5 Abs. 2 TV-Ärzte (Tarifvertrag für Ärzte an Universitätskliniken) sowie § 4 Abs. 4 TV-Ärzte/VKA (Tarifvertrag für Ärzte an kommunalen Krankenhäusern).

[298] Narr 2007, Rn. B 519.

[299] Narr 2007, Rn. B 519.

Da die meisten einschlägigen Tarifverträge jedoch nicht den Begriff des Drittmittelprojektes verwenden, sondern abstellen auf Erstellung von Gutachten, gutachterlichen Äußerungen und wissenschaftlichen Ausarbeitungen, können Arbeitgeber selbstverständlich die Durchführung sonstiger Drittmittelprojekte, wie z.B. Medizinproduktestudien, als Hauptleistungspflicht im Arbeitsvertrag vereinbaren. Dadurch können sie sodann auch die Regelungen in der Antikorruptionsrichtlinie einseitig individualrechtlich umsetzen. Bei bereits bestehenden Arbeitsverhältnissen ist auch an dieser Stelle an den Abschluss eines Änderungsvertrags zu denken (dazu näher unter 5.3.2.4.).

Eine Erweiterung der tarifvertraglichen Pflichten im Arbeitsvertrag bei Neueinstellungen oder im Rahmen eines Änderungsvertrags zum Arbeitsvertrag bei bereits bestehenden Arbeitsverhältnissen – und damit die Begründung der Durchführung von Drittmittelprojekten im Rahmen der Verpflichtungen aus dem Arbeitsverhältnis – ist nur bei Arbeitnehmern möglich, bei denen der Tarifvertrag lediglich individualvertraglich vereinbart wurde und nicht kraft beiderseitiger Tarifbindung gilt.

☐ **Sonderfall: Hochschullehrer**
Für Ärzte, die gleichzeitig als Hochschullehrer tätig sind, gelten besondere landesrechtliche Drittmittelvorschriften, die von Bundesland zu Bundesland unterschiedlich ausgestaltet sind (s.o.). Einzelne Bundesländer regeln die Zulässigkeit der Einwerbung von Drittmitteln im Landeshochschulgesetz und das Verfahren in ergänzenden Drittmittelrichtlinien. Andere Bundesländer überlassen es den Universitäten, Bestimmungen über die Zulässigkeit und die Durchführung von Drittmitteleinwerbung in Satzungen zu regeln, teilweise existieren auch überhaupt keine Drittmittelvorschriften. Dadurch bestimmt sich auch die Frage der einseitigen Umsetzung von Regelungen über die Annahme und Verwaltung von Drittmitteln z.B. in Antikorruptionsrichtlinien ganz unterschiedlich.

■ **Fortbildungssponsoring**

Auch für die Umsetzung von Regelungen zum Sponsoring von Fortbildungen kommt es entscheidend darauf an, ob die Teilnahme an Fortbildungsveranstaltungen generell zur Leistungspflicht der Ärzte bzw. des sonstigen Personals zählt. Ist dies nicht der Fall, kann der Arbeitgeber z.B. in einer Antikorruptionsrichtlinie keine zwingenden Vorgaben bzgl. der Teilnahme an Fortbildungsveranstaltungen, deren Bezahlung oder des Sponsorings der Reise- und Unterkunftskosten machen, ohne die Dienst- bzw. Arbeitsverträge anpassen zu müssen.

☐ **Aktive Teilnahme an Fortbildungsveranstaltungen**
Eine aktive Teilnahme an Fortbildungsveranstaltungen liegt vor, wenn ein Arzt derartige Veranstaltungen moderiert oder in deren Rahmen referiert bzw. eine Präsentation anbietet.[300]

---

[300] Dieners 2007, Kap. 6, Rn. 41.

Zu den Pflichten der Chefärzte zählt die aktive Teilnahme an Fortbildungsveranstaltungen, wenn im Arbeits-/Dienstvertrag entsprechendes geregelt ist. Hierbei ist darauf zu achten, ob die Leistungspflicht den Teilnehmerkreis der Fortbildungsveranstaltungen beschränkt oder nicht und welchen Inhalt die entsprechende Regelung der Antikorruptionsrichtlinie hat.

Im Arbeits-/Dienstvertrag kann geregelt sein, dass der Zuhörerkreis der Fortbildungsveranstaltungen auf die ärztlichen und nichtärztlichen Mitarbeiter des Krankenhauses beschränkt ist (interner Zuhörerkreis). Im Arbeits-/Dienstvertrag könnte beispielsweise die Verpflichtung des Chefarztes enthalten sein, im Rahmen seines Fachgebiets die Mitarbeiter des Krankenhauses aus-, weiter- und fortzubilden. Die Leistungspflicht umfasst dann dementsprechend auch nur solche Veranstaltungen. Bezieht sich die entsprechende Regelung der Richtlinie nur auf Fortbildungsveranstaltungen vor einem internen Zuhörerkreis, kann sie in diesem Fall also über das Direktionsrecht des Arbeitgebers eingeführt werden.

Beschränkt der Arbeits-/Dienstvertrag den Teilnehmerkreis an Fortbildungsveranstaltungen nicht auf interne Zuhörer, kann der Teilnehmerkreis auch aus externen Personen bestehen. Der Chefarzt ist dann im Rahmen seiner Leistungspflichten zur aktiven Teilnahme an der entsprechenden Fortbildungsveranstaltung verpflichtet. Bezieht sich die entsprechende Regelung der Antikorruptionsrichtlinie erneut nur auf Fortbildungsveranstaltungen vor einem internen Zuhörerkreis, kann sie auch in diesem Fall also über das Direktionsrecht des Arbeitgebers eingeführt werden. Gilt sie auch für Fortbildungsveranstaltungen vor externem Publikum, wird der Regelungsbereich ebenfalls von der Leistungspflicht umfasst und ist über das Direktionsrecht einführbar.

Für die übrigen Ärzte neben den Chefärzten ergibt sich insbesondere nach den Vorgaben der exemplarischen Tarifverträge TV-Ärzte und TV-Ärzte/VKA keine generelle Leistungspflicht zur aktiven Teilnahme an Fortbildungsveranstaltungen. Die Ärzte können grundsätzlich nur im Rahmen einer Nebentätigkeit zur Unterrichtserteilung verpflichtet werden.[301] Die Begründung der Pflicht zur aktiven Teilnahme an Fortbildungsveranstaltungen als Hauptleistungspflicht scheidet demnach per se aus.

Auch bei dem Fortbildungssponsoring für die aktive Teilnahme an Fortbildungsveranstaltungen ist eine Erweiterung der tarifvertraglichen Pflichten im Arbeitsvertrag und damit die Begründung der aktiven Teilnahme an Fortbildungsveranstaltungen im Rahmen der Verpflichtungen aus dem Arbeitsverhältnis nur bei Arbeitnehmern möglich, bei denen der anwendbare Tarifvertrag lediglich individualvertraglich vereinbart wurde und nicht kraft beiderseitiger Tarifbindung gilt (s.o.).

☐ **Passive Teilnahme an Fortbildungsveranstaltungen**
Von einer passiven Teilnahme an unternehmensinternen oder fremdorganisierten Fort- und Weiterbildungsveranstaltungen wird dann gesprochen, wenn der Besuch

---

[301]   Vgl. ebenfalls § 5 Abs. 2 TV-Ärzte bzw. § 4 Abs. 4 TV-Ärzte/VKA.

der Veranstaltung primär der eigenen Fort- und Weiterbildung des Arztes dient, ohne dass dieser einen aktiven Präsentationsbeitrag erbringt.

Regelungen einer Antikorruptionsrichtlinie zur passiven Teilnahme an Fortbildungsveranstaltungen können kraft Direktionsrecht umgesetzt werden, da die passive Teilnahme an Fortbildungsveranstaltungen zu den Leistungspflichten der Mitarbeiter zählt. Gemäß den Berufsordnungen der Landesärztekammern sind sämtliche Ärzte verpflichtet, sich in dem Umfange beruflich fortzubilden, wie es zur Erhaltung und Entwicklung der zu ihrer Berufsausübung erforderlichen Fachkenntnisse notwendig ist.[302]

Daher können sämtliche Ärzte zur Teilnahme an derartigen Veranstaltungen bereits nach den geltenden gesetzlichen Regelungen kraft Direktionsrecht verpflichtet werden. Einer gesonderten Ergänzung der Verträge bedarf es in diesem Fall nicht. Darüber hinaus ist es möglich, einseitig Vorgaben z.B. zu der Höhe der zu erstattenden Reisekosten und der Kategorie der Unterkunft zu machen.

■ Geschenke an Mitarbeiter

Regelungen einer Antikorruptionsrichtlinie zur Geschenkannahme durch Mitarbeiter können ebenfalls dann kraft Direktionsrechts eingeführt werden, wenn sie bestehende Regelungen nur konkretisieren. Bei Regelungen zur Geschenkannahme sind neben etwaigen arbeitsvertraglichen Regelungen auch gesetzliche, berufsrechtliche und tarifvertraglich bestehende Verbote einschlägig.

Gesetzlich bestehende Verbote der Geschenkannahme sind die bereits erwähnten Straftatbestände der Vorteilsannahme und der Vorteilsgewährung (§§ 331, 333, 336 StGB) sowie die Straftatbestände der Bestechlichkeit und der Bestechung (§§ 332, 334, 335, 336) bzw. gegebenenfalls der Straftatbestand der Bestechlichkeit und Bestechung im geschäftlichen Verkehr (§ 299 StGB). Für diese Straftatbestände gilt die Grenze der Sozialadäquanz (s.o.), wonach solche Geschenke aus dem jeweiligen Straftatbestand herausfallen, die der Höflichkeit oder Gefälligkeit entsprechen und sowohl sozial üblich als auch allgemein gebilligt sind.[303] Bei Amtsträgern werden hier generell strengere Maßstäbe angelegt, so dass nur Geschenke unterhalb einer Grenze von etwa 25 Euro als sozialadäquat anzusehen sind.[304] Wenn die Antikorruptionsrichtlinie also beinhaltet, dass Mitarbeiter Belohnungen und Geschenke in Bezug auf ihre Tätigkeit überhaupt nicht bzw. nur im Wert bis zu etwa 25,- € annehmen dürfen, würde das gesetzlich ohnehin schon bestehende Verbot der Geschenkannahme nur konkretisiert und der Pflichtenkreis des Arbeitnehmers nicht erweitert. Eine solche Regelung wäre somit über das Direktionsrecht des Arbeitsgebers einführbar.

---

[302] Vgl. § 4 Abs. 1 MBO-Ärzte bzw. die entsprechenden Regelungen der Berufsordnungen der Landesärztekammern.

[303] Fischer 2010, § 331, Rn. 25.

[304] Fischer 2010, § 331, Rn. 26.

Außerdem regelt der für sämtliche Ärzte verbindliche § 32 der (Muster-)Berufsordnung für die deutschen Ärztinnen und Ärzte (MBO)[305] das berufsrechtliche Verbot der Geschenkannahme. Danach ist es Ärzten grundsätzlich nicht gestattet, von Patienten oder anderen Geschenke oder andere Vorteile für sich oder Dritte zu fordern, sich oder Dritten versprechen zu lassen oder anzunehmen, wenn hierdurch der Eindruck erweckt wird, dass die Unabhängigkeit der ärztlichen Entscheidung beeinflusst wird.

§ 32 MBO-Ärzte – Annahme von Geschenken und anderen Vorteilen

Ärztinnen und Ärzten ist es nicht gestattet, von Patientinnen und Patienten oder Anderen Geschenke oder andere Vorteile für sich oder Dritte zu fordern, sich oder Dritten versprechen zu lassen oder anzunehmen, wenn hierdurch der Eindruck erweckt wird, dass die Unabhängigkeit der ärztlichen Entscheidung beeinflusst wird. Eine Beeinflussung liegt dann nicht vor, wenn der Wert des Geschenkes oder des anderen Vorteils geringfügig ist.

Auch tarifvertraglich sind stets Verbote der Geschenkannahme geregelt. Exemplarisch legt z.B. der TV-Ärzte und TV-Ärzte/VKA fest, dass Geschenke sowie Belohnungen, Provisionen und sonstige Vergünstigungen nicht bzw. nur ausnahmsweise mit Zustimmung des Arbeitgebers angenommen werden dürfen.[306]

§ 3 Abs. 3 TV-Ärzte:

Die Ärzte dürfen von Dritten Belohnungen, Geschenke, Provisionen oder sonstige Vergünstigungen mit Bezug auf ihre Tätigkeit nicht annehmen. Ausnahmen sind nur mit Zustimmung des Arbeitgebers möglich. Werden den Ärzten derartige Vergünstigungen angeboten, haben sie dies dem Arbeitgeber unverzüglich anzuzeigen.

§ 3 Abs. 2 TV-Ärzte/VKA:

Ärztinnen und Ärzte dürfen von Dritten Belohnungen, Geschenke, Provisionen oder sonstige Vergünstigungen in Bezug auf ihre Tätigkeit nicht annehmen. Ausnahmen sind nur mit Zustimmung des Arbeitgebers möglich. Werden Ärztinnen und Ärzten derartige Vergünstigungen angeboten, haben sie dies dem Arbeitgeber unverzüglich anzuzeigen.

Auch insofern würde die entsprechende Regelung einer Antikorruptionsrichtlinie also nur eine bereits existierende Bestimmung konkretisieren und wäre folglich ebenfalls über das Direktionsrecht des Arbeitgebers einführbar.

---

[305] Regelung entspricht denen in den Berufsordnungen der Landesärztekammern.

[306] § 3 Abs. 3 TV-Ärzte bzw. § 3 Abs. 2 TV-Ärzte/VKA.

- **Sachzuwendungen seitens der medizintechnischen und pharmazeutischen Industrie**

Ähnliches gilt für Regelungen, die Sachzuwendungen seitens der medizintechnischen und pharmazeutischen Industrie betreffen. Eine Untersagung der Annahme von Sachzuwendungen seitens der medizintechnischen und pharmazeutischen Industrie fällt ebenfalls unter die gesetzlichen Verbote der §§ 331 bis 336 StGB, wenn Tatsachen den Anschein erwecken, dem Arzt ginge es bei seinem Verhalten um eine persönliche Besserstellung. Tarifvertraglich gilt ebenfalls das bereits Dargelegte, wonach Ärzte keine entsprechenden Zuwendungen annehmen dürfen. Außerdem regelt § 33 der Berufsordnung das Verhältnis des Arztes und der Industrie.

§ 33 MBO-Ärzte – Ärzteschaft und Industrie

(1) Soweit Ärztinnen und Ärzte Leistungen für die Hersteller von Arznei-, Heil- und Hilfsmitteln oder Medizinprodukten erbringen (z.B. bei der Entwicklung, Erprobung und Begutachtung), muss die hierfür bestimmte Vergütung der erbrachten Leistung entsprechen.

Die Verträge über die Zusammenarbeit sind schriftlich abzuschließen und sollen der Ärztekammer vorgelegt werden.

(2) Die Annahme von Werbegaben oder anderen Vorteilen ist untersagt, sofern der Wert nicht geringfügig ist.

(3) Ärztinnen und Ärzten ist es nicht gestattet, für den Bezug der in Absatz 1 genannten Produkte, Geschenke oder andere Vorteile für sich oder einen Dritten zu fordern. Diese dürfen sie auch nicht sich oder Dritten versprechen lassen oder annehmen, es sei denn, der Wert ist geringfügig.

Eine entsprechende Regelung in einer Antikorruptionsrichtlinie würde daher ebenfalls bestehende Regelungen konkretisieren und wäre somit über das Direktionsrecht einführbar.

- **Maßnahmen**

Eine Antikorruptionsrichtlinie kann abschließend Maßnahmen statuieren, die die Einhaltung und Effektivität der Richtlinie unterstützen sollen.

☐ **Sanktionen**

Die Antikorruptionsrichtlinie kann eine Sanktionsklausel enthalten. Sanktionsklauseln legen fest, dass bei einem Verstoß gegen die Bestimmungen der Antikorruptionsrichtlinie mit Maßnahmen, wie z.B. einer Abmahnung, Versetzung oder Kündigung, zu rechnen ist.

Die Androhung disziplinarischer Maßnahmen bei einer Pflichtverletzung durch den Arbeitnehmer ist Ausfluss der arbeitgeberseitigen gesetzlichen Rechte zur Abmahnung und Kündigung. Die Regelung über die Sanktionierung eines Verstoßes gegen die Antikorruptionsrichtlinie ist insofern grundsätzlich über das Direktionsrecht des

Arbeitgebers einführbar. Sanktionsregelungen dürfen jedoch nicht unverhältnismäßig sein, was beispielsweise der Fall wäre, wenn schon jeder noch so geringfügige Verstoß (Bagatellfälle) geahndet würde.[307]

 In einer Sanktionsregelung wäre es nicht möglich, verbindlich festzulegen, welcher Verstoß den Arbeitgeber zum Ausspruch z.B. einer außerordentlichen Kündigung berechtigt. In der Sanktionsregelung könnte zwar eine beispielhafte Aufzählung vorgenommen werden. Ob jedoch eine derartige Kündigung wirksam ist, bestimmt sich bei einer außerordentlichen Kündigung allein an dem Maßstab des § 626 BGB.

Sanktionsklauseln ersetzen nicht die Abmahnung, die vor einer Kündigung im Regelfall auszusprechen ist.[308] Enthält eine Antikorruptionsrichtlinie keine Sanktionsklausel, kommt die Ahndung eines Verstoßes jedoch trotzdem in Betracht, da die Sanktionsklausel im Regelfall rein deklaratorische Wirkung hat.[309]

☐ **Antikorruptionsbeauftragter**
Antikorruptionsrichtlinien können außerdem Regelungen enthalten, die die Einsetzung eines Antikorruptionsbeauftragten festlegen. Ist in der Regelung nur enthalten, dass sich Mitarbeiter bei Fragen zu der Richtlinie an einen bestimmten Ansprechpartner wenden können, kann diese unproblematisch im Rahmen des Direktionsrechts eingeführt werden. Eine solche Regelung stellt keine konkrete Verhaltenspflicht, sondern nur ein Angebot an die Mitarbeiter dar.

Es kommen jedoch außerdem Regelungen in Betracht, mittels derer die Mitarbeiter zur Meldung von Richtlinienverstößen bei einer dafür eingerichteten Stelle oder bei der Staatsanwaltschaft aufgefordert werden („whistleblowing"). Solche Klauseln begründen zwar eine bestimmte Verhaltenspflicht des Arbeitnehmers, können aber ebenfalls über das Direktionsrecht des Arbeitgebers eingeführt werden, solange sie nicht unverhältnismäßig sind. Grundsätzlich trifft den Arbeitnehmer eine Nebenpflicht, den Arbeitgeber über alle wesentlichen Vorkommnisse im Betrieb in Kenntnis zu setzen, um Schäden des Arbeitgebers zu verhindern (allgemeine Schadensabwendungspflicht).[310] Diese Nebenpflicht kann durch das Direktionsrecht des Arbeitgebers noch konkretisiert werden. Unverhältnismäßig und damit unzulässig sind aber Regelungen, die eine Meldepflicht der Mitarbeiter auf alle noch so geringfügigen Verstöße erstreckt – z.B. die Verpflichtung, auch solche Verstöße zu melden, die dem Arbeitgeber keine Schäden zufügen können.[311]

---

[307]   Schuster/Darsow 2005, S. 277; Wagner 2008, S. 138.

[308]   Mengel 2009, S. 68 f.; vgl. aber auch: LAG Hessen Urteil v. 25.01.2010 – 17 Sa 21/09.

[309]   Maschmann 2007, Kap. 3, Rn. 58; Wagner 2008, S. 138.

[310]   Mengel 2009, S. 23; Mengel/Hagemeister 2007, S. 1389; BAG Urteil v. 03.07.2003 – 2 AZR 235/02, NZA 2004, 427, 429.

[311]   Mengel 2009, S. 23; Wagner 2008, S. 127 f.

5.3.1.5. Fazit

Zusammenfassend kann hinsichtlich der individualvertraglichen Implementierung einer Antikorruptionsrichtlinie festgestellt werden, dass es sowohl bei neu abzuschließenden als auch bei bestehenden Arbeitsverhältnissen entscheidend darauf ankommt, dass die einzelnen Regelungsbereiche der Richtlinie der Leistungspflicht des Arbeitnehmers aus Arbeitsvertrag, Gesetz oder Tarifvertrag unterfallen. Unterfällt ein Regelungsbereich der Antikorruptionsrichtlinie der Leistungspflicht, ist er über das Direktionsrecht des Arbeitgebers in das individuelle Arbeitsverhältnis implementierbar. Der Arbeitgeber kann somit einseitig Vorgaben hinsichtlich der konkreten Ausgestaltung der bestehenden Leistungspflicht des Arbeitnehmers machen.

5.3.1.6. Strategien bei der Gestaltung des Arbeitsverhältnisses

■ **Neues Arbeitsverhältnis**

Beim Abschluss eines neuen Arbeitsverhältnisses ist darauf zu achten, dass alle Leistungen, zu denen die Antikorruptionsrichtlinie Regelungen enthält (Durchführung von Drittmittelprojekten und Fortbildungsveranstaltungen) als (Haupt-)Leistungspflichten im Arbeitsvertrag verankert sind und infolgedessen dem Direktionsrecht des Arbeitgebers unterfallen.

■ **Bestehendes Arbeitsverhältnis**

Für das bestehende Arbeitsverhältnis gilt: Im Regelfall betreffen nur bestimmte Regelungen Leistungen, zu denen der Arbeitnehmer bereits vertraglich oder gesetzlich verpflichtet ist und der Arbeitgeber diese Regelungen im Rahmen seines Direktionsrechts einführen kann. Andere Regelungen einer Antikorruptionsrichtlinie betreffen hingegen Tätigkeiten, welche nicht bereits vertraglich oder gesetzlich geregelt sind und damit sind die Vorgaben hinsichtlich der Ausgestaltung der Tätigkeiten in einer Antikorruptionsrichtlinie auch nicht im Rahmen des Direktionsrechts einführbar. Hiervon sind häufig die Regelungsbereiche der Durchführung von Drittmittelprojekten sowie der aktiven/passiven Teilnahme an Fortbildungsveranstaltungen und der Gutachtenerstellung betroffen. Die Dienst-/Arbeitsverträge sollten möglichst um die fehlenden Bereiche ergänzt werden, indem die betreffenden Tätigkeiten explizit als Hauptleistungspflichten aufgenommen werden. Dies kann mittels eines Änderungsvertrags oder unter sehr strengen Bedingungen auch durch Aussprache einer Änderungskündigung geschehen.

5.3.2. Umsetzung durch Regelung im Arbeitsvertrag

5.3.2.1. Grundsätze zur vertraglichen Regelung im Arbeitsverhältnis

Ist die Umsetzung der Antikorruptionsrichtlinie bzw. von Teilen dieser nicht einseitig im Rahmen des Direktionsrechts des Arbeitgebers möglich, so ist eine Vereinbarung mit dem jeweiligen Arbeitnehmer notwendig. Dies geschieht grundsätzlich in Arbeitsverträgen bzw. bei bereits bestehenden Arbeitsverhältnissen in Änderungsverträgen zu den Arbeitsverträgen.

Grundsätzlich ist ein Arbeitsvertrag eine freiwillige/zweiseitige Vereinbarung zwischen Arbeitgeber und Arbeitnehmer, deren Inhalt beiderseitig bestimmt und verändert werden kann. Im Regelfall wird der Arbeitsvertrag jedoch dem Arbeitnehmer vom Arbeitgeber mit einem vorformulierten Inhalt und bereit zur Unterzeichnung vorgelegt.

Während bei der Ausübung des Direktionsrechts des Arbeitgebers lediglich bereits bestehende Pflichten konkretisiert werden, werden mit einem Arbeitsvertrag neue Pflichten begründet. Besteht bisher kein Arbeitsverhältnis, lassen sich die gewünschten Regelungen bereits in den neuen Arbeitsvertrag einbeziehen. Besteht bereits ein Arbeitsverhältnis, sollte versucht werden, mit dem Arbeitnehmer einen Änderungsvertrag abzuschließen.

5.3.2.2. Bezugnahmeklausel

Wie in der Praxis teilweise üblich, könnte ein Arbeitgeber zunächst an eine Klausel im Arbeitsvertrag denken, mit der auf die jeweilige Fassung der Richtlinie im Gesamten Bezug genommen wird, um die teilweise aufwändige individualrechtliche Implementierung einer Antikorruptionsrichtlinie zu bewältigen. Problematisch bei dieser Vorgehensweise ist jedoch einerseits die AGB-Kontrolle der Regelungen aus der Richtlinie und anderseits das Außenvorlassen des Betriebsrats.

Bei der individualvertraglichen Vereinbarung der Anwendung einer einseitig in Kraft gesetzten Richtlinie (Inbezugnahme) würde diese in ihrer Gesamtheit der AGB-Kontrolle (siehe hierzu im Folgenden unter 5.3.2.3.) unterzogen. Von der AGB-Kontrolle sind gem. § 310 Abs. 4 BGB lediglich kollektivrechtliche Vereinbarungen, wie Tarifverträge und Betriebs- bzw. Dienstvereinbarungen, ausgenommen. Hingegen nicht ausgenommen sind u.a. vom Arbeitgeber einseitig erlassene Richtlinien. Nach dem Maßstab der strengen AGB-Kontrolle wären jedoch manche Regelungen einer Antikorruptionsrichtlinie unter Umständen nicht AGB-konform und damit unwirksam.

Zudem hätte eine Einbeziehung der gesamten Antikorruptionsrichtlinie in den Arbeitsvertrag zur Folge, dass nachträgliche Änderungen nur im Wege einer einvernehmlichen Arbeitsvertragsänderung oder einer Änderungskündigung modifiziert werden können. Durch die Inbezugnahme gilt die Richtlinie sodann individualvertraglich und kann auch nur noch mit den individualvertraglichen Instrumenten geändert werden. Insbesondere bezüglich der Regelungen, die bereits kraft Direktionsrecht eingeführt werden können, würden sich Arbeitgeber aber übermäßig selbst beschränken. Eine Alternative wäre es, lediglich auf die nicht kraft Direktionsrecht durchsetzbaren Regelungen im Rahmen einer Ergänzung des Arbeitsvertrags zu verweisen. Dies ist jedoch wenig praktikabel.

Nimmt darüber hinaus ein Arbeitgeber auf die jeweilige Fassung einer Antikorruptionsrichtlinie Bezug (dynamische Bezugnahme), so ist diese Verweisung unwirksam. Aufgrund einer eindeutigen Entscheidung des BAG[312] zu einer derartigen Bezug-

---

[312]   BAG Urteil v. 11.02.2009 – 10 AZR 222/08, NZA 2009, 428.

nahmeklausel eines Arbeitgebers auf seine Arbeits- und Sozialordnung entbehren jegliche Empfehlungen in der Literatur zu einer solchen Bezugnahme in den Arbeitsverträgen einer Grundlage.

 Das sollten Arbeitgeber vermeiden!
Verweisungen in Arbeitsverträgen auf eine vom Arbeitgeber einseitig in Kraft gesetzte Antikorruptionsrichtlinie in ihrer jeweils gültigen Fassung sind unwirksam.

Da der Arbeitgeber mit einer derartigen Verweisung ein Vertragsänderungsrecht erhält, durch das er einseitig die von ihm formulierte Richtlinie und die darin enthaltenen Arbeitsbedingungen abändern kann, stellt dies ein unzulässiges einseitiges Gestaltungsrecht in einem zweiseitigen Vertragsverhältnis dar. Hierdurch wird der Arbeitnehmer regelmäßig unangemessen benachteiligt, wodurch die Verweisung unwirksam ist.[313] Die Verweisung ist jedoch dann nicht nur bezüglich ihrer Dynamik unwirksam, sondern insgesamt, da es im Arbeitsrecht keine geltungserhaltende Reduktion AGB-widriger Regelungen gibt.[314] In diesen Fällen hätte der Arbeitgeber in keiner Form die Antikorruptionsrichtlinie wirksam individualrechtlich implementiert.

Schließlich ist eine Verweisung auf eine Antikorruptionsrichtlinie, sofern sie als Betriebs-/Dienstvereinbarung abgeschlossen wird, überflüssig. Da Betriebs-/Dienstvereinbarungen im Unternehmen ohnehin unmittelbar und zwingend gelten, § 77 Abs. 4 BetrVG, hat der Verweis lediglich deklaratorischen Charakter.[315]

5.3.2.3. Vertragliche Regelung zur Umsetzung einer Antikorruptionsrichtlinie

■ **Inhalt**

Da von einer Bezugnahme-Klausel auf die Antikorruptionsrichtlinie abgeraten wird, ist vorrangig an eine (ausdrückliche) vertragliche Regelung zu denken. Ziel einer solchen sollte es sein, diejenigen Tätigkeiten, welche bisher nicht Leistungspflichten der Arbeitnehmer waren, zur Pflicht aus dem Arbeitsverhältnis zu erklären. In diesem Fall würden sie nämlich zukünftig bereits vom Direktionsrechts des Arbeitgebers umfasst.

■ **AGB-Kontrolle der Regelung**

Bei der Frage des „Wie" solcher Regelungen in den Dienst-/Arbeitsverträgen muss sich jeder Arbeitgeber bewusst sein, dass die verwendeten Dienst-/Arbeitsverträge der sog. AGB-Kontrolle unterliegen.

Der Arbeitnehmer hat relativ geringe Einflussmöglichkeiten auf die Gestaltung seines Arbeitsvertrags, da ihm dieser üblicherweise bereits vorformuliert zur Unter-

---

[313] BAG Urteil v. 11.02.2009 – 10 AZR 222/08, NZA 2009, 428.

[314] BAG Urteil v. 11.02.2009 – 10 AZR 222/08, NZA 2009, 428.

[315] ErfK/Preis 2010, § 611 BGB, Rn. 232.

zeichnung vorgelegt wird. Um diesem Nachteil Rechnung zu tragen und eine unangemessene Benachteiligung des Arbeitnehmers zu verhindern, unterliegen Arbeits- und Änderungsverträge der strengen AGB-Kontrolle der §§ 305 ff. BGB. soweit es sich um einen vorformulierten und nicht um einen individuell ausgehandelten Vertrag handelt.[316] Im Folgenden sollen daher die Grundsätze einer AGB-Kontrolle erklärt werden. Diese gelten für sämtliche vorformulierten Dienst-/Arbeitsverträge. Daher betrifft dies auch die Regelungen über die Erweiterung der Leistungspflichten, die eine Antikorruptionsrichtlinie anspricht.

☐ **Grundsätze der AGB-Kontrolle**
Mit der Verwendung Allgemeiner Geschäftsbedingungen nimmt eine Vertragspartei für sich in Anspruch, den Inhalt des Vertrags unter Ausschluss des anderen Vertragsteils zu bestimmen, da sie ihre Formularbedingungen dem Vertrag einseitig zugrunde legt. Der Sinn und Zweck der AGB-Kontrolle besteht daher in der Verhinderung einer unangemessenen Benachteiligung durch das einseitige Zugrundelegen der Formularbedingungen.

☐ **Anwendungsbereich**
Der Anwendungsbereich der AGB-Kontrolle bezieht sich nur auf Allgemeine Geschäftsbedingungen, nicht jedoch auf andere Vertragstypen (Betriebs-/Dienstvereinbarungen und Tarifverträge) sowie individuell ausgehandelte Verträge. Individuelle Vertragsabreden haben grundsätzlich Vorrang vor Allgemeinen Geschäftsbedingungen, vgl. § 305b BGB. Die Bestimmung bezieht sich vor allem auf Vereinbarungen, die zeitlich nach Abschluss des Arbeitsvertrags zustande gekommen sind. Die spätere Individualabrede verdrängt die ursprüngliche Allgemeine Geschäftsbedingung, da die Vereinbarung der Vertragsparteien im Einzelfall vorrangig ist gegenüber der vorformulierten Vertragsbedingung.[317]

Obwohl auch die Betriebs- und Sozialpartner bei der Gestaltung von Betriebsvereinbarungen und Tarifverträgen auf Musterformulierungen zurückgreifen, sind diese kollektivrechtlichen Regelungen dem Anwendungsbereich der AGB-Kontrolle verschlossen. In § 310 Abs. 4 Satz 1 BGB hat der Gesetzgeber ausdrücklich geregelt, dass für sie die Bestimmungen über Allgemeine Geschäftsbestimmungen nicht anzuwenden sind. Hintergrund für diese Ausnahme ist die Überlegung, dass zwischen den Betriebs- und Tarifvertragsparteien ein Verhandlungsgleichgewicht besteht. Besonders hinzuweisen sei jedoch auf die AVR (Richtlinien für Arbeitsverträge in kirchlichen Einrichtungen). Diese sind keine Tarifverträge und unterliegen damit der gesamten AGB-Kontrolle.[318]

Voraussetzung für die Anwendung der §§ 305 bis 310 BGB ist, dass dem Arbeitsvertrag insgesamt oder in Teilen Allgemeine Geschäftsbedingungen zugrunde liegen. Unter Allgemeinen Geschäftsbedingungen versteht man

---

[316]   Badura 1999, S. 10; Thüsing 2002, S. 568.

[317]   Palandt/ Heinrichs 2010, § 305b, Rn. 1 ff.

[318]   BAG Urteil v. 17.11.2005 – 6 AZR 160/05, NZA 2006, 872.

- für eine Vielzahl von Verträgen

- vorformulierte Vertragsbedingungen,

- die eine Partei (Verwender) der anderen Vertragspartei bei Abschluss des Vertrags stellt.[319]

- Zudem liegen keine AGB vor, soweit die Vertragsbedingungen zwischen den Vertragsparteien im Einzelnen ausgehandelt sind.[320]

Bei Arbeitsverträgen genügt bereits die einmalige Verwendungsabsicht und eine Vertragsbedingung ist vorformuliert, wenn sie zeitlich vor dem Vertragsschluss fertig formuliert vorlag, um in künftige Verträge einbezogen zu werden. Daher sind die üblicherweise von Arbeitgebern verwandten eigenen Musterverträge in jedem Fall Allgemeine Geschäftsbedingungen.

☐ **Inhaltskontrolle**
Ist eine Klausel wirksam einbezogen worden, unterfällt sie in einem nächsten Schritt der sog. Inhaltskontrolle, §§ 307 ff. BGB. Die Inhaltskontrolle von Allgemeinen Geschäftsbedingungen im Arbeitsrecht betrifft die Frage, inwieweit eine Vertragsbedingung unwirksam ist, da sie den Arbeitnehmer als Vertragspartner des Verwenders unangemessen benachteiligt oder gegen ein Klauselverbot der §§ 308, 309 BGB verstößt.

Die Systematik des Bürgerlichen Gesetzbuchs zur Inhaltskontrolle kennt im Grundsatz drei verschiedene Überprüfungsmöglichkeiten:

- Klauselverbote ohne Wertungsmöglichkeit, § 309 BGB

- Klauselverbote mit Wertungsmöglichkeit, § 308 BGB

- Allgemeine Angemessenheitskontrolle von Klauseln, § 307 BGB

§ 307 BGB liegt wiederum eine eigene Systematik zugrunde, nach der sich folgende Unangemessenheitstatbestände ergeben:

- Unvereinbarkeit der Klausel mit wesentlichen Grundgedanken der gesetzlichen Bestimmung, § 307 Abs. 2 Nr. 1 BGB

- Gefährdung des Vertragszwecks durch Einschränkung wesentlicher Rechte oder Pflichten, § 307 Abs. 2 Nr. 2 BGB

- Fehlende Transparenz einer Klausel, § 307 Abs. 1 Satz 2 BGB

- Unangemessene Benachteiligung nach § 307 Abs. 1 Satz 1 BGB

---

[319] § 305 Abs. 1 Satz 1 BGB.

[320] § 305 Abs. 1 Satz 3 BGB.

☐ **Rechtsfolgen nicht einbezogener oder unwirksamer Vertragsbestimmungen**

Für den Fall, dass eine Klausel den Anforderungen der Einbeziehungs- und Inhaltskontrolle nicht gerecht wird, gilt es, die gesetzlichen Rechtsfolgen zu beachten:

Ist eine Allgemeine Geschäftsbedingung nicht wirksam in den Vertrag einbezogen oder unwirksam, bleibt der Vertrag gemäß § 306 Abs. 1 BGB im Übrigen wirksam.

Für die unwirksame Klausel gilt das Verbot der geltungserhaltenden Reduktion. Das bedeutet, dass die unwirksame Bestimmung nicht in soweit aufrecht erhalten wird, wie ihr Inhalt noch angemessen wäre, sondern sie ist insgesamt unwirksam. Das Verbot der geltungserhaltenden Reduktion lässt sich auch nicht im Wege einer sogenannten salvatorischen Klausel vertraglich ausschließen. Derartige Formulierungen im Arbeitsvertrag, nach denen an die Stelle einer eventuell unwirksamen Klausel eine Bestimmung treten soll, die dem Inhalt der unwirksamen Klausel möglichst nahe kommt, verstoßen gegen das Umgehungsverbot aus § 306a BGB und sind deshalb unwirksam. Das Verbot der geltungserhaltenden Reduktion hat gleichsam zur Folge, dass eine im Ganzen betrachtet unwirksame Vertragsbestimmung insgesamt unwirksam ist. Eine teilweise Aufrechterhaltung findet nicht statt. Anders ist dies hingegen bei teilbaren Klauseln, d.h. einer Klausel, die sich sinnvoll in einen zulässigen und einen unzulässigen Teil trennen lässt (sogenannter „blue-pencil-test").

Für unwirksame oder nicht Vertragsbestandteil gewordene Klauseln ordnet § 306b Abs. 2 BGB an, dass sich der Inhalt nach den gesetzlichen Vorschriften richtet. Fehlt es an einer solchen Vorschrift, entfällt die unwirksame Klausel ersatzlos.[321] In engen Grenzen kann in diesen Fällen vom Gericht eine ergänzende Vertragsauslegung vorgenommen werden, um die entstandene Lücke auszufüllen. Dies kommt aber nur in Betracht, wenn eine ersatzlose Streichung der Klausel zu keiner für beide Seiten angemessenen Lösung führen würde. Für den Fall einer unwirksamen Klausel gilt daher zusammenfassend, dass

- der Vertrag im Übrigen wirksam bleibt

- anstelle der unwirksamen Klausel die gesetzliche Regelung tritt

- außer bei teilbaren Klauseln keine Reduzierung einer unangemessenen Klausel auf ihren gerade noch zulässigen Inhalt stattfindet

- beim Fehlen einer gesetzlichen Regelung eine Lösung im Wege der ergänzenden Vertragsauslegung in engen Grenzen möglich ist,

---

[321] Palandt/Heinrichs 2010, § 306 Rn. 6 ff.

5.3.2.4. Strategien bei der Gestaltung des Arbeitsvertrags

■ Neues Arbeitsverhältnis

Zur individualrechtlichen Implementierung der Antikorruptionsrichtlinie in ein neues Arbeitsverhältnis wird der Arbeitsvertrag dem zukünftigen Arbeitnehmer mit vorformuliertem Inhalt zur Unterzeichnung vorgelegt. Die in der Antikorruptionsrichtlinie geregelten Tätigkeitsbereiche sollten darin so einbezogen werden, dass sie der Leistungspflicht des Arbeitnehmers unterfallen. Bei der Ausformulierung der Regelungen sind wiederum die Grundsätze zur AGB-Kontrolle (siehe oben) zu beachten.

Erklärt sich der Arbeitnehmer nicht mit dem Inhalt des Vertrags einverstanden, muss er ihn auch nicht unterzeichnen und es kommt u.U. infolgedessen kein Arbeitsverhältnis zustande. Unterzeichnet er den Vertrag, gelten die Regelungen der Antikorruptionsrichtlinie für ihn über das Direktionsrecht des Arbeitsgebers und sind somit bindend.

■ Bestehendes Arbeitsverhältnis

Im bereits bestehenden Arbeitsverhältnis wird der Abschluss eines neuen Arbeitsvertrages regelmäßig ausgeschlossen sein. Zur Implementierung der Richtlinie kommt daher der Abschluss eines Änderungsvertrags mit dem Arbeitnehmer in Betracht.

□ Grundsätze zum Änderungsvertrag

Kritisch an einem Änderungsvertrag ist grundsätzlich, dass dieser – im Gegensatz zum einseitig auszuübenden Direktionsrecht – eine zweiseitige Vereinbarung darstellt. Dies bedeutet auch, dass jeder einzelne Mitarbeiter dem Änderungsvertrag (freiwillig) zustimmen muss. Insbesondere bei größeren Unternehmen können sich daraus Probleme ergeben, da sich unter Umständen einzelne Mitarbeiter weigern, den Änderungsvertrag zu unterzeichnen. Außerdem unterliegt der Vertrag regelmäßig der strengen AGB-Kontrolle der §§ 305 ff. BGB (siehe oben). Die Umsetzung der Antikorruptionsrichtlinie durch Regelungen im Arbeitsvertrag ist daher nur die „zweitgünstigste" Alternative und es sollte immer zunächst eine Implementierung über das Direktionsrecht geprüft werden. Ist diese jedoch nur lückenhaft möglich, wie regelmäßig in der Praxis, ist der Abschluss eines Änderungsvertrags zum Arbeitsvertrag notwendig.

□ Inhalt des Änderungsvertrags

Für den Änderungsvertrag gilt ebenso wie für den Abschluss eines neuen Arbeitsvertrags: Die in der Antikorruptionsrichtlinie geregelten Tätigkeitsbereiche sollten so in den Arbeitsvertrag einbezogen werden, dass sie den Hauptleistungspflichten des Arbeitnehmers unterfallen und somit kraft Direktionsrechts des Arbeitgebers in das Arbeitsverhältnis eingeführt werden können.

☐ **Abschluss des Änderungsvertrags**

Das sollten Arbeitgeber vermeiden!

Die Einführung einer Antikorruptionsrichtlinie durch eine stillschweigende Änderung der Arbeitsbedingungen kommt üblicherweise nicht in Betracht.[322] Das Schweigen und widerspruchslose Weiterarbeiten des Arbeitnehmers müsste dafür nämlich als konkludente Zustimmung zu veränderten Arbeitsbedingungen zu deuten sein. Dies wird vom Bundesarbeitsgericht aber nur bejaht, wenn sich die Arbeitsbedingungen für den Arbeitnehmer unmittelbar und sofort verändern.[323] Der Arbeitnehmer kann dann sofort feststellen, welchen Einfluss die geänderten Arbeitsbedingungen auf seine Rechte und Pflichten haben. Die Wirkung einer Antikorruptionsrichtlinie macht sich aber für den Arbeitnehmer nicht sofort bemerkbar.[324] Zunächst einmal bezieht sie sich in vielen Punkten auf nicht alltägliche Situationen (z.B. Regelungen über die Annahme von Geschenken). Außerdem hat die Nichtbefolgung der Richtlinie meist keine unmittelbaren Konsequenzen, sondern nur mittelbare – beispielsweise wird dem Arbeitgeber das Recht gegeben, eine Abmahnung oder Kündigung auszusprechen, er muss dies jedoch nicht tun. Die Antikorruptionsrichtlinie kann daher nicht durch eine stillschweigende Änderung der Arbeitsbedingungen eingeführt werden.

Das sollten Arbeitgeber vermeiden!

Prinzipiell ist beim Abschluss eines Änderungsvertrags außerdem zu beachten, dass der Arbeitnehmer nicht unter Druck gesetzt werden darf, damit er den Vertrag unterzeichnet. Ein unter Druck abgeschlossener Vertrag ist gemäß § 138 BGB nichtig, und der Arbeitgeber kann sich infolgedessen nicht auf seinen Inhalt berufen oder Sanktionen darauf stützen.

Grundsätzlich kann es günstig sein, eine Vertragsänderung gleichzeitig mit einer Gehaltserhöhung vorzunehmen, da der Arbeitsvertrag bei einer Gehaltserhöhung ohnehin geändert werden muss. Allerdings ist auch zu bedenken, dass eine Antikorruptionsrichtlinie nach ihrer Fertigstellung so bald wie möglich für alle Mitarbeiter eingeführt werden sollte.[325] Eine Implementierung zu unterschiedlichen Zeitpunkten könnte dazu führen, dass sich zunächst nur die Mitarbeiter, deren Gehalt seit der

---

[322] Mengel 2009, S. 28; Eisenbeis/Nießen 2006, S. 710.

[323] BAG Urteil v. 08.07.1960 – 1 AZR 72/60, DB 1960, 1070; BAG Urteil v. 20.05.1976 – 2 AZR 202/75. DB 1976, 2478 f.; BAG Urteil v. 30.07.1985 – 3 AZR 405/83, AP Nr. 13 zu § 65 HGB; AP Nr. 2, 4 zu § 305 BGB; Hromadka 1992, S. 246. Eine unmittelbare Veränderung der Arbeitsbedingungen wurde dagegen z.B. für den Fall einer Lohn-Änderung bejaht, vgl. Wagner 2008, S. 63.

[324] Mengel 2009, S. 28.

[325] Vgl. Mengel 2009, S. 27.

Erstellung der Antikorruptionsrichtlinie erhöht wurde, an die neuen Regelungen halten müssten. Dies wiederum könnte zu einer Störung des Betriebsfriedens beitragen. Insbesondere in größeren Kliniken/Unternehmen sollten daher nach Erstellung der Richtlinie Änderungsverträge für alle Arbeitnehmer aufgesetzt und diesen zur Unterzeichnung vorgelegt werden.

5.3.3. Umsetzung durch Ausspruch einer Änderungskündigung bei bestehenden Arbeitsverhältnissen

Sind die Regelungen der Antikorruptionsrichtlinie nicht mittels Direktionsrechts einführbar und stimmt der Arbeitnehmer einer Änderungsvereinbarung nicht zu, lässt sich bei bereits bestehenden Arbeitsverhältnissen auch an die Aussprache einer (einseitigen) Änderungskündigung[326] denken. Diese wird in den meisten Fällen jedoch rechtlich nicht wirksam sein.

5.3.3.1. Grundsätze der Änderungskündigung

Die Änderungskündigung besteht aus zwei Teilen: Die Beendigungskündigung des bestehenden Arbeitsverhältnisses wird ausgesprochen. Gleichzeitig wird dem Arbeitnehmer dabei das Angebot unterbreitet, einen neuen Arbeitsvertrag mit veränderten Bedingungen abzuschließen.[327] Der Arbeitgeber muss vor der Aussprache einer Änderungskündigung gemäß § 102 BetrVG den Betriebsrat anhören und die Änderungskündigung schriftlich abfassen, § 623 BGB. Da die Rechtmäßigkeit einer Änderungskündigung sehr strengen Anforderungen unterliegt, sollte dieses Vorgehen nur gewählt werden, wenn es das einzige Mittel zur Einführung der Antikorruptionsrichtlinie darstellt.

5.3.3.2. Wirksamkeit einer Änderungskündigung wegen der Einführung einer Antikorruptionsrichtlinie

Das Bundesarbeitsgericht prüft bei der Rechtmäßigkeitsprüfung der Änderungskündigung, ob es sich um eine personen-, verhaltens- oder betriebsbedingte Kündigung handelt. Insoweit besteht kein Unterschied zur Beendigungskündigung. Geht es um die Einführung einer Antikorruptionsrichtlinie, kommt nur eine betriebsbedingte Kündigung in Betracht. Eine solche setzt voraus, dass die Kündigung aus dringenden betrieblichen Gründen erforderlich ist und der Arbeitgeber den Arbeitnehmer nicht mehr zu den bisherigen Bedingungen weiterbeschäftigen kann.[328] Es ist außerdem zu prüfen, ob der Arbeitnehmer die vorgeschlagenen Änderungen billigerweise hinnehmen muss, ob die neuen Bedingungen für ihn also zumutbar sind. Um eine Änderungskündigung zu rechtfertigen, genügt der Wunsch nach einheitlichen Arbeitsbedingungen im Unternehmen nicht. Die Zumutbarkeit ist nur selten zu bejahen, z.B. dann, wenn der Arbeitgeber eine gesetzliche Pflicht zur Implementierung der ent-

---

[326]   Vgl. § 2 KSchG.

[327]   Weber/Ehrich 1996, S. 2251.

[328]   Vgl. BAG Urteil v. 15 .03. 1991 – 2 AZR 582/90, AP Nr. 28 zu § 2 KSchG.

sprechenden Regelungen hat.[329] Eine solche Pflicht ist aber nur in Ausnahmefällen gegeben, z.b. in den Fällen der §§ 33, 33b Wertpapierhandelsgesetz (WpHG), bei Umsetzung der zwingenden Vorgaben der US-Börsenaufsicht US Securities and Exchange Commision (SEC) oder aufgrund des Sarbanes-Oxley Acts.

Hinzu kommt, dass sich Regelungen einer Richtlinie nur über eine Änderungskündigung implementieren lassen, soweit sie nicht bereits einseitig über das Direktionsrecht des Arbeitgebers eingeführt werden können.[330] In den meisten Arbeitsverträgen sind jedoch wenigstens einige der typischerweise in einer Antikorruptionsrichtlinie geregelten Bereiche als Leistungspflichten des Arbeitnehmers enthalten und somit über das Direktionsrecht einführbar. Für eine Änderungskündigung müssten aber alle Regelungen einer Rechtmäßigkeitsprüfung standhalten. Ist auch nur eine einzige Regelung über das Direktionsrecht einführbar, würde die Änderungskündigung der Rechtmäßigkeitsprüfung nicht standhalten und wäre insgesamt unwirksam.[331]

 Das sollten Arbeitgeber vermeiden!
In der Praxis wäre eine Änderungskündigung zur Einführung einer Antikorruptionsrichtlinie daher in der Regel unwirksam. Es ist aus diesem Grund davon abzuraten, eine Änderungskündigung zur Implementierung einer Antikorruptionsrichtlinie auszusprechen.

5.4. Umsetzung unter Beteiligung der Arbeitnehmervertretung

5.4.1. Überblick

Die kollektivrechtliche Relevanz bei der Implementierung einer Antikorruptionsrichtlinie betrifft, wie erwähnt, die Frage der Notwendigkeit einer Betriebsratsbeteiligung. Existiert im Unternehmen ein Betriebsrat, ist zur Implementierung der betreffenden Richtlinie an den Abschluss einer Betriebsvereinbarung[332] zu denken. Eine Betriebsvereinbarung ist gemäß § 77 Abs. 2 BetrVG ein schriftlicher privatrechtlicher Vertrag zwischen Betriebsrat und Arbeitgeber, der Regelungen über Inhalt, Abschluss oder Beendigung des Arbeitsverhältnisses trifft. Die Einführung einer Antikorruptionsrichtlinie oder anderer Instrumente der Korruptionsprävention in Form einer Betriebsvereinbarung hat unmittelbare und zwingende Wirkung auf das einzelne Arbeitsverhältnis, § 77 Abs. 4 S. 1 BetrVG. Sie bewirkt damit gleichförmige Ar-

---

[329]   Mengel 2009, S. 29; D. Schneider 2009, S. 160.

[330]   Mengel 2009, S. 29.

[331]   Mengel/Hagemeister 2007, S. 1391.

[332]   Im Bereich des Personalvertretungsrechts oder des Rechts der Mitarbeitervertretungen entspricht die Betriebsvereinbarung der Dienstvereinbarung. Der Einfachheit halber wird im Folgenden ausschließlich von Betriebsvereinbarung die Rede sein. Die Ausführungen gelten jedoch gleichermaßen für die Dienstvereinbarung.

beitsbedingungen und hat hierdurch im besten Fall eine einheitsschaffende Ordnungswirkung.[333]

Die Inhalte einer Antikorruptionsrichtlinie dürfen grundsätzlich durch Betriebsvereinbarung eingeführt werden. Gemäß § 77 Abs. 3 BetrVG gibt es zwar eine sog. Tarifsperre, nach der Arbeitsentgelte und sonstige Arbeitsbedingungen, die durch Tarifvertrag geregelt sind oder üblicherweise geregelt werden, nicht Gegenstand einer Betriebsvereinbarung sein dürfen. Die Inhalte einer Antikorruptionsrichtlinie betreffen jedoch regelmäßig keine Arbeitsbedingungen, die üblicherweise durch Tarifvertrag geregelt sind oder üblicherweise geregelt werden. Zudem hat das Bundesarbeitsgericht bereits entschieden, dass die Regelungssperre des § 77 Abs. 3 BetrVG nicht für mitbestimmte, d.h. nach § 87 Abs. 2 BetrVG im Streitfall durch die Einigungsstelle erzwingbare Betriebsvereinbarungen gilt.[334]

 Grundsätzlich ist dazu zu raten, eine Antikorruptionsrichtlinie immer (auch) über eine Betriebsvereinbarung zu implementieren, da wesentliche Elemente von Antikorruptionsrichtlinien typischerweise ohnehin mitbestimmungspflichtig sind. Ein weiterer Vorteil liegt darin, dass die Richtlinie hierdurch einheitlich eingeführt wird und eine höhere Akzeptanz bei den Mitarbeitern genießt.[335]

5.4.2. Erfasste Einrichtungen/Tendenzschutz

Klinikbetriebe, die eine karitative Einrichtung darstellen, genießen unter bestimmten Voraussetzungen Tendenzschutz und sind daher gemäß § 118 BetrVG von der Anwendung des Betriebsverfassungsgesetzes ausgenommen, soweit die Eigenart des Betriebs der Ausübung des Mitbestimmungsrechts entgegensteht. Es soll damit ein Gleichgewicht zwischen den Grundrechten der Tendenzunternehmen und der betrieblichen Mitbestimmung als Ausfluss des Sozialstaatsprinzips hergestellt werden.[336]

Nach ständiger Rechtsprechung des Bundesarbeitsgerichts[337] dient ein Unternehmen karitativen Bestimmungen, wenn

- es sich den sozialen Dienst am körperlich oder seelisch leidenden Menschen zum Ziel gesetzt hat

- seine Tätigkeit auf die Heilung oder Milderung oder die vorbeugende Abwehr der inneren oder äußeren Nöte solcher Hilfsbedürftiger gerichtet ist (5.4.2.1.)

---

[333] D. Schneider 2009, S. 163; Kreutz 1979, S. 198 f.

[334] ErfK/Kania 2010, § 77 BetrVG Rn. 44 m.w.N.

[335] Mengel 2009, S. 40.

[336] BVerfG v. 29.04.2003 – 1 BvR 62/99, NZA 2003, 864, 865; vgl. auch Mengel 2009, S. 85 m.w.N.

[337] Zuletzt: BAG Urteil v. 15.03.2006 – 7 ABR 24/05, NZA 2006, 1422 ff.

- diese Betätigung ohne die Absicht der Gewinnerzielung erfolgt (5.4.2.2.)
- und das Unternehmen selbst nicht von Gesetzes wegen unmittelbar zu derartiger Hilfeleistung verpflichtet ist (5.4.2.3.).

5.4.2.1. Tätigkeit auf die Hilfe leidender Menschen gerichtet

Ziel und Unternehmensgegenstand z.b. einer Klinik oder eines Klinikverbandes ist im Regelfall der Betrieb von Krankenhäusern einschließlich Nebeneinrichtungen und Nebenbetrieben sowie gegebenenfalls von Medizinischen Versorgungszentren gemäß § 95 SGB V. Durch den Betrieb von Krankenhäusern zur optimalen Krankenhausversorgung der Bevölkerung haben sich solche Kliniken den sozialen Dienst und die Heilung bzw. Milderung des Leidens Hilfsbedürftiger zum Ziel gesetzt. Folglich ist der Unternehmensgegenstand von Kliniken bzw. Klinikverbänden im Regelfall unmittelbar auf eine karitative Bestimmung gerichtet.

5.4.2.2. Keine Gewinnerzielungsabsicht

Damit eine Klinik als karitative Einrichtung einzustufen ist, darf ihre unternehmerische Betätigung nur ohne die Absicht der Gewinnerzielung erfolgen.

Nach der angeführten Rechtsprechung des Bundesarbeitsgerichts kann die freiwillige Betätigung eines Unternehmens nur dann als karitativ angesehen werden, wenn sie nicht in der Absicht der Gewinnerzielung erfolgt. Das Ziel der Unternehmensbetätigung muss sich in der Hilfe bedürftiger Menschen erschöpfen. Dabei erfordert das Merkmal der karitativen Bestimmung jedoch nicht, dass die Hilfeleistung für leidende Menschen unentgeltlich geschieht. Vielmehr genügt es, dass der Träger des Unternehmens seinerseits mit seiner Hilfeleistung keine eigennützigen Zwecke im Sinne einer Gewinnerzielung verfolgt. Erzielung von Einnahmen aus der Betätigung des Unternehmens bis zur Höhe der Kostendeckung stehen jedoch einer karitativen Bestimmung nicht entgegen.[338]

Eine Klinik bzw. ein Klinikverband muss folglich selbstlos tätig werden und darf keine bzw. nur untergeordnete eigenwirtschaftliche Zwecke verfolgen. Die erwirtschafteten Mittel sowie Überschüsse dürfen nur für den Betrieb des Krankenhauses selbst verwendet werden. Etwaige Gesellschafter dürfen keine Zuwendungen aus den Mitteln der Gesellschaft erhalten. Ist eine Klinik in Form einer gemeinnützigen GmbH organisiert, liegt z.B. keine Gewinnerzielungsabsicht vor, § 52 AO.

5.4.2.3. Keine gesetzliche Verpflichtung zur Hilfeleistung (Freiwilligkeit)

Eine karitative Bestimmung würde entfallen, wenn die Klinik von Gesetz wegen unmittelbar zu derartiger Hilfeleistung, d. h. zum Betreiben der Krankenhäuser, verpflichtet wäre. Die Karitativität setzt nach der Rechtsprechung des Bundesarbeitsge-

---

[338] BAG Urteil v. 15.03.2006 – 7 ABR 24/05, NZA 2006, 1422 ff.; BAG Urteil v. 24.05.1995 – 7 ABR 48/94, NZA 1996, 444 ff.

richts die Freiwilligkeit der Hilfeleistung voraus. Das Handeln auf Grund einer unmittelbaren gesetzlichen Verpflichtung wäre demzufolge nicht mehr freiwillig.[339]

Eine unmittelbare gesetzliche Verpflichtung zur Sicherstellung der Krankenhausversorgung kann sich aus den jeweiligen Landeskrankenhausgesetzen ergeben.[340] Diese Vorschriften verpflichten die Landkreise gesetzlich dazu, als bedarfsgerecht ausgewiesene Krankenhäuser zu errichten und zu betreiben, wenn sich kein anderer Träger findet. Diese Verpflichtung trifft unmittelbar jedoch im Regelfall nur den jeweiligen Landkreis, nicht hingegen die Kliniken selbst. Nach der Rechtsprechung des Bundesarbeitsgerichts ist es für die Entscheidung, ob eine privatrechtliche Klinik karitativen Bestimmungen dient oder nicht, unschädlich, dass ein Landkreis als Gründer und Alleingesellschafter seinerseits unmittelbar aus den jeweiligen Landeskrankenhausgesetzen verpflichtet ist, derartige Hilfeleistungen zu erbringen. Für die Frage, ob Kliniken gesetzlich unmittelbar zur Erbringung der karitativen Leistungen verpflichtet sind, kommt es allein auf das Unternehmen der Klinik an.[341]

Eine Klinik trifft üblicherweise selbst keine unmittelbare gesetzliche Verpflichtung, die Krankenhausversorgung der Bevölkerung sicherzustellen. Diese besteht unmittelbar nur für den jeweiligen Landkreis. Folglich entfällt die karitative Bestimmung einer Klinik nicht durch eine gesetzliche Verpflichtung zur Krankenhausversorgung aus den Landeskrankenhausgesetzen.

5.4.2.4. Tendenzbezug

Obwohl viele Kliniken ein Tendenzunternehmen sein werden, sind sie dadurch nicht komplett vom Anwendungsbereich des Betriebsverfassungsgesetzes ausgenommen. Sie sind gemäß § 118 Abs. 1 BetrVG nur soweit von der Anwendung des Betriebsverfassungsgesetzes ausgenommen, wie die Eigenart des Betriebs der Ausübung des Mitbestimmungsrechts entgegensteht. Dabei kommt es darauf an, ob die Einschränkung der Beteiligungsrechte durch die Tendenz bedingt ist, weil sonst deren Verwirklichung durch Beteiligungsrechte des Betriebsrats verhindert oder beeinträchtigt werden könnten (Tendenzbezug der Maßnahme). Außerdem ist entscheidend, ob die von der Maßnahme betroffene Person den Tendenzcharakter mitverwirklicht und einen inhaltlich prägenden Einfluss auf die Tendenzverwirklichung hat, mithin Tendenzträger ist.

Voraussetzung des bei Antikorruptionsrichtlinien relevanten Mitbestimmungsrechts aus § 87 Abs. 1 Nr. 1 BetrVG ist, dass die Vorschriften der Richtlinie der Tendenzverwirklichung dienen und die Mitbestimmungsrechte des Betriebsrats die Freiheit der Tendenzbestimmung und -verwirklichung erheblich beeinträchtigen würden.

Da bei der Mitbestimmung in sozialen Angelegenheiten im Regelfall aber nur der wertneutrale Betriebsablauf und nicht die Verwirklichung der Tendenz betroffen ist,

---

[339]   BAG Urteil v. 24.05.1995 – 7 ABR 48/94, NZA 1996, 444 ff.

[340]   In Sachsen z.B. § 1 Abs. 3 Sächsisches Krankenhausgesetz (SächsKHG).

[341]   BAG Urteil v. 24.05.1995 – 7 ABR 48/94, NZA 1996, 444 ff.

steht § 118 Abs. 1 BetrVG dem Mitbestimmungsrecht typischerweise nicht entgegen.[342]

 Auch bei Tendenzunternehmen unterliegt die Einführung einer Antikorruptionsrichtlinie bzw. sonstiger Instrumente der Antikorruptionsprävention der uneingeschränkten Beteiligung der Arbeitnehmervertretung.

5.4.3. Erfasster Personenkreis

Dem Mitbestimmungsrecht des Betriebsrats unterfallen alle Arbeitnehmer eines Betriebes, § 5 Abs. 1 BetrVG[343], mit Ausnahme der leitenden Angestellten, § 5 Abs. 3 BetrVG.[344] Die Mitbestimmungspflichtigkeit einer Antikorruptionsrichtlinie besteht deshalb unabhängig davon, ob sich die Regelungen nur auf Chefärzte oder auf das sonstige ärztliche Personal beziehen.

Auch wenn viele Bereiche einer Antikorruptionsrichtlinie im Regelfall hauptsächlich auf Tätigkeiten von Chefärzten Anwendung finden werden, besteht die Notwendigkeit der Beteiligung des Betriebsrats. Dabei ist nicht entscheidend, ob der Chefarzt – wie in der Regel – Arbeitnehmer oder ausnahmsweise Dienstnehmer ist. Gemäß § 5 BetrVG sind Arbeitnehmer im Sinne des Betriebsverfassungsgesetzes alle Arbeiter und Angestellte. Lediglich die Leitenden Angestellten sind gem. § 5 Abs. 3 BetrVG von der Anwendung des Betriebsverfassungsgesetzes ausgenommen. Als Leitende Angestellte gelten demnach Personen, welche nach ihrem Arbeitsvertrag zur selbständigen Einstellung und Entlassung von im Unternehmen beschäftigten Arbeitnehmern berechtigt sind. Daher sind auch Chefärzte von der Mitbestimmung des Betriebsrats umfasst, sofern sie nicht im Außenverhältnis zu Einstellungen und Entlassungen berechtigt sind.[345] Auch ein im Innenverhältnis verbindliches Vorschlagsrecht des Chefarztes reicht für die Herausnahme aus der Mitbestimmung des Betriebsrats nicht aus.[346] Die Chefärzte eines Klinikums sind zwar gemäß ihres Arbeitsvertrags häufig bei personellen Einzelmaßnahmen anzuhören und diese können nur im Einvernehmen mit dem Chefarzt erfolgen. Zur selbständigen Einstellung und Entlassung von Mitarbeitern im Außenverhältnis sind sie jedoch, nach der Erfahrung der Autoren, selten befugt. Chefärzte unterfallen daher in der Regel unein-

---

[342] BAG Urteil v. 28.05.2002 – 1 ABR 32/01, NZA 2003, 166, 171, Mengel 2009, S. 86.

[343] Vgl. die Parallelvorschriften für Personalräte und Mitarbeitervertretungen in § 4 Abs. 1, Abs. 3 BPersVG bzw. § 2 Abs. 1 MVG-EKD sowie § 3 Abs. 1, S. 1 MAVO.

[344] Vgl. die Parallelvorschrift für die Mitarbeitervertretung in § 3 Abs. 2, Nr. 3, 4 MAVO. Das BPersVG sowie das MVG-EKD enthalten keine entsprechenden Parallel-Vorschriften.

[345] Ausdrücklich für Chefärzte entschieden: BAG Urteil v. 18.11.1999 – 2 AZR 903/98, NZA 2000, 427.

[346] BAG Urteil v. 18.11.1999 – 2 AZR 903/98, NZA 2000, 427.

geschränkt dem Anwendungsbereich des Betriebsverfassungsgesetzes und somit auch der Mitbestimmung des Betriebsrats.[347]

 Auch wenn dies selten seitens der Chefärzte gewünscht ist bzw. praktiziert wird, gelten auch für Chefärzte sämtliche Beteiligungsrechte der Mitarbeitervertretung in der Regel uneingeschränkt.

5.4.4. Zu beteiligende Gremien

5.4.4.1. Beteiligung des Betriebsrates neben anderen Gremien

Die einzelnen Betriebsräte, die Gesamtbetriebsräte und der jeweilige Konzernbetriebsrat, soweit vorhanden, haben eigene Rechte nach dem Betriebsverfassungsgesetz. Die Rechte aus dem Betriebsverfassungsgesetz sind unabdingbar. Auf die Rechte aus dem Betriebsverfassungsgesetz kann weder verzichtet werden noch können sie anderen Gremien übertragen werden.

Daher ist der jeweils zuständige Betriebsrat, unabhängig von einem eventuell notwendigen Beschluss eines bestehenden Aufsichtsrats, Vorstands oder des Gesellschafters, bei der Einführung einer Antikorruptionsrichtlinie zu beteiligen. Auch wenn z.B. in dem jeweiligen Aufsichtsrat Arbeitnehmer als Aufsichtsratsmitglieder vertreten sind, ersetzt die Beteiligung des Aufsichtsrats nicht die Beteiligung des jeweils zuständigen Betriebsrats. Auch wenn die Arbeitnehmervertreter in den Aufsichtsräten in der Regel aus den Betriebsräten stammen, nehmen sie in den Aufsichtsräten eine andere Funktion wahr als die im Betriebsrat. Die Rechte der Aufsichtsratsmitglieder und des Aufsichtsrats als Gremium bestimmt sich nach anderen Vorschriften als die der Betriebsräte. Sie bestehen unabhängig voneinander.

Der Umfang der Beteiligung wiederum bestimmt sich nach unterschiedlichen Regelungen in einer Antikorruptionsrichtlinie. Liegt eine Mitbestimmungspflichtigkeit bei den Regelungen der Antikorruptionsrichtlinie vor, ist es daher unumgänglich, den hierfür zuständigen Betriebsrat zu beteiligen. In welcher Form und Reichweite dies zu erfolgen hat, regelt das Betriebsverfassungsgesetz abschließend.

5.4.4.2. Zuständigkeit des Konzernbetriebsrats

Grundsätzlich sind zwar die Einzel-Betriebsräte für die Wahrung einzelner Rechte aus dem Betriebsverfassungsgesetz zuständig. Es ist jedoch möglich, z.B., soweit vorhanden, ausschließlich den jeweiligen Konzernbetriebsrat zu beteiligen und auf eine aufwändige Beteiligung der einzelnen Betriebsräte bzw. Gesamtbetriebsräte zu verzichten. Gemäß § 58 Abs. 1 Satz 1 BetrVG ist der Konzernbetriebsrat zuständig für die Behandlung von Angelegenheiten, die den Konzern oder mehrere Konzernunternehmen betreffen und nicht durch die einzelnen (Gesamt-)Betriebsräte innerhalb ihrer Unternehmen geregelt werden können. Diese gesetzliche Zuständigkeits-

---

[347] Vgl. zur Mitbestimmung des Betriebsrats bei Chefärzten auch: BAG Urteil v. 05.05.2010 – 7 ABR 97/08.

abgrenzung zwischen Konzernbetriebsrat und Betriebsrat ist zwingend und kann weder durch Tarifvertrag noch durch Betriebsvereinbarung geändert werden.[348] Voraussetzung für die Zuständigkeit des Konzernbetriebsrats ist daher stets ein unternehmensübergreifender Bezug der Angelegenheit und die fehlende Regelungsmöglichkeit in den (Einzel-)Unternehmen.[349] Dies bedeutet zum einen, dass der Konzernbetriebsrat nur dann zuständig ist, wenn eine Angelegenheit über das einzelne Konzernunternehmen hinausgeht. Es ist aber andererseits nicht erforderlich, dass eine Angelegenheit sämtliche Unternehmen des Konzerns betrifft. Vielmehr reicht es aus, wenn mehrere, also mindestens zwei, Unternehmen (mit oder ohne Betriebsrat) betroffen sind.[350]

Die Zuständigkeit des Konzernbetriebsrats setzt des Weiteren voraus, dass eine Angelegenheit nicht durch die einzelnen Betriebsräte innerhalb ihrer jeweiligen Unternehmen geregelt werden kann. Dieses Kriterium des „Nicht-Regeln-Könnens" ist jedenfalls immer dann erfüllt, wenn eine Regelung durch den einzelnen Unternehmensbetriebsrat subjektiv und objektiv unmöglich ist.[351] Als Faustformel zur Zuständigkeitsabgrenzung zwischen Konzern- und Einzelbetriebsrat gilt: Lässt sich der Zweck einer Regelung nur durch eine einheitliche Regelung auf der Konzernebene erreichen, so ist der Konzernbetriebsrat zuständig.[352] Keinesfalls ausreichend, um eine Zuständigkeit des Konzernbetriebsrats zu begründen, sind reine Zweckmäßigkeitserwägungen oder ein bloßes Koordinierungsinteresse der Konzernleitung oder des Konzernbetriebsrats.[353]

Bezüglich der Zuständigkeit des Konzernbetriebsrats bei Erlass eines Verhaltenskodex hat jedoch das BAG mit seinem Beschluss vom 22.07.2008 unmissverständlich deutlich gemacht, dass die Einführung eines Verhaltenskodex in die Zuständigkeit eines Konzernbetriebsrats fällt. Das BAG formuliert in seinem Orientierungssatz wie folgt:

„Das Mitbestimmungsrecht steht dem Konzernbetriebsrat zu, da die von den Arbeitgeberinnen beabsichtigte Einführung des Verhaltenskodexes den gesamten Konzern und nicht lediglich einzelne Konzernunternehmen oder Betriebe betrifft. Durch den Verhaltenskodex soll eine konzerneinheitliche „Unternehmensphilosophie" umgesetzt und für ein „ethisch-moralisch einheitliches Erscheinungsbild" und eine konzernweite Identität gesorgt werden. Ein konzernbezogenes identitätsstiftendes „ethisch-moralisches Erscheinungsbild" ist nur einheitlich umsetzbar."

---

[348] HWK/Hohenstatt/Dzida 2010, § 58 BetrVG Rn. 1.

[349] HWK/Hohenstatt/Dzida 2010, § 58 BetrVG Rn. 3.

[350] ErfK/Eisemann 2010, § 58 BetrVG Rn. 4.

[351] BAG Beschluss v. 12.11.1997 – Az. 7 ABR 78/96, NZA 1998, S. 497 ff.; HWK/Hohenstatt/Dzida 2010, § 58 BetrVG Rn. 4.

[352] BAG, Beschluss v. 20.12.1995 – Az. 7 ABR 8/95, NZA 1996, S. 945 ff.

[353] Schwab 2007, S. 340; BAG, Beschluss v. 22.07.2008, Az.: 1 ABR 40/07.

Es ist daher möglich, auch bei der Umsetzung einer Antikorruptionsricht-linie, sofern diese konzerneinheitlich gelten soll, sich auf die Zuständigkeit und bei Bedarf die Hinzuziehung des Konzernbetriebsrats zu beschrän-ken.

5.4.5. Mitbestimmungspflicht einer Antikorruptionsrichtlinie

Bei der Prüfung der Frage, welche Regelungen einer einzuführenden Antikorrupti-onsrichtlinie der zwingenden Mitbestimmung des Betriebsrats unterfallen, lässt sich auf keinerlei Rechtsprechung zurückgreifen. Lediglich die Entscheidung zu einer Ethikrichtlinie bei Wal-Mart[354] dient hierbei als Anhaltspunkt. In der Literatur ist die Frage, ob und wieweit Regeln aus Antikorruptionsrichtlinien einem Mitbestimmungs-tatbestand unterfallen, sehr umstritten. Während Teile der Literatur[355] auf dem Standpunkt stehen, Verhaltenskodizes seien generell mitbestimmungsfrei einführbar und andere[356] ein generelles Mitbestimmungsrecht des Betriebsrats annehmen, ist nach richtiger Ansicht[357] eine differenzierte Betrachtung erforderlich.

Danach kann die Frage, ob eine Antikorruptionsrichtlinie der zwingenden Mitbe-stimmung unterfällt, nicht pauschal beantworten werden. Die einzelnen Regelungs-gegenstände sind für sich genommen jeweils auf ihre Mitbestimmungspflicht zu überprüfen.[358] Das Mitbestimmungsrecht an einzelnen Regelungen begründet nicht notwendig ein Mitbestimmungsrecht am Gesamtwerk.[359]

5.4.6. Beteiligungstatbestände

5.4.6.1. Überblick

Die Beteiligungsmöglichkeiten des Betriebsrats sind in Mitwirkungs- und Mitbestim-mungsrechte zu unterteilen. Die für die Implementierung einer Antikorruptionsrichtli-nie relevante Mitbestimmung ist dabei die stärkere Form der Beteiligung. Mitbe-stimmungstatbestände sind daran erkennbar, dass es im Gesetz heißt: „Kommt eine Einigung nicht zustande, so entscheidet die Einigungsstelle. Der Spruch der Eini-

---

[354] Erstinstanzlich AG Wuppertal v. 15.06.2005 – 5 BV 20/05, NZA-RR 2005, 476; zweitinstanzlich LAG Düsseldorf v. 14.11.2005 – 10 TaBV 46/05, NZA-RR 2006, 81, unter teilweiser Aufhebung der Vorinstanz.

[355] Vgl. Richardi/Richardi 2010, § 87 Rn. 195; HSWG/Hess 2008, § 87 Rn. 114. Dies soll jeden-falls gelten, wenn die Ethikregeln dem Arbeitnehmer arbeitsvertraglich als Nebenpflicht aufer-legt werden.

[356] Vgl. Fitting/Engels Schmidt/Trebinger/Linsemaier 2010, § 87 Rn. 71.

[357] So auch: Wisskirchen/Jordan/Bissels 2005, S. 2190; Ohlendorf/Bünning 2006, S. 200; Maschmann 2007, S. 116; LAG Düsseldorf v. 14.11.2005 – 10 TaBV 46/05, NZA-RR 2006, 81.

[358] So u.a. BAG Urteil v. 22.7.2008 – 1 ABR 40/07, NZA 2008, 1248, 1253; LAG Düsseldorf v. 14.11.2005 – 10 TaBV 46/05, NZA-RR 2006, 81, 84; Maschmann 2007, S. 116; Men-gel/Hagemeister 2007, S. 1392.

[359] BAG Urteil v. 22.07.2008 – 1 ABR 40/07, NZA 2008, 1248.

gungsstelle ersetzt die Einigung zwischen Arbeitgeber und Betriebsrat." Werden dem Betriebsrat per Gesetz Mitbestimmungsrechte zugesprochen, kann eine Maßnahme des Arbeitgebers nur mit Zustimmung des Betriebsrats erfolgen.[360] Kommt keine Einigung zwischen den beiden Parteien zustande, entscheidet die Einigungsstelle. Der Betriebsrat hat Mitbestimmungsrechte in vier Bereichen:[361]

- in sozialen Angelegenheiten (Arbeitsbedingungen), §§ 87 ff., 112 ff. BetrVG

- bei der Gestaltung von Arbeitsplatz, Arbeitsablauf und Arbeitsumgebung, §§ 90 f. BetrVG

- in personellen Angelegenheiten, §§ 92 ff. BetrVG

- in wirtschaftlichen Angelegenheiten, §§ 106 ff. BetrVG

Für die Implementierung einer Antikorruptionsrichtlinie ist vorrangig die zwingende Mitbestimmung in Angelegenheiten der betrieblichen Ordnung nach § 87 Abs. 1, Nr. 1 BetrVG als Mitbestimmungsrecht in sozialen Angelegenheiten maßgebend. Darüber hinaus ist aus den allgemeinen Aufgaben des Betriebsrats das Informationsrecht des Betriebsrats aus § 80 Abs. 2 BetrVG relevant.

5.4.6.2. Informationsrecht, § 80 Abs. 2 BetrVG

Der Arbeitgeber muss den Betriebsrat gemäß § 80 Abs. 2 BetrVG[362] zur Durchführung seiner Aufgaben rechtzeitig und umfassend unterrichten. Hierdurch soll der Betriebsrat in der sachgerechten und wirksamen Wahrnehmung seiner Aufgaben nach dem Betriebsverfassungsgesetz unterstützt werden.[363] In Bereichen der zwingenden Mitbestimmung ist der Arbeitgeber verpflichtet, dem Betriebsrat alle Informationen zur Verfügung zu stellen, die für die geplante Regelung und die dazugehörige Entscheidung des Betriebsrats relevant sind.

5.4.6.3. Fragen der betrieblichen Ordnung, § 87 Abs. 1, Nr. 1 BetrVG

Für Regelungen in Antikorruptionsrichtlinien ist zudem besonders das zwingende Mitbestimmungsrecht in Fragen der betrieblichen Ordnung nach § 87 Abs. 1, Nr. 1 BetrVG[364] relevant.

---

[360] Wollenschläger 2008, Rn. 791.

[361] Hromadka/Maschmann 2007, Bd. 2, S. 339.

[362] Für Personalräte und Mitarbeitervertretungen gilt der § 68 Abs. 2 BPersVG bzw. die § 34 Abs. 1-4 MVG-EKD und § 26 Abs. 2, §§ 27, 27a MAVO.

[363] Mengel 2009, S. 84.

[364] Vgl. die Parallelvorschriften für Personalräte und Mitarbeitervertretungen gemäß § 75 Abs. 3 Nr. 15 BPersVG bzw. gemäß § 40 k) MVG-EKD, § 29 Abs. 1, Nr. 3 sowie § 32 Nr. 3 MAVO.

§ 87 BetrVG

(1) Der Betriebsrat hat, soweit eine gesetzliche oder tarifliche Regelung nicht besteht, in folgenden Angelegenheiten mitzubestimmen:

1. Fragen der Ordnung des Betriebs und des Verhaltens der Arbeitnehmer im Betrieb;

2. (...).

(2) Kommt eine Einigung über eine Angelegenheit nach Absatz 1 nicht zustande, so entscheidet die Einigungsstelle. Der Spruch der Einigungsstelle ersetzt die Einigung zwischen Arbeitgeber und Betriebsrat.

■ **Keine Konkretisierung bereits bestehender Regelungen durch die Richtlinie**

Die zwingende Mitbestimmung hinsichtlich der einzelnen Passagen einer Antikorruptionsrichtlinie kann nicht per se mit dem Hinweis darauf verneint werden, dass lediglich bestehende tarifvertragliche oder gesetzliche Regelungen wiedergegeben werden.

Zwar ist das Mitbestimmungsrecht gem. § 87 Eingangssatz BetrVG ausgeschlossen, soweit durch eine gesetzliche oder tarifvertragliche Regelung der Mitbestimmungsgegenstand inhaltlich zwingend und abschließend geregelt ist. Dies gilt allerdings nur, wenn der Arbeitgeber aufgrund einer zwingenden gesetzlichen oder tarifvertraglichen Regelung selbst keine Gestaltungsmöglichkeit mehr besitzt.[365] Verbleibt hingegen trotz der gesetzlichen oder tariflichen Regelung ein Gestaltungsspielraum, so ist insoweit Raum für die Mitbestimmung des Betriebsrats.[366] Eine abschließende gesetzliche oder tarifliche Regelung liegt nur vor, wenn das Gesetz/der Tarifvertrag keine weiteren Regelungsmöglichkeiten zulässt, die gesetzliche/tarifliche Regelung einer Ergänzung nicht fähig ist und einer Ergänzung im Hinblick auf den Schutzzweck des Mitbestimmungsrechts auch nicht bedarf.[367]

Neben den Straftatbeständen der §§ 331, 332 StGB enthalten sowohl Tarifverträge als auch die Berufsordnungen der Landesärztekammern allgemeine Regelungen zur Annahme von Geschenken sowie zur Annahme geldwerter Vorteile für die Teilnahme an Fortbildungsveranstaltungen. Die für das Arbeitsverhältnis von Chefärzten und sonstigen Ärzten verbindlichen Berufsordnungen der Landesärztekammern enthalten das grundsätzliche Verbot für Ärzte, sich von Patientinnen oder Patienten oder von Dritten Geschenke oder andere Vorteile, welche das übliche Maß kleiner Anerkennungen übersteigen, versprechen zu lassen oder anzunehmen, wenn hierdurch der Eindruck erweckt werden kann, dass der Arzt in seiner ärztlichen Ent-

---

[365] BAG Urteil v. 25.01.2000 – 1 ABR 3/99, NZA 2000, 665.

[366] BAG Urteil v. 22.07.2008 – 1 ABR 40/07, NZA 2008, 1248.

[367] BAG Urteil v. 03.12.1991 – GS 2/90, AP Nr. 51 zu § 87 BetrVG 1972; BAG Urteil v. 21.09.1993 – 1 ABR 16/93, AP Nr. 62 zu § 87 BetrVG 1972.

scheidung beeinflusst sein könnte (sog. Schmiergeldverbot).[368] Zudem wird oftmals in den Berufsordnungen geregelt, dass eine Beeinflussung dann nicht vorliegt, wenn der Wert des Geschenks oder des anderen Vorteils geringfügig ist. Ergänzt wird eine solche Grundregel häufig durch Regelungen des Verhältnisses der Ärzteschaft zur Industrie[369] sowie durch die Regelungen zur Annahme von Vorteilen im Rahmen der Verordnung, Empfehlung und Begutachtung von Arznei-, Heil- und Hilfsmitteln bzw. im Rahmen von Fortbildungsveranstaltungen.[370]

Ähnliche Regelungen enthalten die geltenden Tarifverträge. Hiernach ist es den Beschäftigten meist untersagt, Belohnungen, Geschenke, Provisionen oder sonstige Vergünstigungen in Bezug auf ihre Tätigkeit anzunehmen. Ausnahmen sind häufig nur mit Zustimmung des Arbeitgebers möglich. Zudem wird oftmals für den Fall, dass Arbeitnehmern derartige Vergünstigungen angeboten werden, eine Anzeigepflicht des Arbeitnehmers gegenüber dem Arbeitgeber statuiert.

Allerdings beschränken sich die Regelungen einer Antikorruptionsrichtlinie im Regelfall nicht darauf, diese gesetzlichen bzw. tarifvertraglichen Regelungen wiederzugeben, sondern gehen darüber hinaus, gestalten diese näher aus und konkretisieren daher nicht lediglich die bestehenden Regelungen. Häufig wird geregelt, in welchen Fällen der Wert einer Belohnung oder eines Geschenks geringfügig ist und somit dessen Annahme auch ohne Zustimmung des Arbeitgebers zulässig ist. Zudem wird meist das Verfahren bei der Annahme von Zuwendungen Dritter im Rahmen von Drittmittelprojekten, bei der aktiven und passiven Teilnahme an externen Fortbildungsveranstaltungen sowie die finanzielle Förderung von internen Fortbildungsveranstaltungen näher ausgestaltet. Solche Regelungen dienen insbesondere dazu, Verstöße gegen die vorrangigen gesetzlichen und tarifvertraglichen Regelungen, insbesondere das Verbot der Annahme von Vergünstigungen zu vermeiden und damit den gesetzlichen und tarifvertraglichen Regelungen im Betrieb Geltung zu verschaffen. Zudem werden durch Antikorruptionsrichtlinien neben der tarifvertraglich geforderten Anzeigepflicht sowie dem Zustimmungserfordernis des Arbeitgebers häufig weitergehende Dokumentations- und Offenlegungspflichten statuiert.

Daher verbleibt es in diesen Fällen trotz der vielfältigen gesetzlichen und tariflichen Regelungen über die Annahme von Geschenken und anderen Vorteilen sowie über die Annahme von geldwerten Vorteilen für die Teilnahme an Fortbildungsveranstaltungen grundsätzlich bei der Mitbestimmung des Betriebsrats.

---

[368] Vgl. § 32 MBO-Ärzte bzw. die entsprechenden Regelungen der Berufsordnungen der Landesärztekammern.

[369] Vgl. § 33 MBO-Ärzte bzw. die entsprechenden Regelungen der Berufsordnungen der Landesärztekammern.

[370] Vgl. § 33 Abs. 4, § 35 MBO-Ärzte bzw. die entsprechenden Regelungen der Berufsordnungen der Landesärztekammern.

■ **Mitbestimmungspflichtiges Verhalten im Rahmen des § 87 Abs. 1 Nr. 1 BetrVG**

Bei der Beurteilung der Frage, ob eine konkrete Regelung in einer Antikorruptions-richtlinie dem Mitbestimmungsrecht des Betriebsrats gem. § 87 Abs. 1 Nr. 1 BetrVG unterfällt, muss zunächst ermittelt werden, was alles unter diesen Mitbestimmungs-tatbestand fällt.

Das Mitbestimmungsrecht nach § 87 Abs. 1 Nr. 1 BetrVG bezieht sich auf die Ges-taltung des Zusammenlebens und Zusammenwirkens der Arbeitnehmer im Unter-nehmen. Die Mitbestimmung erfasst die allgemeine betriebliche Ordnung und das Verhalten der Arbeitnehmer. Grundsätzlich unterscheidet das BAG hierbei das mit-bestimmungspflichtige Ordnungsverhalten vom nicht mitbestimmungspflichtigen Ar-beitsverhalten.[371]

Mitbestimmungspflichtig sind Maßnahmen des Arbeitgebers, die sich auf das Ord-nungsverhalten der Arbeitnehmer, d.h. die Sicherung des ungestörten Arbeitsab-laufs und die Gestaltung des Zusammenlebens und Zusammenwirkens der Arbeit-nehmer im Betrieb beziehen. „Ordnung des Betriebs" bezeichnet also nicht die un-ternehmerisch-arbeitstechnische Organisation, sondern die innere, soziale Ordnung eines Betriebs.[372] Dabei soll es ausreichen, dass die Maßnahme einen das Verhal-ten der Arbeitnehmer steuernden Charakter hat und dazu bestimmt ist, eine vorge-gebene betriebliche Ordnung herzustellen oder aufrechtzuerhalten.[373]

Mitbestimmungsfrei sind hingegen Maßnahmen, die das Verhalten des Arbeitneh-mers ohne Bezug zur betrieblichen Ordnung betreffen, weil es sich entweder auf die Arbeitsleistung, d.h. das Arbeits- und Leistungsverhalten des Arbeitnehmers bezieht oder in sonstiger Weise lediglich das Verhältnis Arbeitnehmer/Arbeitgeber betrifft.[374] Hierzu zählen insbesondere solche Maßnahmen, mit denen die Arbeitspflicht unmit-telbar konkretisiert und abgefordert wird.[375]

Mitbestimmungsfrei sind u.a. folgende Maßnahmen:

- rein arbeitstechnische Anordnungen,

- die Konkretisierung der Arbeitspflicht hinsichtlich Gegenstand, Ort, Zeit, Reihen-folge sowie Art und Weise der Arbeit,

- Führungsrichtlinien darüber, in welcher Weise Mitarbeiter allgemein ihre Ar-beitsaufgaben und Führungskräfte ihre Führungsaufgaben zu erledigen ha-ben.[376]

---

[371]   BAG Urteil v. 27.01.2004 – 1 ABR 7/03, NZA 2004, 556.

[372]   Wollenschläger 2008, Rn. 797.

[373]   Mengel 2009, S. 77.

[374]   BAG Urteil v. 24.03.1981 – 1 ABR 32/78, BB 1981, 1882.

[375]   BAG Urteil v. 22.07.2008 – 1 ABR 40/07, NZA 2008, 1248.

[376]   GK-BetrVG/Wiese 2010, § 87, Rn. 200 f.

Ob das mitbestimmungsfreie Arbeitsverhalten betroffen ist, beurteilt sich nicht nach den subjektiven Vorstellungen, die den Arbeitgeber zu der Maßnahme bewogen haben – entscheidend ist vielmehr der objektive Regelungszweck, der sich nach dem Inhalt der Maßnahme und der Art des zu beeinflussenden betrieblichen Geschehens bestimmt. Wirkt sich eine Maßnahme zugleich auf das Ordnungs- und Arbeitsverhalten aus, so kommt es nach Ansicht des BAG darauf an, welcher Regelungszweck überwiegt.[377]

Ebenfalls mitbestimmungsfrei ist das außerbetriebliche, private Verhalten der Arbeitnehmer. Es ist von vornherein der Regelungskompetenz der Betriebsparteien entzogen.[378]

Mitbestimmungsfrei	Mitbestimmungspflichtig
Maßnahmen, die das Arbeitsverhalten der Arbeitnehmer betreffen - Arbeits- und Leistungsverhalten - sonstige Beziehung Arbeitgeber/Arbeitnehmer (insbes. unmittelbare Konkretisierung und Abforderung der Arbeitspflicht)	Maßnahmen, die das Ordnungsverhalten der Arbeitnehmer betreffen - Sicherung des ungestörten Arbeitsablaufs - Gestaltung des Zusammenlebens und Zusammenwirkens der Arbeitnehmer im Betrieb - Verhaltensvorschriften
Bsp.: Arbeitgeber trifft konkrete Arbeitsanweisung, z.B. über das Führen von Tätigkeitsberichten oder Überstundennachweisen oder dass an Arzneimittelprüfungen teilzunehmen ist	Bsp.: Der Arbeitgeber führt eine Richtlinie ein, in der die Mitarbeiter zu regelmäßigen Alkohol- und Drogentests sowie zum Tragen einer bestimmten Arbeitskleidung verpflichtet werden.

5.4.7. Verfahren der Beteiligung

Wie der Betriebsrat am besten zu beteiligen ist, hängt davon ab, ob und in welchem Umfang die einzelnen Regelungen der Antikorruptionsrichtlinie zustimmungspflichtig sind. Normen, die das Ordnungsverhalten der Arbeitnehmers betreffen und damit der zwingenden Mitbestimmung unterliegen, müssen dem Betriebsrat vorgelegt werden und dürfen nur mit dessen ausdrücklicher Zustimmung eingeführt werden.

---

[377] BAG Urteil v. 11.06.2002 – 1 ABR 46/01, NZA 2002, 1299-1300.

[378] Richardi 2010, § 87 Rn. 182.

5.4.7.1. Information des Betriebsrats gemäß § 80 Abs. 2 BetrVG

Zunächst hat der Arbeitgeber den Betriebsrat gemäß § 80 Abs. 2 BetrVG über die geplanten Regelungen zu unterrichten. Er muss dem Betriebsrat hierbei alle relevanten Unterlagen zur Verfügung stellen, so dass dieser den Regelungsinhalt und die Auswirkungen der Richtlinie hinreichend beurteilen kann.

5.4.7.2. Einführung der gesamten Richtlinie als Betriebsvereinbarung

Im Regelfall unterliegen zumindest etliche Teile der Antikorruptionsrichtlinie der zwingenden Mitbestimmung des Betriebsrats. Es ist daher zu empfehlen, die Antikorruptionsrichtlinie insgesamt als Betriebsvereinbarung einzuführen. Obwohl in diesem Fall die Betriebsvereinbarung teilweise Regelungen enthalten würde, die nicht der zwingenden Mitbestimmung unterliegen würden, ist auch für diese Regelungen der Abschluss einer Betriebsvereinbarung möglich, § 88 BetrVG. Eine solche Betriebsvereinbarung wäre eine teilweise erzwingbare und teilweise freiwillige Betriebsvereinbarung. Erzwingbare Betriebsvereinbarungen sind hierbei solche, die Angelegenheiten regeln, in denen der Betriebsrat ein zwingendes Mitbestimmungsrecht hat. Freiwillige Betriebsvereinbarungen regeln Angelegenheiten, in denen dem Betriebsrat nur ein freiwilliges Mitbestimmungsrecht zukommt.

5.4.7.3. Einholung der Zustimmung nur für mitbestimmungspflichtige Teile

Eine alternative Vorgehensweise liegt darin, dem Betriebsrat nur die jeweils mitbestimmungspflichtigen Teile der Antikorruptionsrichtlinie vorzulegen und lediglich die Zustimmung zu diesen Regelungen einzuholen. Dabei kann allerdings nicht ausgeschlossen werden, dass der Betriebsrat nicht eine andere Auffassung zur Mitbestimmungspflichtigkeit der einzelnen Regelungen vertritt. Wie bereits erwähnt, lässt sich bei der Frage der Mitbestimmungspflichtigkeit einzelner Regelungen einer Antikorruptionsrichtlinie bisher auf keinerlei Rechtsprechung oder gefestigte Literaturmeinungen zurückgreifen. Daher kann der Betriebsrat unter Umständen erfolgreich eine konträre Rechtsposition vertreten. Kommt eine Einigung mit dem Betriebsrat nicht zustande, endet der Streit vor der Einigungsstelle, die letztverbindlich entscheidet, § 87 Abs. 2 S. 2 BetrVG.[379]

Der Abschluss einer Betriebsvereinbarung ist daher stets die bessere Variante. Selbst wenn der Arbeitgeber die Arbeitsverträge der Arbeitnehmer, welche die Regelungen der Antikorruptionsrichtlinie betreffen und beachten sollen, so weit ergänzt, dass die zustimmungspflichtigen Bereiche der Antikorruptionsrichtlinie zu Leistungsaufgaben dieser Arbeitnehmer werden, ist ein Mitbestimmungsrecht des Betriebsrats nicht gänzlich ausgeschlossen. Zwar kann versucht werden, hierdurch deutlich mehr Regelungen dem mitbestimmungsfreien Arbeitsverhalten zuzuordnen, bestimmte Regelungen einer Antikorruptionsrichtlinie werden jedoch trotzdem der zwingenden Mitbestimmung des Betriebsrats unterfallen.

---

[379] Für Personalräte bzw. Mitarbeitervertretungen gelten § 71 Abs. 4 S. 2, § 69 Abs. 4, S. 2 und 3 BPersVG bzw. § 60 Abs. 4 S. 1 MVG und § 40 Abs. 3 S. 2 MAVO.

5.4.8. Folgen bei Nichtbeachtung der Beteiligungsrechte der Arbeitnehmervertretung

Wird die Arbeitnehmervertretung bei der Einführung der Antikorruptionsrichtlinie außen vor gelassen und werden somit bestehende Mitbestimmungsrechte missachtet, muss mit folgenden Konsequenzen gerechnet werden:

- Mitbestimmungspflichtige Regelungsbereiche sind nach der „Theorie der Wirksamkeitsvoraussetzung" unwirksam und müssen von den Arbeitnehmern nicht beachtet werden.

- Der Arbeitgeber darf an die Nichtbeachtung der Regelungen der Antikorruptionsrichtlinie keine für den Arbeitnehmer nachteiligen Folgen, wie z.B. Abmahnung oder Kündigung, knüpfen.

- Der Betriebsrat ist berechtigt, gegen den Arbeitgeber wegen der Missachtung seiner Mitbestimmungsrechte in vielfältiger Weise vorzugehen:

  o Selbständiges Einberufen der Einigungsstelle

  o Einleitung eines gerichtlichen Beschlussverfahrens auf Unterlassung mitbestimmungswidriger Maßnahmen beim zuständigen Arbeitsgericht, ggf. auch im Wege einer einstweiligen Verfügung[380]

  o Einleitung eines gerichtlichen Beschlussverfahrens auf Feststellung der Verletzung der Mitbestimmungsrechte

  o Einleitung eines gerichtlichen Beschlussverfahrens auf Rückgängigmachung bereits getroffener Maßnahmen[381]

Daher ist es von besonderer Bedeutung, dass die Richtlinie unter Beachtung der Mitbestimmungsrechte des Betriebsrats eingeführt wird.

Das sollten Arbeitgeber vermeiden!
Eine ohne die Arbeitnehmervertretung eingeführte Antikorruptionsrichtlinie wäre lediglich eine Regelung fürs Papier; sie wäre nicht nutzbar. Aufgrund der Unwirksamkeit der Regelungen müssten sich die Arbeitnehmer nicht an die Richtlinie halten. Außerdem würden Arbeitgeber unnötige Konfliktfelder mit ihren Arbeitnehmervertretungen hervorrufen. Nachträglich die Arbeitnehmervertretung zu einer Zusammenarbeit in dem Thema der Korruptionsprävention zu bringen, wäre schwer oder sogar unmöglich.

---

[380] Diese Möglichkeit des prozessualen Vorgehens besteht nur für Betriebsräte. Personalräten und Mitarbeitervertretungen stehen derartige Rechte nicht zu.

[381] Diese Möglichkeit des prozessualen Vorgehens besteht nur für Betriebsräte. Personalräten und Mitarbeitervertretungen stehen derartige Rechte nicht zu.

5.4.9. Einzelne Regelungen

Ob Mitbestimmungsrechte des Betriebsrats bestehen oder nicht, entscheidet sich nach dem Inhalt der einzelnen Regelung der Richtlinie. Es besteht keine Mitbestimmung am Gesamtwerk.

 Zu Analyse der Mitbestimmungspflichtigkeit muss jede einzelne Regelung bewertet werden. Selbst in einer Regelung können Teile mitbestimmungspflichtig und mitbestimmungsfrei sein.

5.4.9.1. Präambel

Regelungen einer Antikorruptionsrichtlinie, die das allgemeine Verständnis der jeweiligen Einrichtung im Umgang mit dem Thema Korruption und ihrer Prävention erläutern, treffen üblicherweise noch keine verbindlichen Regelungen, so dass hiermit auch seitens des Arbeitgebers noch nicht konkret auf das Verhalten der Arbeitnehmer Einfluss genommen wird. Aufgrund dessen ist von der Mitbestimmungsfreiheit der Regelungen auszugehen, denn es besteht eine Grenze der Mitbestimmungspflichtigkeit bei Regelungen, die allgemein so pauschal gefasst sind, dass sie keine konkrete Verhaltenspflicht der Arbeitnehmer begründen. Mitbestimmungsfrei sind daher:

- Regelungen, die sich auf die Darstellung der Unternehmensphilosophie beschränken

- Regelungen, die lediglich allgemeine ethisch-moralische Programmsätze oder Zielvorgaben enthalten

- Regelungen mit bloßen Selbstverpflichtungen des Unternehmens.[382]

Jedoch kommt es an dieser Stelle bereits darauf an, welche Formulierungen die Präambel genau enthält.

Häufig wird bereits in der Präambel geregelt, dass die Annahme von Schmiergeldern verboten ist. Knüpft die Präambel dabei nur an bereits existierende Schmiergeldverbote aus den §§ 299, 331ff. StGB, dem anzuwendenden Tarifvertrag oder den entsprechenden Regelungen der Berufsordnungen der Landesärztekammern an, ohne sie z.B. auf die Annahme von Belohnungen, Geschenken und Einladungen auszudehnen, ist üblicherweise das Arbeitsverhalten betroffen und die Regelung kann als mitbestimmungsfrei eingestuft werden.[383]

---

[382] BAG, Beschluss v. 22.07.2008 – Az.: 1 ABR 40/07, NZA 2008, 1248.

[383] Mengel 2009, S. 90; LAG Berlin-Brandenburg v. 07.03.2008 – 22 Sa 1465/07; ArbG Berlin v. 07.05.2007 – 30 Ca 22302/06.

5.4.9.2. Annahme und Verwaltung von Drittmitteln

Auch bei den Regelungen über Drittmittelprojekte sind vielfältige Gestaltungsformen denkbar. Hiervon hängt selbstverständlich wieder die konkrete Beantwortung der Frage nach der Mitbestimmungspflicht der Regelung ab.

Sollte die Antikorruptionsrichtlinie eine Regelung enthalten, in der lediglich der Begriff „Drittmittel" definiert wird, berührt dies weder das Arbeits- noch das Ordnungsverhalten der Arbeitnehmer und die Regelung ist grundsätzlich mitbestimmungsfrei.

Regelt die Richtlinie dagegen, wie zu empfehlen und üblich, die Annahme und die Bewirtschaftung von Drittmitteln, kommt es u.a. darauf an, ob die Durchführung von Drittmittelprojekten zur Leistungspflicht der Arbeitnehmer gehört.

Grundsätzlich kann man bei der Frage nach der Mitbestimmungspflichtigkeit einer Regelung davon ausgehen, dass das Bestehen einer entsprechenden arbeitsvertraglichen/tarifvertraglichen Regelung über die einzelne Tätigkeit als Arbeitspflicht für das Vorliegen eines mitbestimmungsfreien Arbeitsverhaltens Indizwirkung hat. Sofern also eine in der Antikorruptionsrichtlinie ausgestaltete Verhaltenspflicht kraft bestehender arbeitsvertraglicher/tarifvertraglicher Regelung zu den Leitungspflichten der Arbeitnehmer zu zählen ist, besteht ein Indiz für das Vorliegen eines mitbestimmungsfreien Arbeitsverhaltens. Letztlich ist jedoch nicht jede der Sphäre des Arbeitsverhaltens zuzuordnende Pflicht per se mitbestimmungsfrei. Es kommt vielmehr auf die Ausgestaltung der einzelnen Regelung in der Richtlinie im Einzelfall an. Grundsätzlich kann alles, was zwingend zur Erfüllung der arbeitsvertraglichen Pflichten notwendig ist, dem mitbestimmungsfreien Arbeitsverhalten zugeordnet werden. Hingegen ist alles, was lediglich die Zweckmäßigkeit der Erfüllung der arbeitsvertraglichen Pflichten betrifft, dem mitbestimmungspflichtigen Ordnungsverhalten zuzuordnen.[384]

Anhand dieser Grundsätze kann man argumentieren, dass Drittmittel-Regelungen gerade nicht das Arbeitsverhalten betreffen, sondern dem Ordnungsverhalten zuzurechnen und damit mitbestimmungspflichtig sind.

Dasselbe gilt auch, wenn die Regelung der Richtlinie spezielle Dokumentations- und Offenlegungspflichten und/oder die Verpflichtung zur Einrichtung separater Drittmittelkonten enthält. Die Verpflichtung, Art und Umfang der Zuwendungen sowie zu erbringende Gegenleistungen eindeutig zu dokumentieren und der Geschäftsführung offen zu legen, ist ebenfalls gemäß § 87 Abs. 1 Nr. 1 BetrVG mitbestimmungspflichtig. Sie legt ein bestimmtes Verhalten fest, wie bei der Annahme von Zuwendungen zu verfahren ist, so dass hier das Ordnungsverhalten betroffen ist.[385] Es würde sich nur dann um eine mitbestimmungsfreie Konkretisierung der Arbeitspflicht handeln, wenn der Inhalt der ärztlichen Tätigkeit, also die Heilbehandlung am Patienten, geregelt werden würde.

---

[384]   So auch wohl: Wagner 2008, S. 107.

[385]   Vgl. Wisskirchen/Jordan/Bissels 2005, S. 2191.

An dieser Stelle ist aber darauf hinzuweisen, dass mit guter Argumentation auch das Gegenteil vertreten werden könnte. Es ließe sich argumentieren, dass zumindest bestimmte Regelungen über die Ausgestaltung und Durchführung von Drittmitteln mitbestimmungsfrei sind, sofern sie zu den Leistungspflichten der Arbeitnehmer gehören, da mit ihnen lediglich die Arbeitsleistung konkretisiert wird.

Die Annahme der Mitbestimmungsfreiheit lässt sich weiter mit dem Argument vertreten, dass Drittmittelregelungen das Verhältnis Arbeitnehmer/Arbeitgeber in sonstiger Weise betreffen: Übergeordnetes Ziel der Bestimmungen zu Drittmittelprojekten ist es, die Arbeit der Ärzte von jedwedem Anschein eigener Interessenverfolgung freizuhalten und jegliche Gefahr der Beeinträchtigung der ärztlichen Unabhängigkeit auszuschließen. Diese Rechtsauffassung findet in einer Entscheidung des LAG Düsseldorf[386] Bestätigung. Das LAG Düsseldorf hat eine Mitbestimmungspflichtigkeit der Einführung einer Nebentätigkeitsregelung bei Redakteuren einer Wirtschaftszeitung mit entsprechender Begründung verneint. Das LAG Düsseldorf führte dazu aus:

> *„(...) Dass die Einführung der „Regelung" sowie der Mitteilungspflicht einen Bezug zur Ordnung des Betriebes hätte, war auch vor dem Hintergrund des Beschwerdevortrages nicht festzustellen. Inhalt und Ziel der Maßnahmen ist es vielmehr insgesamt, die Arbeit der Redakteure von jedwedem Anschein eigener Interessenverfolgung freizuhalten und zu jeglicher Nähe zu privatem eigenem Aktienengagement auszuschließen. Dies hat mit der Gestaltung des Zusammenlebens und Zusammenwirkens der Beschäftigten im Rahmen betrieblicher Ordnung nichts zu tun, sondern bezieht sich vielmehr in der Zielrichtung auf die Art und Weise der Erbringung der redaktionellen Dienstleistung, als im jeweiligen Themenbereich weitestgehend unabhängiger und unvoreingenommener Berichterstatter und Kommentator (...)."[387]*

An diesem Beispiel wird besonders deutlich, wie schwer die Abgrenzung zwischen dem Ordnungsverhalten und dem Arbeitsverhalten vorzunehmen ist. Da das Bundesarbeitsgericht bisher zu dieser Problematik keine Stellung genommen hat, kann auf eine oberinstanzliche Rechtsprechung nicht zurückgegriffen werden. Dadurch entsteht Raum für Argumentationen für beide Seiten, aber auch Rechtsunsicherheit, die in diesem Punkt nicht aufgelöst werden kann.

Sonderfall: Vorschriften zur Formularverwendung

Eine Mitbestimmungspflichtigkeit ergibt sich jedoch zwingend für solche Regelungen, in denen der Arbeitgeber im Hinblick auf die Beantragung und Durchführung von Drittmittelprojekten die Verwendung von besonderen selbst gestalteten Formularen vorschreibt.

---

[386]   LAG Düsseldorf v. 29.05.2001 – 3 TaBV 14/01, NZA 2001, 908.

[387]   LAG Düsseldorf v. 29.05.2001 – 3 TaBV 14/01, NZA 2001, 908.

Das BAG hat ein Mitbestimmungsrecht bei der Einführung eines Formulars bejaht, welches Redakteure einer Wirtschaftszeitung verpflichtete, ihrer arbeitsvertraglichen Mitteilungspflicht über privaten Aktienbesitz in einer bestimmten standardisierten Form nachzukommen. Den mitbestimmungspflichtigen Sachverhalt sah das BAG darin begründet, dass der Arbeitgeber kraft seines Direktionsrechts ein standardisiertes Vorgehen der Arbeitnehmer erreichen wollte, obwohl dies durch die arbeitsvertragliche Nebenpflicht selbst nicht zwingend vorgegeben wurde.[388]

Abgesehen von der Frage, inwieweit eine Tätigkeit im Rahmen von Drittmittelprojekten als Leistungspflicht oder im Rahmen einer Nebentätigkeit auszuführen ist, enthalten die entsprechenden tarifvertraglichen Regelungen[389] keine Vorgaben, die für die Ausübung der Drittmitteltätigkeit ein entsprechendes standardisiertes Antragsverfahren vorschreiben. Vielmehr würde mit der Einführung des standardisierten Antragsverfahrens eine allgemeine Verhaltensregel aufgestellt, die mitbestimmungspflichtig ist.

Mitbestimmungsfrei	Mitbestimmungspflichtig
- Regelungen über die Ausgestaltung und Durchführung von Drittmittelprojekten, soweit sie zwingend zur Erfüllung der arbeitsvertraglichen/tarifvertraglichen Pflichten notwendig sind = Arbeitsverhalten betroffen	- Regelungen über die Ausgestaltung und Durchführung von Drittmittelprojekten, soweit sie lediglich zweckmäßig zur Erfüllung der arbeitsvertraglichen/tarifvertraglichen Pflichten sind = Ordnungsverhalten betroffen - Verpflichtung zur Einrichtung separater Drittmittelkonten - Dokumentations- und Offenlegungspflichten - Regelungen über die Verwendung von Formularen und eines standardisierten Verfahrens

5.4.9.3. Fortbildungssponsoring

Auch im Rahmen der Regelungen zum Fortbildungssponsoring kommt es für die Mitbestimmungspflichtigkeit entscheidend darauf an, ob die Teilnahme an Fortbildungsveranstaltungen zu den Leistungspflichten der Ärzte bzw. sonstigen Arbeitnehmer zählt. Ist dies der Fall, ist dies ein erstes Indiz für eine mitbestimmungsfreie Regelung. Jedoch auch hierbei ist wiederum zu unterscheiden zwischen zwingen-

---

[388] BAG Urteil v. 28.05.2002 – 1 ABR 32/01, NZA 2003, 287.

[389] Vgl. insbesondere § 5 Abs. 2 TV-Ärzte bzw. § 4 Abs. 4 TV-Ärzte/VKA.

den und zweckmäßigen Regelungen zur Erfüllung der arbeitsvertraglichen/tarif-vertraglichen Pflichten.

Beim Fortbildungssponsoring wird in den Regelungen einer Antikorruptionsrichtlinie häufig zunächst für alle Formen der Teilnahme ein Genehmigungsvorbehalt des Arbeitgebers statuiert. Dies ist auch äußerst sinnvoll, da nur so der Arbeitgeber kontrollieren kann, ob die Regelungen einer Antikorruptionsrichtlinie eingehalten werden. Darüber hinaus werden meistens Regelungen geschaffen zur Honorarhöhe und der Höhe der zu erstattenden Kosten, wie Unterkunftskosten und Reisekosten.

■ **Genehmigungsvorbehalt**

Enthält die Regelung einen Genehmigungsvorbehalt für die aktive und/oder passive Teilnahme an Fortbildungsveranstaltungen, dient dieser dazu, eine unabhängige und freie Tätigkeit der Ärzte bzw. der sonstigen Arbeitnehmer in den Kliniken zu gewährleisten. Es wird demnach im betrieblichen Bereich eine Pflicht geregelt, die nicht die Arbeitspflicht unmittelbar konkretisiert, sondern das sonstige Verhalten der Arbeitnehmer betrifft und somit mitbestimmungspflichtig ist.

Generell sind die Ärzte gemäß § 4 Abs. 1 MBO-Ärzte bzw. der entsprechenden Regelungen in den Berufsordnungen der Landesärztekammern nur verpflichtet, sich in dem Umfang beruflich fortzubilden, wie es zur Erhaltung und Entwicklung der zu ihrer Berufsausübung erforderlichen Fachkenntnisse notwendig ist. Da die Teilnahme an Fortbildungsveranstaltungen nach den Berufsordnungen der Landesärztekammern keinen sonstigen Restriktionen unterliegt, knüpft der Arbeitgeber mit dem gesonderten Genehmigungserfordernis an eine Verhaltenspflicht der Arbeitnehmer. Verhaltenspflichten wiederum unterliegen der zwingenden Mitbestimmung der Arbeitnehmervertretung.

Aber auch an dieser Stelle kann man mit guten Argumenten die Ansicht vertreten, dass die Regelungen über das Genehmigungserfordernis zur aktiven und/oder passiven Teilnahme an Fortbildungsveranstaltungen das Verhältnis Arbeitnehmer/Arbeitgeber in sonstiger Weise betreffen. Durch sie soll die Arbeit der Ärzte bzw. sonstigen Arbeitnehmern von jedwedem Anschein eigener Interessenverfolgung freigehalten werden und jegliche Gefahr der Beeinträchtigung der ärztlichen Unabhängigkeit ausgeschlossen werden. Dadurch würden sie nicht vorrangig das Zusammenleben und Zusammenwirken der Beschäftigten im Rahmen der betrieblichen Ordnung regeln, sondern sich in ihrer Zielrichtung auf die Art und Weise der Erbringung der ärztlichen Arbeitsleistung beziehen. Insofern wären entsprechende Regelungen einer Antikorruptionsrichtlinie mitbestimmungsfrei.

Auch an dieser Stelle wäre die Entscheidung für eine mitbestimmungs-freie Regelung nicht immer von Vorteil für den Arbeitgeber. Durch die Unsicherheit bei der Beantwortung der Frage nach der Mitbestimmungspflichtigkeit der Regelung kann die Annahme einer mitbestimmungsfreien Regelung den gesamten Kanon der negativen Folgen (Unwirksamkeit der Regelung und Reaktionsmöglichkeiten der Arbeitnehmervertretung) der Nichtbeachtung der Mitbestimmungsrechte einer Regelung für den Arbeitgeber bedeuten (s.o. Kap. 5.4.8). Für den Moment wirkt die Annahme einer mitbestimmungsfreien Regelung positiv für den Arbeitgeber. In der Zukunft kann dies jedoch zu gravierenden negativen Folgen für den Arbeitgeber führen.

■ **Erstattung/Übernahme von Kosten**

Hinsichtlich des Sponsorings der aktiven/passiven Teilnahme an Fortbildungsveranstaltungen besteht unter Heranziehung der Rechtsprechung des BAG zu sog. Dienstreiseordnungen kein Mitbestimmungsrecht gemäß § 87 Abs. 1 Nr. 1 BetrVG, soweit die Teilnahme an der externen Fortbildungsveranstaltung Leistungspflicht ist.

Der Beschluss des BAG vom 08.12.1981[390] betraf eine Dienstreiseordnung, in der die Erstattung von Dienstreisekosten und das Verfahren bei der Genehmigung und Abrechnung der Dienstreise geregelt wurden. Das BAG führte dazu aus, dass die eingeführte Dienstreiseordnung sich nicht auf das Ordnungsverhalten des Arbeitnehmers, sondern auf sein Arbeits- oder Leistungsverhalten bezieht. Der Arbeitnehmer, der eine Dienstreise unternehme, erfülle damit seine Arbeitspflicht. Bestimmungen der Dienstreiseordnung, die im Einzelnen regeln, wann und unter welchen Voraussetzungen ein Arbeitnehmer eine Dienstreise machen kann oder zu machen verpflichtet ist, konkretisieren unmittelbar die Arbeitspflicht des Arbeitnehmers. Bestimmungen, die den Arbeitnehmer verpflichten, bei einer Dienstreise ein bestimmtes Antragsverfahren einzuhalten, während der Dienstreise Belege zu sammeln, diese aufzubewahren und vorzulegen, regeln das Verhalten des Arbeitnehmers bei der Ausführung seiner Arbeitsleistung „Dienstreise". Gleiches gilt für Bestimmungen der Dienstreiseordnung, die unmittelbar oder mittelbar über Beschränkungen des Reisekostensatzes den Arbeitnehmer anhalten, die Dienstreise in einer bestimmten Art und Weise auszuführen, sei es, dass er ein bestimmtes Verkehrsmittel wählt oder nur in bestimmten Hotels übernachtet. Auch damit wird nur das Verhalten des Arbeitnehmers über seine Arbeitsleistung geregelt.[391]

Unter Heranziehung dieser Rechtsprechung unterliegen Regelungen einer Antikorruptionsrichtlinie zum Sponsoring bei der aktiven/passiven Teilnahme von Fortbildungsveranstaltungen nicht dem Mitbestimmungstatbestand des § 87 Abs. 1 Nr. 1 BetrVG.

---

[390]   BAG Urteil v. 08.12.1981 – 1 ABR 91/79, BB 1982, 989.

[391]   BAG Urteil v. 08.12.1981 – 1 ABR 91/79, BB 1982, 989.

Sollte die Regelung der Antikorruptionsrichtlinie außerdem den Kostenersatz der Teilnahme an externen Tagungsveranstaltungen betreffen, besteht auch kein Mitbestimmungsrecht des Betriebsrats gemäß § 87 Abs. 1 Nr. 10 BetrVG. Die Regelung eines Reisekostenersatzes ist grundsätzlich nicht Teil der betrieblichen Lohngestaltung. Auch wenn unter Lohn im Sinne dieser Bestimmung jede Leistung mit Entgeltcharakter für die im Arbeitsverhältnis erbrachte Arbeitsleistung zu verstehen ist, gehört der Ersatz von Reisekosten nicht zu diesen Leistungen. Bei dem Ersatz von Reisekosten wird nicht die Arbeitsleistung des Arbeitnehmers als solche, nicht einmal seine Bereitschaft, Dienstreisen zu unternehmen, vergütet, sondern es werden dem Arbeitnehmer lediglich im Interesse des Arbeitgebers gemachte Aufwendungen ersetzt.[392]

Mitbestimmungsfrei	Mitbestimmungspflichtig
- Regelungen zum Sponsoring (Erstattung von Reise- und Unterkunftskosten)	- Genehmigungsvorbehalt

5.4.9.4. Geschenke an Mitarbeiter

Obwohl neben den Schmiergeldverboten aus §§ 229, 331 ff. StGB die Berufsordnungen der Landesärztekammern und die einschlägigen Tarifverträge Regelungen zum Umgang mit Zuwendungen und Geschenken beinhalten[393], sind Regelungen hierüber in Antikorruptionsrichtlinien oder anderen Instrumenten der Korruptionsprävention mitbestimmungspflichtig. Geht die Regelung über das gesetzlich, tarifvertraglich und berufsrechtlich Geregelte „Schmiergeldverbot" hinaus, indem sie beispielsweise das „Ob" der Annahme von Zuwendungen, den Umfang der Annahme von Geschenken sowie Spenden regeln und insbesondere festlegen, ob es eine Geringfügigkeitsgrenze gibt, betrifft dies jedenfalls keine „Schmiergelder" im eigentlichen Sinne mehr. Die Regelung verliert damit ihren unmittelbaren Bezug zum Arbeitsverhalten und betrifft das Ordnungsverhalten der Arbeitnehmer. Das LAG Düsseldorf und vorgehend das Arbeitsgericht Wuppertal haben ein Mitbestimmungsrecht gemäß § 87 Abs. 1 Nr. 1 BetrVG bei der Einführung einer Regelung über Geschenke und Zuwendungen in einer Ethikrichtlinie bejaht.[394]

Die in den Urteilen entscheidungserhebliche Klausel lautete wie folgt:

---

[392]   BAG Urteil v. 08.12.1981 – 1 ABR 91/79, BB 1982, 989.

[393]   §§ 32, 33 MBO-Ärzte bzw. die entsprechenden Regelungen in den Länder-Berufsordnungen für Ärzte

[394]   LAG Düsseldorf v. 14.11.2005 – 10 TaBV 46/05, NZA-RR 2006, 81; ArbG Wuppertal v. 15.06.2005 – 5 BV 20/05, NZA-RR 2005, 476.

„Es ist Ihnen nicht erlaubt, von einem Lieferanten, potentiellen Lieferanten oder einer anderen Person, von der Sie annehmen, dass diese Person dadurch Einfluss auf eine Geschäftsentscheidung oder Transaktion, bei der X.-N. involviert ist, gewinnen möchte, Geschenke und Zuwendungen zu fördern, anzufragen oder anzunehmen. Lieferanten dürfen X.-N. keine Gegenstände schenken, um damit Geldmittel für karitative Zwecke oder gemeinnützige Organisationen zu erhalten. Mitarbeiter dürfen auch keine Geschenke oder Zuwendungen von einem Kunden für Arbeiten annehmen, die der Mitarbeiter in einem Store erledigt hat, es sei denn, die regionale oder nationale Richtlinie gestattet dies. Beispiele für Geschenke oder Zuwendungen sind: Kostenlose Waren, Tickets für Sport- oder Unterhaltungsveranstaltungen, Schmiergelder in Form von Geld oder Ware, abgelaufene oder nicht länger genutzte Muster, vom Lieferanten gezahlte Reisen, Alkohol oder Lebensmittel/Essen, Trinkgelder, persönliche Dienstleistungen oder Gefallen. Zu beachten: Jedes Geschenk oder Zuwendungen von einem Lieferanten muss unter Angabe dieser Richtlinie zurückgegeben werden. Sofern Rückgabe unmöglich ist, geht das Geschenk in das Eigentum von X.-X. über. Jedes Angebot über ein Geschenk oder eine Zuwendung ist dem Vorgesetzten zu melden."

Nach Auffassung des Arbeitsgerichts Wuppertal wird hier das Ordnungsverhalten der Arbeitnehmer im Betrieb reglementiert. Ob ein Arbeitnehmer Geschenke annimmt oder nicht, hat mit seiner zu erbringenden Arbeitsleistung nichts zu tun. Das LAG Düsseldorf bejahte das Mitbestimmungsrecht insbesondere deshalb, weil die Arbeitgeberin selbst die üblichen Trinkgelder oder kleine Geschenke zum Zeichen der Verbundenheit verbot sowie den Mitarbeitern vorschrieb, wie bei einem Angebot oder der Annahme solcher üblichen Gelegenheitsgeschenke zu verfahren ist.[395]

Ob und in welchem Umfang die Arbeitnehmer Geschenke annehmen dürfen, insbesondere ob es eine Geringfügigkeitsgrenze gibt, unterliegt nach Auffassung des ArbG Wuppertal der Mitbestimmung und ist durch die Betriebspartner zu vereinbaren.[396]

Regelt eine Antikorruptionsrichtlinie das „Ob" und den Umfang der Annahme von Geschenken, unterfällt die Regelung dem Mitbestimmungsrecht gemäß § 87 Abs. 1 Nr. 1 BetrVG. Hinsichtlich des „Ob" der Annahme von Geschenken kann eine Antikorruptionsrichtlinie außerdem einen Zustimmungsvorbehalt enthalten und gegebenenfalls ergänzend regeln, dass die Annahme von Zuwendungen nicht im Zusammenhang mit laufenden oder geplanten Umsatzgeschäften stehen darf. Damit würde ebenfalls das „Ob" der Geschenkannahme reglementiert.

Das generelle Verbot der Annahme von Zuwendungen, die privaten Zwecken dienen, ist ebenfalls dem Ordnungsverhalten der Arbeitnehmer zuzuordnen und unterliegt demnach der Mitbestimmung des Betriebsrats nach § 87 Abs. 1 Nr. 1 BetrVG.

---

[395] LAG Düsseldorf v. 14.11.2005 – 10 TaBV 46/05, NZA-RR 2006, 81.

[396] ArbG Wuppertal v. 15.06.2005 – 5 BV 20/05, NZA-RR 2005, 476.

Ein Mitbestimmungsrecht besteht auch für Regelungen, in denen eine Geringfügigkeitsgrenze festgelegt wird. Der Betriebsrat hat über deren Umfang mit zu entscheiden. Das gleiche gilt für Regelungen, die eine Pflicht der Mitarbeiter statuieren, die Annahme und Verwendung von Geschenken der Geschäftsführung gegenüber anzuzeigen bzw. die Art und den Umfang der Zuwendungen sowie zu erbringende Gegenleistungen eindeutig zu dokumentieren und der Geschäftsführung offen zu legen. Solche Regelungen betreffen nicht mehr die bloße Zulässigkeit der Geschenkannahme, sondern das Verfahren.

Ein Mitbestimmungsrecht scheidet zudem nicht deshalb aus, weil durch die Anordnung nicht das Verhalten der Arbeitnehmer untereinander, sondern das Verhalten der Arbeitnehmer zu Dritten, die außerhalb des Betriebs stehen, betroffen ist. Die beschriebenen Regelungen legen das Verhalten der Mitarbeiter dem Unternehmen und nicht den Zuwendungsgebern gegenüber fest. Den Arbeitnehmern wird im Ergebnis aufgegeben, wie sie sich in einer konkreten Situation hinsichtlich betrieblicher Belange zu verhalten haben.[397]

Mitbestimmungsfrei	Mitbestimmungspflichtig
- Verbote zur Annahme von Zuwendungen, wenn sie nur das bereits gesetzlich, berufsrechtlich sowie arbeits- und tarifvertraglich Geregelte wiedergeben	- „Ob" und „wieviel" der Annahme von Zuwendungen wird reglementiert = Ordnungsverhalten betroffen: • Anzeigepflichten bei jedweder Art von Zuwendungen • gesonderte Dokumentations- und Offenlegungspflichten • generelles Verbot der Annahme von Zuwendungen zu privaten Zwecken (z.B. Weihnachtsfeiern) • Geringfügigkeitsgrenze

5.4.9.5. Sachzuwendungen seitens der medizintechnischen und pharmazeutischen Industrie

Das unter 5.4.9.4. zu Regelungen über die Annahme von Geschenken Gesagte muss auch für Regelungen über die Annahme von Sachzuwendungen/Spenden der medizintechnischen und pharmazeutischen Industrie gelten. Auch die Annahme von Spenden im Sinne einer Regelung einer Antikorruptionsrichtlinie berührt nicht das Arbeitsverhalten, sondern das Ordnungsverhalten der Arbeitnehmer im Betrieb. Eine Entscheidung dafür, dass Mitarbeiter keine Sachzuwendungen/Spenden annehmen

---

[397] LAG Düsseldorf v. 14.11.2005 – 10 TaBV 46/05, NZA-RR 2006, 81; ArbG Wuppertal v. 15.06.2005 – 5 BV 20/05, NZA-RR 2005, 476.

dürfen, unterliegt der Mitbestimmung des Betriebsrats gem. § 87 Abs. 1 Nr. 1 BetrVG

5.4.9.6. Maßnahmen

Eine Antikorruptionsrichtlinie kann abschließend Maßnahmen festlegen, die die Einhaltung und Effektivität der Richtlinie unterstützen sollen.

■ **Sanktionen**

Bei einer Sanktionsklausel kommt ein Mitbestimmungsrecht nach § 87 Abs. 1 Nr. 1 BetrVG nur dann in Betracht, wenn diese die Anordnung einer Betriebsbuße zum Gegenstand hat. Unter Betriebsbußen versteht man Maßnahmen des Arbeitgebers zur Ahndung von Verstößen gegen die kollektive Ordnung des Betriebes. Übliche Betriebsbußen sind „Verwarnung", „Verweis" und „Geldbuße". Die Betriebsbuße zeichnet sich durch einen zusätzlichen Sanktionscharakter aus. Ihr Schwerpunkt liegt in der Sanktionierung begangenen Unrechts.[398]

Beschränkt sich eine Sanktionsregelung allerdings nur darauf, auf die generellen arbeitsvertraglichen Reaktionsmöglichkeiten des Arbeitgebers zu verweisen, ohne zusätzliche Sanktionsinstrumente einzuführen, scheidet ein Mitbestimmungsrecht des Betriebsrats aus.

Mitbestimmungsfrei	Mitbestimmungspflichtig
- Generelle Verweisung auf die arbeitsrechtlichen Reaktionsmöglichkeiten des Arbeitgebers	- Anordnung einer Betriebsbuße („Verwarnung", „Verweis", „Geldbuße")

■ **Antikorruptionsbeauftragter**

Etwaige Regelungen zu Antikorruptionsbeauftragten sind dann gemäß § 87 Abs. 1 Nr. 1 BetrVG mitbestimmungspflichtig, wenn sie die konkrete Verpflichtung der Mitarbeiter festlegen, Verstöße gegen die Richtlinie beim Antikorruptionsbeauftragten anzuzeigen (whistleblowing).[399] Mit der Vorgabe eines bestimmten Prozedere bei Bekanntwerden eines Verstoßes gegen die Richtlinie will der Arbeitgeber ganz bewusst das Verhalten der Arbeitnehmer steuern. Damit unterliegen die Regelungen der Mitbestimmung des Betriebsrats gem. § 87 Abs. 1 Nr. 1 BetrVG.

Die Mitbestimmung des Betriebsrats ist auch bereits dann gegeben, wenn die Regelung keine ausdrückliche Verpflichtung der Mitarbeiter, sich in den genannten Fällen an ihren direkten Vorgesetzten bzw. den Antikorruptionsbeauftragten zu wenden,

---

[398] BAG Urteil v. 17.10.1989 – 1 ABR 100/88, NZA 1990, 193.

[399] BAG v. 21.01.1997 – 1 ABR 53/96, NZA 1997, 785-787; LAG Düsseldorf v. 14.11.2005 – 10 TaBV 46/05, NZA-RR 2006, 81, 85; LAG Hessen v. 18.01.2007 – 5 TaBV 31/06, BeckRS 2007, 42207; LAG Hamburg v. 17.04.2007 – 3 TaBV 6/07, DB 2007, 1417, 1418.

enthält. Solche Regelungen sind als „Soll"-Regelung formuliert. Gleichwohl schließt dies die Mitbestimmung nach § 87 Abs. 1 Nr. 1 BetVG nicht aus. Nach der Auffassung des Bundesarbeitsgerichts setzt das Mitbestimmungsrecht nach § 87 Abs. 1 Nr. 1 BetrVG nämlich nicht notwendig voraus, dass es sich um eine verbindliche Verhaltensregel handelt. § 87 Abs. 1 Nr. 1 BetrVG greift vielmehr auch dann ein, wenn es sich um eine Maßnahme handelt, die das Verhalten der Arbeitnehmer in Bezug auf die betriebliche Ordnung betrifft, ohne dass sie verbindliche Vorgaben zum Inhalt hat. Ausreichend ist es, wenn die Maßnahme darauf gerichtet ist, das Verhalten der Arbeitnehmer zu steuern oder die Ordnung des Betriebs zu gewährleisten.[400]

Lediglich Regelungen mit Appellcharakter sind mitbestimmungsfrei.

Zudem kann bei der Einrichtung einer Telefon-Hotline zur Meldung von Verstößen gegen eine Ethikrichtlinie ein Mitbestimmungsrecht des Betriebsrats gemäß § 87 Abs. 1 Nr. 6 BetrVG gegeben sein. Das Arbeitsgericht Wuppertal hat dies mit der Begründung bejaht, es handele sich bei der Hotline um eine technische Überwachungseinrichtung.[401] Auch wenn dies mit guten Gegenargumenten auch anders bewertet werden kann[402], verbleibt es in jedem Fall bei dem Mitbestimmungsrecht nach § 87 Abs. 1 Nr. 1 BetrVG.

Regelt die Antikorruptionsrichtlinie hingegen nur, dass ein Antikorruptionsbeauftragter eingesetzt wird, der die Einhaltung der Richtlinie überwachen und als Ansprechpartner bei Unklarheiten fungieren soll, hat der Betriebsrat kein Mitbestimmungsrecht.[403] In diesem Fall wird kein Verfahren vorgeschrieben, dass die Arbeitnehmer einhalten müssen.

Allerdings ist es möglich, dass das BAG zukünftig auch solche Regelungen für mitbestimmungspflichtig erklären wird, wenn sie Verhalten steuernden Charakter haben.[404]

---

[400] BAG, Urteil v. 22.07.2008 – Az.: 1 ABR 32/78, NJW 1982, 404; BAG, Urteil v. 24.03.1981 – Az.: 1 ABR 40/07, NZA 2008, 1248; LAG Düsseldorf, Beschluss v. 14.11.2005 – Az.: 10 TaBV 46/05, DB 2006, 162.

[401] ArbG Wuppertal v. 15.06.2005 – 5 BV 20/05, NZA-RR 2005, 476, 480; BAG Urteil v. 27.05.1986 – 1 ABR 48/84, NZA 1986, 643, 644; Eisenbeis/Nießen 2006, S. 718 f.

[402] Vgl. Mengel 2009, S. 104.

[403] Vgl. Mengel 2009, S. 104; Schuster/Darsow 2005, S. 276.

[404] BAG Urteil v. 22.07.2008 – 1 ABR 40/07, NZA 2008, 1248, 1253; Mengel 2009, S. 104; Eisenbeis/Nießen 2006, S. 716 f.

Mitbestimmungsfrei	Mitbestimmungspflichtig
- Regelung mit Appellcharakter - Einsetzung eines Antikorruptionsbeauftragten zur Überwachung der Einhaltung der Richtlinie	- konkrete Verpflichtung, Verstöße gegen die Richtlinie zu melden („Whistleblower-Klausel"); auch in Form von „Soll"-Regelungen

5.4.10. Fazit

Zusammenfassend bleibt somit noch einmal festzustellen, dass bestimmte Regelungsbereiche einer Antikorruptionsrichtlinie üblicherweise der zwingenden betrieblichen Mitbestimmung unterliegen werden und andere nicht:

Typischerweise mitbestimmungsfrei	Typischerweise mitbestimmungspflichtig
- Regelungen, soweit sie **zwingend** zur Erfüllung der arbeitsvertraglichen/tarifvertraglichen Pflichten notwendig sind	- Regelungen soweit sie lediglich **zweckmäßig** zur Erfüllung der arbeitsvertraglichen/tarifvertraglichen Pflichten sind
- **Präambel-Regelungen**, die die bestehenden Schmiergeldverbote wiedergeben	- **Präambel-Regelungen**, die über die bestehenden Schmiergeldverbote hinausgehen und diese konkretisieren
	- Verpflichtung zur Einrichtung separater **Drittmittelkonten** - Dokumentations- und Offenlegungspflichten - Regelungen über die Verwendung von **Formularen** und eines **standardisierten Verfahrens**
- Regelungen zum **Sponsoring** von Fortbildungsveranstaltungen	- **Genehmigungsvorbehalt** für die aktive und/oder passive Teilnahme an Fortbildungsveranstaltungen

Typischerweise mitbestimmungsfrei	Typischerweise mitbestimmungspflichtig
- Verbote zur Annahme von *Zuwendungen*, die nur das bereits gesetzlich oder tarifvertraglich Geregelte wiedergeben	- generelles Verbot der Annahme von *Zuwendungen*, Reglementierung des „ob" und „wie viel"
- *Sanktionsregelungen* (Verweisung auf die üblichen arbeitsrechtlichen Reaktionsmöglichkeiten)	- *Betriebsbußenregelungen*
- Einsetzung eines *Antikorruptionsbeauftragten* zur Überwachung der Einhaltung der Richtlinie	- *„Whistleblower-Klauseln"*

5.4.11. Abschluss einer Betriebsvereinbarung/Dienstvereinbarung – Strategien bei der Gestaltung

Auch wenn nur Teile einer Antikorruptionsrichtlinie der zwingenden Mitbestimmung des Betriebsrats unterliegen sollten, ist es zu empfehlen, die Antikorruptionsrichtlinie insgesamt als Betriebsvereinbarung einzuführen. Dieses Vorgehen birgt zahlreiche Vorteile:

• Keine AGB-Kontrolle der Antikorruptionsrichtlinie

• Teile der Richtlinie unterliegen sowieso der zwingenden Mitbestimmung des Betriebsrats und dürften nur mit seiner ausdrücklichen Zustimmung eingeführt werden

• Höhere Akzeptanz bei den Mitarbeitern

• Eventuelle Streitigkeiten über die Mitbestimmungspflichkeit einzelner Regelungen werden außen vor gelassen – dadurch werden eventuelle gerichtliche Auseinandersetzungen mit dem Betriebsrat verhindert

• Bei Verstößen durch einzelne Mitarbeiter lassen sich immer wirksam arbeitsrechtliche Maßnahmen ergreifen, ohne sich in einem möglichen Individualrechtsstreit darüber auseinandersetzen zu müssen, ob die Regelung ohne den Betriebsrat überhaupt wirksam eingeführt werden konnte (Theorie der Wirksamkeitsvoraussetzungen)

• Möglichkeit der Erweiterung der Richtlinie um einen Katalog mit Betriebsbußen bei Verstößen gegen die Richtlinie, welche neben individualrechtlichen Reaktionsmöglichkeiten bei Verstößen gegen die Richtlinie gelten würden.

Wird die gesamte Richtlinie als Betriebsvereinbarung implementiert, handelt es sich bei den nicht mitbestimmungspflichtigen Bestimmungen um eine freiwillige Betriebsvereinbarung i.S. von § 88 BetrVG.

Der Nachteil einer solchen Vorgehensweise liegt jedoch darin, dass sich die Richtlinie auch in ihren mitbestimmungsfreien Regelungen nur im Einvernehmen mit dem Betriebsrat einführen lässt und jede Änderung ebenfalls nur einvernehmlich mit dem Betriebsrat möglich ist. Trotzdem überwiegen im Regelfall insgesamt die Vorteile, die eine Einführung der Richtlinie als Betriebsvereinbarung mit sich bringt.

5.5. Sanktionen bei Verstößen

Wurde eine Antikorruptionsrichtlinie bzw. andere Instrumente zur Korruptionsprävention sowohl individualrechtlich als auch kollektivrechtlich wirksam eingeführt, ist der Arbeitnehmer verpflichtet, die Regelungen zu beachten. Verstößt ein Arbeitnehmer gegen eine Regelung der Antikorruptionsrichtlinie, stellt dies einen Verstoß des Arbeitnehmers gegen seine Pflichten aus dem Arbeitsverhältnis dar. Der Arbeitgeber kann dieses Fehlverhalten sanktionieren. Für ihn ergeben sich verschiedene Sanktionsmöglichkeiten.

5.5.1. Ermahnung

Der Arbeitgeber kann zunächst eine Ermahnung aussprechen. Mit einer Ermahnung weist er den Arbeitnehmer auf eine Pflichtverletzung hin und verlangt vertragsgemäßes Verhalten, ohne jedoch mit weiteren Maßnahmen zu drohen.[405] Eine Ermahnung kommt insbesondere dann in Betracht, wenn es sich nur um eine geringfügige Verletzung der Antikorruptionsrichtlinie handelt und der Arbeitgeber nicht umgehend eine Abmahnung aussprechen möchte.

5.5.2. Abmahnung

Bei einem nicht nur geringfügigen Verstoß gegen die Antikorruptionsrichtlinie kann der Arbeitgeber den Arbeitnehmer abmahnen. Mit einer Abmahnung verdeutlicht der Arbeitgeber dem Arbeitnehmer eine Vertragsverletzung, verbunden mit dem Hinweis, dass der Bestand des Arbeitsverhältnisses gefährdet ist, wenn sich ein Verstoß wiederholen sollte.[406]

Im Regelfall muss der Arbeitgeber den Arbeitnehmer bei Verstößen gegen die Antikorruptionsrichtlinie zunächst abmahnen, bevor er eine verhaltensbedingte Kündigung ausspricht.[407] Dies gebietet das Verhältnismäßigkeitsprinzip, wonach mildere

---

[405] Hromadka/Maschmann 2008, Band 1, S. 225.

[406] Boemke 2004, § 14 Rn. 84 ff.

[407] Lediglich bei Arbeitgebern, welche nicht in den Anwendungsbereich des Kündigungsschutzgesetzes fallen (Unternehmen mit bis zu zehn Arbeitnehmern), bedarf es vor Ausspruch einer Kündigung keiner Abmahnung.

Mittel zunächst auszuschöpfen sind, bevor eine Kündigung ausgesprochen werden darf. Der Arbeitnehmer soll mit der Abmahnung gleichzeitig sowohl auf seinen Fehler hingewiesen, als auch vor weiteren Verstößen gewarnt werden. Die Abmahnung hat außerdem Dokumentationsfunktion und kann schriftlich erfolgen, um das Geschehene festzuhalten und in einem etwaigen späteren Kündigungsprozess die Beweislage zu vereinfachen.

Die Abmahnung muss ausreichend bestimmt, d.h. für den Arbeitnehmer hinreichend verständlich sein. Es sollten folglich die konkrete Pflichtverletzung, Ort, Datum und Uhrzeit dargelegt werden. Mahnt der Arbeitgeber den Arbeitnehmer trotz eines Verstoßes nicht ab, kann er sein Recht zur Abmahnung verwirken, weil er beim Arbeitnehmer das Vertrauen erweckt, seine Pflichtverletzung habe keine Folgen. Daher ist unbedingt darauf zu achten, eine Abmahnung möglichst zeitnah auszusprechen, sobald der Verstoß bemerkt wurde.[408]

Grundsätzlich gilt das Abmahnungserfordernis auch vor Ausspruch einer außerordentlichen fristlosen Kündigung. Allerdings wurde bereits gerichtlich entschieden, dass Sanktionsklauseln eine Abmahnung entbehrlich machen könnten.[409] Um dies auf Sanktionsregelungen in Antikorruptionsrichtlinien übertragen zu können, muss jedoch dem Arbeitnehmer in der Richtlinie ausdrücklich für ein bestimmtes Verhalten die außerordentliche Kündigung angedroht werden.[410]

Entbehrlich ist die Abmahnung vor einer Kündigung auch dann, wenn die Pflichtverletzung des Arbeitgebers besonders gravierend ist, so dass der Arbeitgeber nicht mit einer Hinnahme seines Verhaltens durch den Arbeitgeber rechnen durfte und der Arbeitgeber hierauf eine außerordentlich fristlose Kündigung ausspricht.

5.5.3. Kündigung

Der Arbeitgeber kann dem Arbeitnehmer wegen Verletzung einer Richtlinienklausel auch kündigen. Eine Kündigung ist die einseitige Beendigung des Arbeitsverhältnisses und kann als ordentliche oder außerordentliche Kündigung erfolgen. Sie muss gemäß § 623 BGB schriftlich abgegeben werden.

Für die ordentliche Kündigung müssen die gesetzlichen, § 622 BGB, bzw. vertraglichen Kündigungsfristen eingehalten werden. Es kommt insbesondere eine verhaltensbedingte Kündigung in Betracht. Dazu bedarf es (in Abgrenzung zur personenbedingten Kündigung) eines Kündigungsgrunds in Form eines steuer- und zurechenbaren Verhaltens des Arbeitnehmers. Das vertragswidrige Verhalten des Arbeitnehmers wiederum muss zu einer Störung des Arbeitsverhältnisses geführt ha-

---

[408]   Nach der Rechtsprechung tritt jedoch eine Verwirkung des Rechts zum Ausspruch einer Abmahnung erst nach sechs Monaten ein, LAG Nürnberg Beschluss vom 14.06.2005, 6 Sa 367/05, LAGE § 611 BGB 2002 Abmahnung Nr. 3.

[409]   LAG Köln Urteil v. 06.08.1999 – 11 Sa 1085/98, NZA-RR 2000, 24; LAG Hessen Urteil vom 25.01.2010 – 17 Sa 21/09.

[410]   Mengel 2009, S. 134; Schuster/Darsow 2005, S. 277, Mengel/Hagemeister 2007, S. 1392.

ben. Dies setzt entweder die Wiederholungsgefahr des Verhaltens voraus oder das Verhalten des Arbeitnehmers muss so schwerwiegend gewesen sein, dass es auch ohne Wiederholungsgefahr außerordentlich belastend für das Arbeitsverhältnis ist. Vor Ausspruch einer verhaltensbedingten Kündigung bedarf es einer Abmahnung. Lediglich bei einer außerordentlichen Kündigung ist diese teilweise entbehrlich (s.o.).

Die außerordentliche Kündigung gemäß § 626 BGB kann ohne Einhaltung einer Kündigungsfrist ausgesprochen werden, wenn „wichtige" Gründe vorliegen, die so schwer wiegen, dass es dem Arbeitgeber unzumutbar wird, das Arbeitsverhältnis bis zum Ablauf der Kündigungsfrist fortzuführen.[411] Bei groben Verstößen gegen wesentliche Inhalte der Antikorruptionsrichtlinie kann eine außerordentliche Kündigung gerechtfertigt sein. Die außerordentliche Kündigung muss das letzte Mittel für den Arbeitgeber sein. Vorher kommen insbesondere die Abmahnung oder eine Versetzung in Betracht. Dabei sind insbesondere die Schwere der Vertragsverletzung, der verursachte Schaden, der Grad des Verschuldens und die Dauer des störungsfrei verlaufenen Arbeitsverhältnisses zu berücksichtigen.[412] Stellt sich die außerordentliche Kündigung als ultima ratio dar, muss sie innerhalb von zwei Wochen nach Kenntnisnahme der ausschlaggebenden Tatsachen erklärt werden.

5.5.4. Verdachtskündigung

Die Verdachtskündigung ist ein Unterfall der außerordentlichen Kündigung.[413] Ausnahmsweise kann es schon für die Aussprache einer außerordentlichen Kündigung ausreichen, dass nur der Verdacht besteht, der Arbeitnehmer habe eine Straftat oder eine andere schwerwiegende Vertragsverletzung z.B. in Form eines schwerwiegenden Verstoßes gegen Grundsätze der Antikorruptionsrichtlinie begangen. Dem Arbeitsverhältnis muss durch das Verhalten des Arbeitnehmers die Vertrauensgrundlage entzogen worden sein.

An die Zulässigkeit einer Verdachtskündigung werden hohe Anforderungen gestellt.[414] Der Verdacht muss sich auf objektive Tatsachen gründen, die eine „große Wahrscheinlichkeit" für die Täterschaft darstellen; eine bloße Vermutung reicht nicht.[415] Das mutmaßliche Verhalten des Arbeitnehmers müsste – wenn sich herausstellen sollte, dass die Vermutung zutrifft – eine außerordentliche Kündigung rechtfertigen. Bevor der Arbeitgeber eine Verdachtskündigung ausspricht, muss er

---

[411]   Vgl. zu den Voraussetzungen einer wirksamen Kündigung ausführlicher z.B. Boemke 2004, § 13.

[412]   Mengel 2009, S. 141 f.

[413]   Hromadka/Maschmann 2008, Bd. 1, S. 377.

[414]   Boemke 2004, § 13 Rn. 85.

[415]   BAG Urteil v. 14.09.1994 – 2 AZR 164/94, NZA 1995, 269, 271; Mengel 2009, S. 144.

alles unternehmen, um die zugrunde gelegten Umstände aufzuklären.[416] Außerdem hat er den Arbeitnehmer anzuhören.[417]

5.5.5. Aufhebungsvertrag

Arbeitgeber und Arbeitnehmer können alternativ einen Aufhebungsvertrag (auch als Auflösungsvertrag bezeichnet) schließen. Der Arbeitgeber muss zwar regelmäßig einen Abfindungsbetrag zahlen, kann sich damit aber meist leichter vom Arbeitsverhältnis lösen: Durch einen Aufhebungsvertrag wird eine gerichtliche, möglicherweise rufschädigende Auseinandersetzung vermieden und auch solche Arbeitsverhältnisse können wirksam beendet werden, für die die im Raume stehende Kündigung als unsicher erscheint.

Der Aufhebungsvertrag ist schriftlich abzuschließen, §§ 623, 126 BGB und muss (mindestens) regeln, dass und wann der Arbeitsvertrag enden soll. Wie jeder Vertrag ist auch der Aufhebungsvertrag unwirksam, wenn er gegen zwingendes höherrangiges Recht verstößt.

5.5.6. Schadensersatz

Verursacht ein Arbeitnehmer durch sein Fehlverhalten einen Schaden, muss er ihn gemäß § 280 Abs. 1 BGB ersetzen, vorausgesetzt er hat schuldhaft gehandelt. Hat er den Schaden im Zusammenhang mit der Erfüllung seiner arbeits-/tarifvertraglichen Pflichten verursacht, kann die Haftung des Arbeitnehmers aber nach der „Lehre vom innerbetrieblichen Schadensausgleich" beschränkt bzw. ausgeschlossen sein.[418] Danach zählt es zu den Besonderheiten des Arbeitsrechts, dass die Haftung des Arbeitnehmers gegenüber dem Arbeitgeber stufenweise beschränkt ist, in Abhängigkeit vom Grad des Verschuldens des Arbeitnehmers.

Problematisch hierbei ist jedoch nicht selten der zu ermittelnde Schaden bei Verstoß gegen eine Antikorruptionsrichtlinie bzw. andere Instrumente zur Korruptionsprävention. Zu ersetzen ist lediglich der materielle Schaden des Arbeitgebers, der durch den Verstoß des Arbeitnehmers gegen die Antikorruptionsrichtlinie bzw. andere Instrumente zur Korruptionsprävention entstanden ist. Fraglich ist z.B., was dem Arbeitgeber für ein Schaden bei der Zahlung von Schmiergeldern entstanden ist. Hierbei lässt jedoch die Rechtsprechung einen sogenannten Anscheinsbeweis dafür genügen, dass bei der Annahme von Schmiergeldern der Arbeitgeber regelmäßig um die dem Arbeitnehmer zugeflossenen Beträge geschädigt ist.[419]

---

[416]   BAG Urteil v. 13.09.1995 – 2 AZR 587/94, BB 1995, 2655-2657; BAG Urteil v. 20.08.1997 – 2 AZR 620/96, AP Nr. 25, 27 zu § 626 BGB.

[417]   BAG Urteil v. 13.03.2008 –2 AZR 961/06, NZA 2008, 809-812; Boemke 2004, § 13 Rn. 88.

[418]   Vgl. hierzu ausführlich: Boemke 2004, § 10 Rn. 57 ff.

[419]   LAG Köln Urteil v. 16.11.1995 – 6 Sa 713/95.

6. Verteidigungsstrategien im Fall eines Ermittlungsverfahrens

6.1. Die Ermittlungsstrategie der Staatsanwaltschaft

Die Ermittlungsstrategie von Staatsanwaltschaft und Polizei und der Ermittlungsaufwand sind in erster Linie vom *Gewicht der im Raum stehenden Straftaten* abhängig. Alle Ermittlungsmaßnahmen, die Grundrechte der Betroffenen beeinträchtigen, stehen unter dem Vorbehalt der Verhältnismäßigkeit. Deshalb fordern die Ermittlungsbehörden beispielsweise Krankenhäuser lediglich zur Vorlage von Unterlagen auf, wenn einem Arzt eine als Vorteilsannahme strafbare Teilnahme an einer gesponserten Fortbildungsveranstaltung vorgeworfen wird, und es kommt zu einer Durchsuchung eines Pharmaunternehmens mit Beschlagnahme einer Vielzahl von Unterlagen, wenn die Ermittlungsbehörden einem Verdacht im Hinblick auf „organisierte Korruption" nachgehen. Außerdem ist die Ermittlungsstrategie (ebenso wie die Erledigungspraxis) von *regionalen Besonderheiten* abhängig. Jedes Bundesland, jede Polizeibehörde und jede Staatsanwaltschaft hat einen spezifischen Ermittlungs- und Erledigungsstil[420] und auch der Ton im Umgang mit dem Bürger variiert erheblich.

Gleichwohl gibt es ein *gemeinsames Kennzeichen der Ermittlungsverfahren in Korruptionssachen*: Sie beginnen meistens (ausgelöst durch anonyme oder namentliche Anzeigen, Presse- und Medienberichterstattung), ohne dass die Tatverdächtigen davon etwas wissen.[421] So sind dem Anschreiben, mit dem das Krankenhaus zur Vorlage von Unterlagen hinsichtlich der Teilnahme des Arztes an der gesponserten Veranstaltung aufgefordert wird, in der Regel sorgfältige Ermittlungen auf der Geberseite vorausgegangen, bei denen die im Unternehmen der Geberseite der Korruptionsbeziehung sichergestellten Akten mit den Mitteln moderner Datenverarbeitung auf Unregelmäßigkeiten analysiert werden. Kommt es zu einer Durchsuchung, wird dem in der Regel eine *verdeckte Objektprüfung* vorausgegangen sein, in deren Rahmen durch Anfragen beim Einwohnermeldeamt, bei Kfz-Stellen oder dem Grundbuchamt die für die Durchsuchung relevanten Immobilien und Fahrzeuge identifiziert werden.[422]

Im aktuellen „Handbuch der Korruptionsprävention" äußert sich der Münchener Staatsanwalt Manfred *Nötzel* zur Vorgehensweise bei den Ermittlungen zusammenfassend wie folgt:

> „Die Verdachtsschöpfung und der Verfolgungszwang (Legalitätsprinzip) führen dazu, dass bei Bejahung des Anfangsverdachts das Ermittlungsverfahren unumgänglich wird. Oft allerdings erreichen diese Verdachtsmomente Bereiche,

---

[420]   Näher Minoggio 2005, S. 47-50.

[421]   Nötzel 2007, S. 605; Taschke 2007, S. 644.

[422]   Anschaulich und abschreckend: Burmester 2000.

die *hochrangige Beschuldigte* tangieren und sich gegen starke „Gegner" richten (man wird die Konzerne der Bauindustrie und die Bauindustrieverbände hierzu zählen dürfen, ebenso die Pharmakonzerne, große Elektrokonzerne, Chefärzte, einflussreiche Bürgermeister und hochrangige Politiker). Fast überflüssig zu erwähnen, dass der Staatsanwalt sich alsbald und regelmäßig einer Auswahl an exzellenten Strafverteidigern, Vergabefachleuten, Steuerexperten und hochrangigen Wissenschaftlern als ernstzunehmenden Gutachtern gegenübersieht. (…) Die Grundregel für Ermittlungen im Bereich der Korruptionsdelikte lautet: Stets in die Breite gehend ermitteln und möglichst verdeckt. Niemals gleich auf direktem Wege in die Tiefe, gründliche kriminalistische Aufklärung des Sachverhalts geht vor Schnelligkeit beim Abschluss der Ermittlungen".[423]

Kenntnis vom Tatverdacht erlangt der Betroffene oft erst dann, wenn Polizei und/oder Staatsanwaltschaften Durchsuchungen und Beschlagnahmungen meistens unmittelbar am Arbeitsplatz und am frühen Morgen durchführen. Die Durchsuchung wird in der Regel als *Parallelaktion* an mehreren Orten und bei mehreren Beschuldigten gleichzeitig durchgeführt, damit Verdunkelungsmaßnahmen erschwert werden.[424] Der Überraschungseffekt ist eine ermittlungstaktische Strategie, die von den Ermittlungsbehörden bewusst ausgenutzt wird. Sie rechnen mit dem sorglosen Verhalten der Beschuldigten sowohl im Umgang mit Beweismitteln (die sich häufig in Papierkörben oder Akten finden) als auch mit *Spontaneinlassungen*, bei denen sich die Beschuldigten häufig in Widersprüche verwickeln.

---

[423] Nötzel 2007, S. 604 f., Hervorhebungen im Original (Manfred Nötzel ist leitender Oberstaatsanwalt bei der Generalstaatsanwaltschaft München und primär mit Korruptionssachen beschäftigt).

[424] Vgl. hierzu wiederum Nötzel 2007: „Ist durch eine Anzeige oder auf anderem Weg hinreichender Verdacht entstanden, der eine Durchsuchung nach § 102 StPO rechtfertigt, so wird man zunächst nach gründlicher Vorabklärung die beschuldigte Medizintechnik- oder Pharmafirma durchsuchen müssen. Zeitgleich können u.U. auch die in der Anzeige oder sonst bekanntgewordenen beschuldigten Ärzte Gegenstand einer Durchsuchung werden, wenn die Anhaltspunkte dafür ausreichend sind – meist sind das aber dann nur einzelne Personen. Sind die Ärzte Amtsträger, also an öffentlichen Krankenhäusern beschäftigt, so wird auch dieses durchsucht, sowohl das Arztzimmer als auch die Verwaltung. Letzteres um beispielsweise die Personalakte mitzunehmen und zu prüfen, ob notwendige Genehmigungen einliegen oder nicht. Ist diese Durchsuchung durchgeführt, die bei großen Konzernen enormen Aufwand verursachen kann, so ergibt die Auswertung immer, dass weitere Zuwendungen an andere Krankenhäuser und andere Ärzte festzustellen sind. Nun muss eine weitere Anzahl von Durchsuchungen erfolgen, nämlich der jetzt bekannt gewordenen Krankenhäuser und Ärzte. Zugleich aber möglichst eng zusammenhängend sollten dann auch die Außendienstmitarbeiter der Firma durchsucht werden – falls es nicht aufgrund der bekanntgewordenen Durchsuchung bei der Firma zwischenzeitlich entbehrlich ist, da alle Betroffenen bereits unterrichtet und gewarnt sind".

Das sollten Sie vermeiden!
In diesem Abschnitt des Verfahrens werden meist irreparable Fehler gemacht. Unter dem Eindruck der Staatsmacht öffnen sich manche Beschuldigte vorbehaltlos oder sie versuchen, sich durch nicht durchdachte Stellungnahmen aus der Sache heraus zu reden.[425]

6.2. Weichenstellungen für die Verteidigung

6.2.1. Verhaltensregeln im Vorfeld eines Ermittlungsverfahrens

Da es vor allen Dingen in größeren Häusern grundsätzlich auch bei größter Sorgfalt und größten Anstrengungen zur Verhinderung der Entstehung korruptiver Strukturen zur Einleitung eines Ermittlungsverfahrens kommen kann (natürlich sind Durchsuchungen auch im Zusammenhang mit anderen Tatvorwürfen und in anderen Strafverfahren möglich), sollte das Unternehmen bzw. das Krankenhaus auch auf diese Möglichkeit vorbereitet sein:[426]

- Organisatorisch sollte bereits beim Empfang beziehungsweise in der Zentrale eine Liste mit Telefonnummern liegen, auf der festgehalten ist, wer im Fall einer Durchsuchung oder im Falle einer Vernehmung durch Beamte des Polizeidienstes oder der Staatsanwaltschaft zu kontaktieren und hinzuzuziehen ist.[427] Es empfiehlt sich, eine Liste mit Namen und Telefonnummern von auf Strafverteidigung spezialisierten Rechtsanwälten parat zu haben, deren Erreichbarkeit auch außerhalb der üblichen Geschäftszeiten sichergestellt ist.[428]

- Außerdem sollten die Beamten gebeten werden, das Eintreffen des Anwalts bzw. des Mitarbeiters der Rechtsabteilung abzuwarten. Hierzu sind die Beamten aber nicht verpflichtet.

- Gleichzeitig ist klar festzulegen, wer aus dem Haus den Beamten als **Ansprechpartner** zur Verfügung gestellt wird. Es ist unbedingt zu vermeiden, den Beamten die Möglichkeiten zu eröffnen, sich an Mitarbeiter des Hauses zu wenden und diese zu befragen, da auf Seiten des beteiligten Personals in der Regel keine Sicherheit besteht, wie man sich gegenüber der Staatsmacht verhalten darf. Meistens erfolgt in diesem Verfahrensstadium keine förmliche Vernehmung und Befragung mit vorausgegangener Belehrung, sondern die Beamten berufen sich auf ihr Recht zur so genannten **informellen Vorbefragung**, bei der Mitarbeitern des Hauses einfache Fragen gestellt werden, die diese in der Regel – schon aus purer Höflichkeit – beantworten. Derartige Befragungen kommen bei Bestehen

---

[425] Broglie 2001, S. 4, zu den berufsrechtlichen Folgen, die bereits die Einleitung eines Ermittlungsverfahrens nach sich ziehen kann, vgl. Ehlers 2001, S. 28.

[426] Vgl. hierzu auch Kempf 2006; Taschke 2007; ders. 2001, S. 78 ff.

[427] Taschke 2007, S. 644.

[428] Taschke 2007, S. 644.

eines Korruptionsverdachtes und im Arztstrafrecht besonders häufig vor. Ermittlungsbehörden gehen in diesen Sachen nach der Grundregel vor, stets in die Breite zu ermitteln und möglichst verdeckt vorzugehen. Staatsanwälte und mit Korruption befasste Polizeibeamte lernen, dass bei Bestechung in der Regel nicht nur ein Einzelfall aufgedeckt wird, sondern hinter angezeigten und schnell ermittelten vermeintlichen Einzelfällen häufig ein System steckt. Durch unangekündigtes Auftreten und das Mittel der informatorischen Vorbefragung soll der Überraschungseffekt genutzt werden. Auch insoweit können irreparable Schäden in der Form belastender aktenkundiger Einlassungen eintreten. Bricht unter den Mitarbeitern Panik aus, besteht außerdem Gefahr, dass Unterlagen vernichtet oder Daten gelöscht werden. Ein solches Verhalten kann als Verdunkelungsmaßnahme interpretiert werden und Verhaftung und Untersuchungshaft auslösen.

- Der genannte und im *„Alarmplan"* festgelegte Ansprechpartner sollte genaue Kenntnis von seinen Rechten im Zusammenhang mit einer ersten Befragung durch Beamte des Polizeidienstes oder der Staatsanwaltschaft haben. Zu den elementaren Rechten gehört das Schweige- und Auskunftsverweigerungsrecht des Beschuldigten (§ 136 StPO). Da bei informatorischen Vorgesprächen die Betroffenen häufig darüber im Unklaren gelassen werden, in welcher Rolle, zum Beispiel als Zeuge oder Beschuldigter, sie vernommen werden, kann um Klarstellung gebeten werden. Für Auskünfte ist zu berücksichtigen, dass Zeugen zwar kein vollständiges Schweigerecht, aber ein Auskunftsverweigerungsrecht zusteht, sofern sie sich durch die Antwort auf eine bestimmte Frage selbst belasten würden (§ 55 StPO). Eine Berufung auf § 55 StPO kommt zum Beispiel bei der Vernehmung eines Chefarztes in einem Behandlungsfehlerprozess in Betracht, weil dieser möglicherweise wegen seiner übergeordneten Stellung auch für nachgeordnete Mitarbeiter die Verantwortung übernehmen muss.[429] Deshalb ist eine eigene Strafverfolgung nicht ausgeschlossen und die Berufung auf das Auskunftsverweigerungsrecht des § 55 StPO möglich. Zu beachten ist weiterhin, dass eine Pflicht zur zeugenschaftlichen Auskunftserteilung grundsätzlich nur gegenüber den Beamten der Staatsanwaltschaft, § 161a Abs. 1 S. 1 StPO (und den Beamten der Bußgeld- und Strafsachenstelle der Finanzbehörden in Steuerstrafverfahren) besteht, nicht aber gegenüber Polizeibeamten. Differenzierte Abwägungen im Hinblick auf § 55 StPO sind daher nur erforderlich, wenn Sie es mit der Staatsanwaltschaft zu tun haben, nicht aber wenn (lediglich) Polizeibeamte vorstellig werden. Im Fall der Vernehmung eines Zeugen durch die Staatsanwaltschaft sollte dem Zeugen ein *Zeugenbeistand* zur Seite gestellt werden (§ 68b StPO).[430]

---

[429]   Broglie 2001, S. 4.

[430]   Näher Wessing 2006, S. 442; Taschke 2007, S. 645.

6.2.2 Verhaltensregeln für den unverteidigten Beschuldigten

Um in der *Überraschungs- und Eröffnungsphase* keine irreparablen Fehler zu machen, wird neben den oben genannten organisatorischen Aspekten dringend angeraten, folgende Regeln zu berücksichtigen:

- Der Beschuldigte sollte sich in dieser Phase des Verfahrens in jedem Fall auf sein Recht berufen, zur Sache *keine Angaben* zu machen.[431] Insbesondere Polizeibeamte fertigen über Beobachtungen und Äußerungen des Beschuldigten *Aktennotizen* an, auf deren Inhalt der Beschuldigte keinen Einfluss hat. Es ist Aufgabe des Verteidigers, zu entscheiden, ob, wann, gegenüber wem und auf welcher Informationsgrundlage eine Einlassung zum Tatvorwurf erfolgt. Daraus folgt aber natürlich nicht, dass der Betroffene Widerstand gegen die Durchsuchung leisten (dies ist sogar strafbar nach § 113 StGB), die Beamten beleidigen (gegebenenfalls strafbar nach § 185 StGB) oder Arroganz und Überheblichkeit an den Tag legen sollte. Vielmehr sollte er *Bereitschaft zur Kooperation* zeigen und die Ermittlungsbeamten beim Auffinden der Unterlagen unterstützen. Äußern sich – was in Praxis zuweilen zu beobachten ist – die an der Durchsuchung beteiligten Beamten (trotz der Unschuldsvermutung) zynisch, herablassend oder gar beleidigend, ist es ratsam, die Namen der beteiligten Personen zu notieren. Es ist Sache des Verteidigers und Frage der gewählten Verteidigungsstrategie, zu entscheiden, ob in derartigen Fällen von der Möglichkeit der *Dienstaufsichtsbeschwerde* Gebrauch gemacht wird.

- Daraus folgt, dass ein *Verteidiger so früh wie möglich* eingeschaltet werden sollte.[432] Wenn hiervon aus Kostengründen oder weil der Tatverdächtige das Strafverfahren lieber verdrängt und von sich wegschiebt, Abstand genommen wird, können schwerwiegende Nachteile entstehen. Insbesondere kann die Chance verspielt werden, das Verfahren durch eine Abschlussverfügung nach § 153 f. StPO abzuschließen. Hinsichtlich der *Wahl des Verteidigers* ist zu berücksichtigen, dass dieser einerseits über die erforderlichen Kompetenzen im Bereich des Strafrechts und des Strafverfahrensrechts verfügen sollte, andererseits aber auch Erfahrungen mit Mandanten aus dem Gesundheitswesen haben sollte. Wie bereits in Kapitel 3 dargelegt, sind auch bei den korruptionsrechtlichen Fragestellungen Spezifika des Medizinbetriebes zu berücksichtigen, mit denen nicht jeder allein im Strafrecht ausgewiesene Rechtsanwalt vertraut sein dürfte.

---

[431] Vgl. hierzu anschaulich Ulsenheimer 2008, S. 603 „Wie die Erfahrung gezeigt hat, sind Ärzte oftmals erschreckend naiv und die Gefahr von Missverständnissen, Irrtümern und Ungenauigkeiten in der „Schocksituation" der unerwarteten Durchsuchung und Beschlagnahme der Unterlagen erstaunlich groß. Sein Schweigen sollte der Arzt mit dem Hinweis verbinden, er werde einen Verteidiger mandatieren und sich nach Akteneinsicht schriftlich zur Sache äußern".

[432] Minoggio 2005, S. 45: „Fatal falsch ist es, den Strafverteidiger erst „nach Abschluss der Ermittlungen" zu rufen. Wirksame Strafverteidigung hat sich längst in das Ermittlungsverfahren vorgelagert".

- Dringend ist ferner davon abzuraten, **bei Konsultation eines Verteidigers selbst und ohne Rücksprache mit dem Verteidiger mit den Ermittlungsbehörden Kontakt aufzunehmen.** In einem Ermittlungsverfahren hatte ein Beschuldigter seinem Verteidiger eine für das Verfahren relevante Akte mit Geschäftsunterlagen zur Verfügung gestellt. Der Verteidiger hatte dies der Staatsanwaltschaft mitgeteilt und ferner darauf hingewiesen, die Akte werde benötigt, um eine Schutzschrift zu erstellen. Somit war hinreichend klar, dass die Akte im Rahmen eines mandatsbedingten Vertrauensverhältnisses übergeben worden war, sich im Besitz eines Berufsgeheimnisträgers befand und daher der Beschlagnahmefreiheit (§ 97 Abs. 1 Nr. 3 StPO) unterlag.[433] Als sich das Ermittlungsverfahren in die Länge zog, rief der Beschuldigte von sich aus bei der Staatsanwaltschaft an, um sich nach dem Sachstand zu erkundigen. In diesem Telefonat wurde er von dem Staatsanwalt auch auf die bei seinem Verteidiger befindliche Akte angesprochen. Wohl um sich zu rechtfertigen, teilte der Beschuldigte der Staatsanwaltschaft mit: „Das mit der Akte ist kein Problem, von mir aus können Sie die gerne haben, mein Anwalt wird Sie ihnen herausgeben." Von diesem Telefonat setzte der Beschuldigte seinen Verteidiger nicht in Kenntnis. Die Staatsanwaltschaft erwirkte daraufhin einen Durchsuchungs- und Beschlagnahmebeschluss zur Durchsuchung der „Kanzlei mit allen Nebenräumen, evtl. vorhandener Geschäftsräume und des sonstigen umfriedeten Besitztums" des Betroffenen und stellte die Akte schließlich – trotz des ausdrücklichen Protestes des Verteidigers – sicher. Durch dieses Verhalten des Beschuldigten konnte die Akte im Besitz des Verteidigers beschlagnahmt und im Verfahren auch zum Nachteil des Mandanten verwertet werden, weil das Einverständnis des Beschuldigten die Beschlagnahme trotz des entgegenstehenden Willens des Verteidigers legitimiert.[434] Damit waren die für die Verteidigung wichtigen Unterlagen verloren und die gegen die Durchsuchung und Beschlagnahme eingelegten Rechtsbehelfe des Verteidigers gingen ins Leere.

---

[433]   H.M., vgl. Schäfer in: Löwe/Rosenberg, 2004, § 97, Rn. 75 (mit weiteren Nachweisen) unter Bezug auf das Gesetzgebungsverfahren: „im Gesetzgebungsverfahren wurden die „dem Anwalt übergebenen Dokumente" ausdrücklich genannt (BT-Drucks. I 3713, S. 49)". Als Beispiele für „andere Gegenstände" im Sinne des § 97 Abs. 1 Nr. 3 StPO sind bei Löwe/Rosenberg (Rn. 77) genannt: „Schriftstücke, etwa Geschäftsunterlagen und -papiere, die der Beschuldigte im Hinblick auf dessen berufliche Stellung dem Verteidiger übergeben hat".

[434]   Der Beschuldigte kann soweit in die Beschlagnahme einwilligen, wie er den Zeugnisverweigerungsberechtigten von dessen Zeugnisverweigerungspflicht entbinden könnte (§ 53 Abs. 1, Satz 1, Nr. 2 bis 3b; Abs. 2, Satz 1 StPO), vgl. BGH vom 03.12.1991, Az.: 1 StR 120/90, NJW 1992, 763; OLG Hamburg, Beschluss vom 29.12.1961, Az.: WS 756/61, NJW 1962, 689, 690; Schäfer in: Löwe/Rosenberg, 2004, § 97, Rn. 49; Meyer-Goßner in: Meyer-Goßner, 2009, § 97, Rn. 26; Nack in: Karlsruher Kommentar, 2008, § 97, Rn. 7; Gercke in: Heidelberger Kommentar, 2009, § 97, Rn. 72; Beulke 2002, S. 713. Eine solche Einwilligung ist üblicherweise in der Entbindung von der Schweigepflicht zu sehen, sie kann aber auch – wie hier – unabhängig davon erklärt werden (Schäfer in: Löwe/Rosenberg, 2004, § 97, Rn. 47).

6.2.3 Rechte und Pflichten bei Grundrechtseingriffen im Ermittlungsverfahren

Die „Waffen" der Staatsanwaltschaft sind die so genannten *Grundrechtseingriffe im Ermittlungsverfahren*. Diese werden auf Antrag der Staatsanwaltschaft in der Regel vom Richter angeordnet. Liegt „Gefahr im Verzug" vor, kann die Staatsanwaltschaft auch ohne richterlichen Beschluss handeln.

Folgende Eingriffsermächtigungen sind bedeutsam:

	⇨ **Durchsuchung** von Geschäftsräumen und Privathäusern (§§ 102 ff. StPO), oft über einen längeren Zeitraum und gleichzeitig an mehreren Orten – teilweise ergänzend „Stubenarrest" und „Telefonsperre" gegenüber dem Beschuldigten und/oder seinen Angestellten[435]
Eingriffsermächtigungen im Ermittlungsverfahren	⇨ **Sicherstellung** und **Beschlagnahme** von Beweisgegenständen, insbesondere Akten und Datenträger (§ 94 ff. StPO)
	⇨ **Sicherstellung** von Verfalls- und Einziehungsgegenständen, insbesondere Gewinnabschöpfung (§§ 111b ff. StPO, §§ 73 ff. StGB)
	⇨ **Vorführungsbefehl** zur Durchführung der Beschuldigtenvernehmung durch den Staatsanwalt oder Richter (§§ 163a Abs. 4, Abs. 3 S. 2, 136 StPO)
	⇨ **Vorläufige Festnahme** (§ 127 StPO) und **Untersuchungshaft** (§§ 112 ff. StPO)

In Korruptionssachen im Gesundheitswesen sind Durchsuchung und Beschlagnahme besonders praxisrelevant. Im ungünstigsten Fall wird auch die Durchsuchung und die Beschlagnahme, die in der Regel auf der Grundlage eines richterlichen Durchsuchungsbeschlusses stattfindet (§ 105 Abs. 1 StPO), nicht in Gegenwart ihres Verteidigers durchgeführt werden. Auch hier ist die Begleitung der Beamten „Chefsache"[436] und nur durch einen geschulten leitenden Mitarbeiter vorzunehmen. Folgende Aspekte sind zu berücksichtigen:[437]

---

[435] Diese Maßnahmen sind aber nur dann rechtmäßig, wenn die Gefahr besteht, dass Beweismittel beiseite geschafft werden, bzw. Anhaltspunkte für „unlautere" Gespräche bestehen.

[436] Ehlers 2001, S. 31.

[437] Vergleiche zu diesem Komplex grundsätzlich Taschke 2007 und Ehlers 2001.

Checkliste „Durchsuchung und Beschlagnahme"

✓ Die Durchsuchung muss grundsätzlich nur passiv geduldet werden und sie beschränkt sich auf die in der Durchsuchungsanordnung bezeichneten Räumlichkeiten. Deshalb ist zunächst Einsicht in den Durchsuchungsbeschluss zu verlangen. Darüber hinaus sollte nach Gegenstand und Zweck der Durchsuchung gefragt werden.

✓ Lassen Sie sich genug Zeit, den Durchsuchungsbeschluss zu lesen. Prüfen Sie, ob der Beschluss von einem Richter ausgestellt wurde. Bitten Sie um Aushändigung einer Kopie des richterlichen Durchsuchungsbeschlusses. Da ein Anspruch auf Aushändigung einer Kopie des Beschlusses erst nach Abschluss der Durchsuchung besteht, erfragen Sie folgende Aspekte: Datum und Aktenzeichen des Beschlusses, das den Beschluss erlassende Gericht, die ermittlungsführende Staatsanwaltschaft und deren Aktenzeichen, Rechtsgrundlage für die Durchsuchung, Beschuldigte, gegen die das Ermittlungsverfahren geführt wird, Tatvorwurf in rechtlicher und tatsächlicher Hinsicht, Präzisierung der Räumlichkeiten, die durchsucht werden sollen, Angabe der Beweismittel, auf die sich die Beschlagnahmebefugnis erstreckt.[438] Wurde die Durchsuchung von der Staatsanwaltschaft angeordnet, so ist dies nur dann zulässig, wenn Gefahr im Verzug gegeben ist. Fragen Sie in diesem Fall nach den Tatsachen, welche die Eilbedürftigkeit konkret begründen und lassen Sie einen zweiten Mitarbeiter, der bei der Durchsuchung zugegen ist, die wesentlichen Aspekte protokollieren. Lassen Sie sich nach Abschluss der Durchsuchung ein Durchsuchungsprotokoll aushändigen.

✓ Die Ermittlungsbeamten werden in der Regel auch Zugriff auf die Computer eines lokalen Netzwerkes nehmen wollen. Achten Sie darauf, dass sich der Durchsuchungsbeschluss auch auf die Räumlichkeiten erstreckt, in denen sich die gesuchten Speichermedien befinden.

✓ Ziel der Durchsuchung wird es sein, Beweismittel im Zusammenhang mit dem bestehenden Anfangsverdacht aufzufinden. Diese werden beschlagnahmt. In der Regel wird mit der Durchsuchungsanordnung eine Beschlagnahmeanordnung verbunden sein, in der die zu beschlagnahmenden Gegenstände genau bezeichnet werden müssen.

✓ Bitten Sie, die beschlagnahmten Unterlagen fotokopieren zu dürfen. Hierauf besteht kein Anspruch, das Ersuchen kann allerdings mit der Notwendigkeit begründet werden, die Unterlagen seien zur Aufrechterhaltung des Betriebes des Krankenhauses erforderlich.

---

[438]   Näher Taschke 2007, S. 647.

✓ Fragen Sie nach, welche Unterlagen gesucht werden und suchen Sie die Unterlagen selbst heraus. Auf diese Weise können Sie ausschließen, dass die Beamten bei ihrer Durchsuchung Zufallsfunde machen, die ebenfalls gemäß § 108 Abs. 1 StPO sichergestellt werden dürfen.[439]

✓ Obwohl die Ermittlungsbehörden die Sicherstellung und Beschlagnahme von EDV-Daten auf unterschiedliche Weise, z.b. durch Beschlagnahme eines Ausdrucks der Datenbestände in Papierform oder durch die Erstellung einer Kopie der Datenbestände durchführen können, wird in der Praxis regelmäßig die gesamte Hardware beschlagnahmt. Unzulässig ist in diesem Fall allerdings die Beschlagnahme von solchen EDV-Geräten, die keine Speichermedien beinhalten, wie zum Beispiel die Beschlagnahme von Druckern. Bieten Sie den Ermittlungsbehörden in diesem Fall an, anstelle der Beschlagnahme der gesamten Anlage Kopien der Daten zu erstellen.

6.2.4. Individualverteidigung, Sockelverteidigung, Firmenverteidigung

Wird der Verteidiger bereits im Ermittlungsverfahren konsultiert und tritt er gegenüber den Ermittlungsbehörden in Erscheinung, werden bereits in dieser Phase die *Weichen für die Verteidigungsstrategie* gestellt.

Zunächst ist herauszuarbeiten, für welche Betroffenen Strafverteidiger benötigt werden. Handelt es sich um ein Ermittlungsverfahren, das sich lediglich gegen eine einzelne Person richtet (z.B. gegen einen bestimmten Arzt in einem Klinikum), ist es in der Regel ausreichend, diesem einen Verteidiger zur Seite zu stellen. Im Rahmen der so genannten *Individualverteidigung* wird der Verteidiger des Beschuldigten in der Regel zunächst *Akteneinsicht* gem. § 147 Abs. 1 StPO beantragen und sodann die Verteidigungsstrategie mit seinem Mandanten erörtern.

Sind in einem Unternehmen mehrere Personen Beschuldigte oder droht eine Unternehmensgeldbuße, ist an die *Sockelverteidigung* sowie die *Firmenverteidigung*[440] zu denken. Wegen des Verbots der Mehrfachverteidigung (§ 146 StPO) muss grundsätzlich jeder einzelne Beschuldigte eines Verfahrens, sofern er sich verteidigen lassen möchte, einen eigenen Verteidiger haben. Diese strafverfahrensrechtliche Regelung dient dazu, unabhängig vom Willen des Beschuldigten Interessenkollisionen zu verhindern, die im Fall der Verteidigung mehrerer Beschuldigter durch einen Verteidiger entstehen können.

Wie jüngst durch das Landgericht Frankfurt[441] bestätigt worden ist, liegt eine unzulässige Mehrfachverteidigung dann nicht vor, wenn mehrere Angeschuldigte durch verschiedene Wahlverteidiger einer Sozietät verteidigt werden, sich diese Verteidiger erkennbar untereinander austauschen und die Verteidigungsstrategie miteinan-

---

[439]   Taschke 2001, S. 81.

[440]   Kritisch zu diesem Begriff: Kempf 2006, S. 364.

[441]   LG Frankfurt am Main, Beschluss vom 04.04.2008, Az.: 5/26 Qs 9/08, NStZ-RR 2008, 205.

der abstimmen. Diese so genannte *Sockelverteidigung* kann aus prozesstakti-schen Gründen sogar geboten sein.[442] Im Korruptionsermittlungsverfahren gegen mehrere Mitarbeiter eines Unternehmens oder mehrere Ärzte eines Krankenhauses werden zum Verfahrensgegenstand Sach- und Rechtsfragen gehören, die für meh-rere oder alle Beschuldigten gleich sind und bei der deshalb ohne Beeinträchtigung individueller Interessen gemeinsam oder arbeitsteilig vorgegangen werden kann. Die Abstimmung im Interesse des eigenen Mandanten kann und muss der Verteidi-ger mit seinem Mandanten gemeinsam entscheiden. „Diese Entscheidung ist Teil seiner doppelten Verantwortung als selbständiges Organ der Rechtspflege und Bei-stand des Auftraggebers".[443] Ist hiernach ein Einvernehmen im Hinblick auf eine So-ckelverteidigung im Rahmen eines bestimmten Verfahrensabschnittes erzielt wor-den, können Schriftsätze Ressourcen schonend nach dem Modulsystem bearbeitet werden.[444]

Die Staatsanwaltschaft sieht die Sockelverteidigung freilich kritisch. Die strukturierte Verteidigung mit angeblich gleichlaufend beschuldigten Interessen sei nicht nur we-gen des Verbotes der Mehrfachverteidigung, sondern auch wegen des Austausches von Einlassung und anderen Informationen unter den Verteidigern „ein heißes Ei-sen".[445] Dies gelte insbesondere dann, wenn die Verteidiger von dem Unternehmen, dem die Beschuldigten angehören, bezahlt werden.

Hiervon sollte sich aber weder der Beschuldigte noch der Verteidiger abhalten las-sen. Wie auch anhand der angegebenen Entscheidungen der Gerichte dargelegt werden konnte, gehört die Sockelverteidigung heute zu den nicht nur legitimen, son-

---

[442] Vgl. OLG Düsseldorf vom 20.08.2002, Az.: 1 Ws 318/02, JR 2003, 346: „§ 146 StPO will der Gefahr eines Interessenkonflikts vorbeugen (...). Der Zweck der Bestimmung verbietet es nicht, dass sich die Verteidiger mehrerer derselben Tat Beschuldigter untereinander bespre-chen und ihr Vorgehen miteinander abstimmen. Zur Entwicklung einer solchen – in den Gren-zen der §§ 258 und 356 StGB zulässigen – gemeinsamen Verteidigungsstrategie kann der ei-ne Verteidiger auch an Gesprächen teilnehmen, die der andere Verteidiger mit seinem Man-danten führt. Eine derartige Zusammenarbeit allein vermag die konkrete Vermutung für eine Tätigkeit zugunsten des weiteren Beschuldigten, die den Interessen des eigenen Mandanten zuwider läuft, nicht zu begründen. Denn die Kenntnis von der Einlassung des Mitbeschuldigten und die Vereinbarung einer gemeinsamen Verteidigungslinie können gerade der sachgerech-ten Wahrung der Verteidigungsinteressen des eigenen Mandanten dienen"; ebenso auch KG Berlin, Beschluss vom 17.01.2002, Az.: 5 Ws 582/01, StraFo 2003, 147: „Als notwendig und nicht nur ratsam erweist sich die Sockelverteidigung zweier Angeklagter besonders dann, wenn ihre Interessenlage weithin identisch ist, ihre Verteidigungsmöglichkeiten gegen die Vor-würfe der Staatsanwaltschaft sich überwiegend gleichen und die Koordination der tatsächli-chen und rechtlichen Durchdringung des Falles und des Handelns im Prozess geeignet ist (et-wa durch Synergieeffekte), die Verteidigungschancen deutlich zu erhöhen. Daher kann es sich bei den Reisekosten zu den Besprechungen der Verteidiger im Rahmen der Sockelverteidi-gung um erstattungsfähige notwendige Auslagen handeln".

[443] LG Frankfurt am Main, Beschluss vom 04.04.2008, Az.: 5/26 Qs 9/08, NStZ-RR 2008, 205.

[444] Dahs 2005, S. 48.

[445] Nötzel 2007, S. 605.

dern auch strategisch effektiven Verteidigungsmaßnahmen, die unter den genannten Voraussetzungen zu dem Repertoire der beteiligten Verteidiger gehören sollte.

Eine in der Strafprozessordnung nicht explizit vorgesehene *Firmenverteidigung* ist angezeigt, wenn erkennbar wird, dass durch das Strafverfahren gegen einen Mitarbeiter des Krankenhauses oder des Unternehmens der Medizinprodukteindustrie Unternehmensinteressen berührt werden oder wenn sich das Ermittlungsverfahren noch nicht gegen einen konkreten Tatverdächtigen richtet (so zum Beispiel, wenn im Durchsuchungsbeschluss nicht namentlich benannte „Verantwortliche des Unternehmens" aufgeführt sind). Die Rechte des Firmenverteidigers sind von der jeweiligen Ausgangslage abhängig. Ist das Unternehmen Verletzter einer Straftat (das heißt zum Beispiel Opfer von Betriebskriminalität), richten sich die Beteiligungsrechte nach §§ 406d ff. StPO. Kommt (zum Beispiel bei Geldern auf einem Drittmittelkonto des Klinikums) die Anordnung des Verfalls (§§ 442 Abs. 1 StPO, 73ff. StGB) in Betracht, ist das Unternehmen förmlicher Nebenbeteiligter gemäß §§ 431 ff. StPO, so dass gemäß § 434 Abs. 1 S. 2 StPO die für die Verteidigung geltenden Vorschriften entsprechend anzuwenden sind.[446] Im Fall einer drohenden Verbandsgeldbuße ist das Unternehmen selbst betroffen, so dass insoweit eine Verteidigung des Unternehmens möglich ist.[447]

6.2.5. Konfliktverteidigung oder Konsensualverteidigung

Der Verteidiger wird sich mit dem Beschuldigten darüber besprechen, welche Verteidigungsstrategie angemessen ist. Grundsätzlich sind *Konsensualverteidigung* und *Konfliktverteidigung* voneinander abzugrenzen. Durch die Entscheidung für die eine oder die andere Vorgehensweise wird der Gang des Ermittlungsverfahrens maßgeblich mitbestimmt. Entscheidet sich der Verteidiger gemeinsam mit seinem Mandanten für das Modell der Konfliktverteidigung, wird er die Ermittlungen der Staatsanwaltschaft in keiner Weise unterstützen. Diese Strategie umfasst

- konsequentes Schweigen des Beschuldigten zum Tatvorwurf[448],

- den Verzicht auf eine freiwillige Herausgabe von Beweismitteln,

- den Verzicht auf eine freiwillige Übermittlung von Informationen und

- die Einlegung von Rechtsmitteln gegen jede Ermittlungshandlung.[449]

---

[446] Näher: Minoggio 2005, S. 87 ff.

[447] Kempf 2006, S. 384.

[448] Zu Vorteilen und Nachteilen des Schweigens, vgl. Knierim 2006, S. 238 ff. Insbesondere bei komplexen Ermittlungsverfahren mit undurchsichtigem Sachverhalt kann Schweigen angesichts der begrenzten Ressourcen der Ermittlungsbehörden eine wirksame Strategie darstellen. Andererseits werden durch Schweigen auch Möglichkeiten verspielt, sich das Entgegenkommen (z.B. in der Strafzumessung aber auch bei den §§ 153 ff. StPO) zu sichern.

Diese Konfrontationsstrategie hat natürlich nicht nur zur Folge, dass die Atmosphäre zwischen Verteidiger und Staatsanwalt vergiftet ist und für den Beschuldigten nachteilige Solidarisierungs- bzw. „Verbrüderungseffekte"[450] zwischen Staatsanwaltschaft und Gericht eintreten können, sondern sie provoziert auch entsprechende Grundrechtseingriffe im Ermittlungsverfahren. Die Abfolge aus Zwangsmitteln zur Beweissicherung und Rechtsmitteln der Verteidigung gegen die jeweiligen richterlichen Beschlüsse führt in der Regel zu einer *längeren Verfahrensdauer*. Ferner sind Auswirkungen auf die möglicherweise zu Beginn des Verfahrens bestehende Bereitschaft der Staatsanwaltschaft zu erwarten, sich auf einen Verfahrensabschluss jenseits einer Anklageerhebung (Strafbefehl/Einstellung nach dem Opportunitätsprinzip gem. §§ 153 Abs. 1, 153a Abs. 1 StPO) einzulassen.

Schließlich ist darauf hinzuweisen, dass aufgrund der genannten Umstände ein Wechsel vom Konfrontationsmodell zum Konsensualmodell kaum mehr möglich ist. Demgegenüber kann jederzeit von der Konsensual- zur Konfliktverteidigung gewechselt werden.

Das **Konsensualmodell** zielt darauf ab, kommunikativ auf die Beurteilung des Sachverhaltes durch die Ermittlungsbehörden einzuwirken. Dies beinhaltet eine Unterstützung der Ermittlungen, zum Beispiel durch die Einlassung des Beschuldigten zu den Vorwürfen über seinen Verteidiger, die freiwillige Herausgabe von Beweis-

---

[449] In Großverfahren werden häufig aus ermittlungstaktischen Gründen mögliche Beteiligte als Beschuldigte geführt, weil die zur Beweisfindung führenden Ermittlungshandlungen auf diese Weise leichter legitimierbar sind (vgl. die Voraussetzungen für eine Durchsuchung beim Verdächtigen gemäß § 102 StPO einerseits und die Voraussetzungen für die Durchsuchung bei „sonstigen Personen" gemäß § 103 StPO andererseits). In diesen Fällen ist der Durchsuchungsbeschluss oft unbestimmt und es fehlen konkrete Angaben zu der Straftat und zu den gesuchten Beweismitteln. In diesen Fällen kann die Anfechtung des Durchsuchungsbeschlusses angezeigt und erfolgversprechend sein, vgl. BVerfG, Beschluss vom 08.03.2004, Az.: 2 BvR 27/04, NJW 2004, 1517: „Der gerichtliche Durchsuchungsbeschluss dient auch dazu, die Durchführung der Eingriffsmaßnahme messbar und kontrollierbar zu gestalten (…). Dazu muss der Beschluss insbesondere den Tatvorwurf so beschreiben, dass der äußere Rahmen abgesteckt wird, innerhalb dessen die Zwangsmaßnahme durchzuführen ist. Dies versetzt den von der Durchsuchung Betroffenen zugleich in den Stand, die Durchsuchung seinerseits zu kontrollieren und etwaigen Ausuferungen im Rahmen seiner rechtlichen Möglichkeiten von vornherein entgegenzutreten (…). Um die Durchsuchung rechtsstaatlich zu begrenzen, muss der Richter die aufzuklärende Straftat, wenn auch kurz, doch so genau umschreiben, wie es nach den Umständen des Einzelfalls möglich ist (…). Der Schutz der Privatsphäre, die auch von übermäßigen Maßnahmen im Rahmen einer an sich zulässigen Durchsuchung betroffen sein kann, darf nicht allein dem Ermessen der mit der Durchführung der Durchsuchung beauftragten Beamten überlassen bleiben. Ein Durchsuchungsbefehl, der keinerlei tatsächliche Angaben über den Inhalt des Tatvorwurfs enthält und zudem den Inhalt der konkret gesuchten Beweismittel nicht erkennen lässt, wird rechtsstaatlichen Anforderungen jedenfalls dann nicht gerecht, wenn solche Kennzeichnungen nach dem bisherigen Ergebnis der Ermittlungen ohne weiteres möglich und den Zwecken der Strafverfolgung nicht abträglich sind".

[450] Knierim 2006, S. 240.

mitteln und ggf. auch eine verfahrensbegleitende unternehmensinterne Aufklärung des Sachverhaltes sowie eine freiwillige Schadensregulierung in Abstimmung mit der Staatsanwaltschaft, die bereits im Ermittlungsverfahren erfolgen kann.

Durch diese Strategie bestehen in der Regel bessere Chancen, einen **Verfahrensabschluss ohne Anklageerhebung** zu erreichen. Bisweilen gelingt es auf diese Weise auch, zusätzliche Außenwirkung und negative Presseberichterstattung (z.b. im Fall einer öffentlichen Hauptverhandlung) zu vermeiden. Die Konsensualverteidigung führt in der Regel dazu, dass Zwangsmaßnahmen im Ermittlungsverfahren ausbleiben. Denn wenn Unterlagen und Beweismittel freiwillig herausgegeben werden, ist der Grundrechtseingriff nicht erforderlich und demnach unverhältnismäßig.

Lässt sich die Staatsanwalt – was bisweilen auch ein Zeichen beruflicher Überforderung sein kann – auf die Kommunikation mit dem Verteidiger nicht ein und reagiert auf die Angebote der Verteidigung, Beweismittel herauszugeben, dennoch mit einem Antrag auf Erwirkung eines Durchsuchungs- und Beschlagnahmebeschlusses, besteht jederzeit die Möglichkeit, zur Konfliktverteidigung überzugehen. Diese umfasst die o.g. Maßnahmen.

6.3. Ziel der Verteidigung und die Abschlussverfügung der Staatsanwaltschaft

Jedes Ermittlungsverfahren muss von der Staatsanwaltschaft förmlich abgeschlossen werden. Nach der ursprünglichen Konzeption des Strafverfahrensrechts endet das Ermittlungsverfahren gemäß § 170 StPO entweder bei Vorliegen eines hinreichenden Tatverdachts mit der Anklagerhebung (§ 170 Abs. 1 StPO) oder mit der Einstellung mangels Tatverdachts (§ 170 Abs. 2 StPO).

Das sich in dieser Regelung niederschlagende Legalitätsprinzip (§ 152 Abs. 2 StPO) wird heute durch die zunehmend bedeutender werdenden Regelungen der Einstellung des Verfahrens nach dem Opportunitätsprinzip (§§ 153 ff. StPO) durchbrochen. Die genannten Vorschriften sehen die Einstellung des Verfahrens bei Vergehen (vgl. § 12 StGB)[451] vor, wenn die Schuld des Täters als gering anzusehen ist (§ 153 StPO) bzw. die Schwere der Schuld nicht entgegensteht (§ 153a StPO) und kein öffentliches Interesse an der Strafverfolgung besteht (§ 153 StPO), bzw. die Auferlegung von Auflagen und Weisungen das bestehende öffentliche Interesse an der Strafverfolgung beseitigen (§ 153a StPO).

Außerdem besteht im Sinne eines Anklagesurrogats unter bestimmten Voraussetzungen die Möglichkeit, statt Anklageerhebung den Erlass eines Strafbefehls zu beantragen (§§ 407 ff. StPO). Zwar steht der Strafbefehl einem rechtskräftigen Urteil gleich (§ 410 Abs. 3 StPO), zu berücksichtigen ist aber, dass dem Beschuldigten zumindest die Hauptverhandlung erspart bleibt.

---

[451] Hierzu gehören sowohl die §§ 331, 332 StGB als auch § 299 StGB.

Der im Ermittlungsverfahren aktive Verteidiger kann auf die Abschlussverfügung der Staatsanwaltschaft Einfluss nehmen. Vorrangiges Ziel ist es, dem Mandanten das *Degradierungszeremoniell der öffentlichen Hauptverhandlung* zu ersparen. Natürlich müssen die Verteidigungsziele realistisch bleiben. Pauschal die Einstellung des Verfahrens mangels Tatverdachts gemäß § 170 Abs. 2 StPO zu beantragen, ist wenig sinnvoll und glaubwürdig.

Die Einstellung des Verfahrens gegen eine Auflage gemäß § 153a StPO beinhaltet – trotz des Wortlauts der Bestimmung – kein Schuldeingeständnis.[452] Welche Spielräume § 153a StPO der Staatsanwaltschaft eröffnet, zeigt eindrucksvoll das gegen Helmut Kohl betriebene Verfahren in der Parteispendenaffäre.[453] Das Landgericht Bonn hatte dem Vorschlag der Staatsanwaltschaft, das Ermittlungsverfahren gegen den früheren Bundeskanzler gegen eine Zahlungsauflage von 150 TDM zugunsten der Staatskasse und weiteren 150 TDM zugunsten der Mukoviszidose-Hilfe e.V. einzustellen, zugestimmt. In der an sich überflüssigen Entscheidungsbegründung hebt das Gericht die Fortgeltung der Unschuldsvermutung bei Verfahrenseinstellungen gemäß § 153a StPO nochmals explizit wie folgt hervor:

> *„Die freiwillige Zahlung ist weder eine Geldbuße noch eine Geldstrafe. Sie bedeutet auch kein „Schuldeingeständnis"."*

Die Verfahrensbeendigung gemäß § 153a StPO hat daher für den Betroffenen zahlreiche Vorteile, auch wenn sie bisweilen den Charakter eines „Freikaufens" vom strafrechtlichen Verfolgungsanspruch in sich trägt.

Die vorstehend genannten Hinweise für die Verteidigung werden Sie allerdings kaum benötigen, wenn Sie den Präventionsvorschlägen in diesem Buch folgen. Nach den Erfahrungen der Autoren liegen die Nerven aller Beteiligten im Fall eines Ermittlungsverfahrens blank – unabhängig davon, wie das Ermittlungsverfahren letztlich ausgeht. Es muss daher das Ziel sein, bereits das Ermittlungsverfahren zu vermeiden und die Kooperation zwischen Ärzten und der Medizinprodukteindustrie von vornherein gesetzeskonform zu gestalten. Wir wünschen Ihnen daher viel Erfolg bei der Entwicklung Ihrer maßgeschneiderten Antikorruptionsrichlinie.

---

[452] Grundlegend: BGH vom 13.11.1978, Az.: AnwSt (R) 13/78, NJW 1979, 770 unter Bezug auf die Gesetzesmaterialien: „Einen Strafcharakter haben die Auflagen nach § 153a StPO jedoch nicht. Wie diese rechtlich einzuordnen sind, ist umstritten (…). Keinesfalls handelt es sich um Sanktionen strafähnlichen Charakters (…). Auch in der Begründung zu Art 19 Nr 41 des Entwurfs eines Einführungsgesetzes zum Strafgesetzbuch wird betont, daß der § 153a die Möglichkeit eröffnen solle, kleinere Strafverfahren rasch und zweckmäßig ohne Schuldspruch zu erledigen (BT-Drucks 7/550 S 298 rSp). Ebenso hat der Sonderausschuß des Bundestages in seinem Bericht zu dem Entwurf ausgeführt, daß von dem Beschuldigten vor der Anwendung des § 153a kein Schuldbekenntnis verlangt und die Schuldfrage nicht entschieden werde (BT-Drucks 7/1261 S 27). Anschließend wird ausdrücklich dargelegt, daß die mit der Einstellung verbundene Auflage oder Weisung nicht einer Strafe oder einer strafähnlichen Sanktion gleichstehe, da der Beschuldigte sie freiwillig erfülle (S 28 aaO)."

[453] LG Bonn, Beschluss vom 28.02.2001, Az.: 27 AR 2/01, NJW 2001, 1736.

Anlagen

Anlage 1: Straftatbestände des Korruptionsstrafrechts

§ 11
Personen und Sachbegriffe

(1) Im Sinne dieses Gesetzes ist

1. (...)

2. Amtsträger:
   wer nach deutschem Recht
   a) Beamter oder Richter ist,
   b) in einem sonstigen öffentlich-rechtlichen Amtsverhältnis steht oder
   c) sonst dazu bestellt ist, bei einer Behörde oder bei einer sonstigen Stelle oder in deren Auftrag Aufgaben der öffentlichen Verwaltung unbeschadet der zur Aufgabenerfüllung gewählten Organisationsform wahrzunehmen

3. (...)

§ 299
Bestechlichkeit und Bestechung im geschäftlichen Verkehr

(1) Wer als Angestellter oder Beauftragter eines geschäftlichen Betriebes im geschäftlichen Verkehr einen Vorteil für sich oder einen Dritten als Gegenleistung dafür fordert, sich versprechen lässt oder annimmt, dass er einen anderen bei dem Bezug von Waren oder gewerblichen Leistungen im Wettbewerb in unlauterer Weise bevorzuge, wird mit Freiheitsstrafe bis zu drei Jahren oder mit Geldstrafe bestraft.

(2) Ebenso wird bestraft, wer im geschäftlichen Verkehr zu Zwecken des Wettbewerbs einem Angestellten oder Beauftragten eines geschäftlichen Betriebes einen Vorteil für diesen oder einen Dritten als Gegenleistung dafür anbietet, verspricht oder gewährt, dass er ihn oder einen anderen bei dem Bezug von Waren oder gewerblichen Leistungen in unlauterer Weise bevorzuge.

(3) Die Absätze 1 und 2 gelten auch für Handlungen im ausländischen Wettbewerb.

§ 300
Besonders schwere Fälle der Bestechlichkeit und Bestechung im geschäftlichen Verkehr

In besonders schweren Fällen wird eine Tat nach § 299 mit Freiheitsstrafe von drei Monaten bis zu fünf Jahren bestraft. Ein besonders schwerer Fall liegt in der Regel vor, wenn

1. die Tat sich auf einen Vorteil großen Ausmaßes bezieht oder

2. der Täter gewerbsmäßig oder als Mitglied einer Bande handelt, die sich zur fortgesetzten Begehung solcher Taten verbunden hat.

§ 331
Vorteilsannahme

(1) Ein Amtsträger oder ein für den öffentlichen Dienst besonders Verpflichteter, der für die Dienstausübung einen Vorteil für sich oder einen Dritten fordert, sich versprechen lässt oder annimmt, wird mit Freiheitsstrafe bis zu drei Jahren oder mit Geldstrafe bestraft.

(2) [1]Ein Richter oder Schiedsrichter, der einen Vorteil für sich oder einen Dritten als Gegenleistung dafür fordert, sich versprechen lässt oder annimmt, dass er eine richterliche Handlung vorgenommen hat oder künftig vornehme, wird mit Freiheitsstrafe bis zu fünf Jahren oder mit Geldstrafe bestraft. [2]Der Versuch ist strafbar.

(3) Die Tat ist nicht nach Absatz 1 strafbar, wenn der Täter einen nicht von ihm geforderten Vorteil sich versprechen lässt oder annimmt und die zuständige Behörde im Rahmen ihrer Befugnisse entweder die Annahme vorher genehmigt hat oder der Täter unverzüglich bei ihr Anzeige erstattet und sie die Annahme genehmigt.

§ 332
Bestechlichkeit

(1) [1]Ein Amtsträger oder ein für den öffentlichen Dienst besonders Verpflichteter, der einen Vorteil für sich oder einen Dritten als Gegenleistung dafür fordert, sich versprechen lässt oder annimmt, dass er eine Diensthandlung vorgenommen hat oder künftig vornehme und dadurch seine Dienstpflichten verletzt hat oder verletzen würde, wird mit Freiheitsstrafe von sechs Monaten bis zu fünf Jahren bestraft. [2]In minder schweren Fällen ist die Strafe Freiheitsstrafe bis zu drei Jahren oder Geldstrafe. [3]Der Versuch ist strafbar.

(2) [1]Ein Richter oder Schiedsrichter, der einen Vorteil für sich oder einen Dritten als Gegenleistung dafür fordert, sich versprechen lässt oder annimmt, dass er eine richterliche Handlung vorgenommen hat oder künftig vornehme und dadurch seine richterlichen Pflichten verletzt hat oder verletzen würde, wird mit Freiheitsstrafe von einem Jahr bis zu zehn Jahren bestraft. [2]In minder schweren Fällen ist die Strafe Freiheitsstrafe von sechs Monaten bis zu fünf Jahren.

(3) Falls der Täter den Vorteil als Gegenleistung für eine künftige Handlung fordert, sich versprechen lässt oder annimmt, so sind die Absätze 1 und 2 schon dann anzuwenden, wenn er sich dem anderen gegenüber bereit gezeigt hat,

1. bei der Handlung seine Pflichten zu verletzen oder,

2. soweit die Handlung in seinem Ermessen steht, sich bei Ausübung des Ermessens durch den Vorteil beeinflussen zu lassen.

§ 333
Vorteilsgewährung

(1) Wer einem Amtsträger, einem für den öffentlichen Dienst besonders Verpflichteten oder einem Soldaten der Bundeswehr für die Dienstausübung einen Vorteil für diesen oder einen Dritten anbietet, verspricht oder gewährt, wird mit Freiheitsstrafe bis zu drei Jahren oder mit Geldstrafe bestraft.

(2) Wer einem Richter oder Schiedsrichter einen Vorteil für diesen oder einen Dritten als Gegenleistung dafür anbietet, verspricht oder gewährt, dass er eine richterliche Handlung vorgenommen hat oder künftig vornehme, wird mit Freiheitsstrafe bis zu fünf Jahren oder mit Geldstrafe bestraft.

(3) Die Tat ist nicht nach Absatz 1 strafbar, wenn die zuständige Behörde im Rahmen ihrer Befugnisse entweder die Annahme des Vorteils durch den Empfänger vorher genehmigt hat oder sie auf unverzügliche Anzeige des Empfängers genehmigt.

§ 334
Bestechung

(1) ¹Wer einem Amtsträger, einem für den öffentlichen Dienst besonders Verpflichteten oder einem Soldaten der Bundeswehr einen Vorteil für diesen oder einen Dritten als Gegenleistung dafür anbietet, verspricht oder gewährt, dass er eine Diensthandlung vorgenommen hat oder künftig vornehme und dadurch seine Dienstpflichten verletzt hat oder verletzen würde, wird mit Freiheitsstrafe von drei Monaten bis zu fünf Jahren bestraft. ²In minder schweren Fällen ist die Strafe Freiheitsstrafe bis zu zwei Jahren oder Geldstrafe.

(2) Wer einem Richter oder Schiedsrichter einen Vorteil für diesen oder einen Dritten als Gegenleistung dafür anbietet, verspricht oder gewährt, dass er eine richterliche Handlung

1. vorgenommen und dadurch seine richterlichen Pflichten verletzt hat oder

2. künftig vornehme und dadurch seine richterlichen Pflichten verletzen würde,

wird in den Fällen der Nummer 1 mit Freiheitsstrafe von drei Monaten bis zu fünf Jahren, in den Fällen der Nummer 2 mit Freiheitsstrafe von sechs Monaten bis zu fünf Jahren bestraft. ²Der Versuch ist strafbar.

(3) Falls der Täter den Vorteil als Gegenleistung für eine künftige Handlung anbietet, verspricht oder gewährt, so sind die Absätze 1 und 2 schon dann anzuwenden, wenn er den anderen zu bestimmen versucht, dass dieser

1. bei der Handlung seine Pflichten verletzt oder,

2. soweit die Handlung in seinem Ermessen steht, sich bei der Ausübung des Ermessens durch den Vorteil beeinflussen lässt.

§ 335
Besonders schwere Fälle der Bestechlichkeit und Bestechung

(1) In besonders schweren Fällen wird

1. eine Tat nach
   a) § 332 Abs. 1 Satz 1, auch in Verbindung mit Abs. 3, und
   b) § 334 Abs. 1 Satz 1 und Abs. 2, jeweils auch in Verbindung mit Abs. 3,
   mit Freiheitsstrafe von einem Jahr bis zu zehn Jahren und

2. eine Tat nach § 332 Abs. 2, auch in Verbindung mit Abs. 3, mit Freiheitsstrafe nicht unter zwei Jahren

bestraft.

(2) Ein besonders schwerer Fall im Sinne des Absatzes 1 liegt in der Regel vor, wenn

1. die Tat sich auf einen Vorteil großen Ausmaßes bezieht,

2. der Täter fortgesetzt Vorteile annimmt, die er als Gegenleistung dafür gefordert hat, dass er eine Diensthandlung künftig vornehme, oder

3. der Täter gewerbsmäßig oder als Mitglied einer Bande handelt, die sich zur fortgesetzten Begehung solcher Taten verbunden hat.

Anlage 2: Bußgeldtatbestände des Ordnungswidrigkeitengesetzes

§ 30
Geldbuße gegen juristische Personen und Personenvereinigungen

(1) Hat jemand

1. als vertretungsberechtigtes Organ einer juristischen Person oder als Mitglied eines solchen Organs,

2. als Vorstand eines nicht rechtsfähigen Vereins oder als Mitglied eines solchen Vorstandes,

3. als vertretungsberechtigter Gesellschafter einer rechtsfähigen Personengesellschaft,

4. als Generalbevollmächtigter oder in leitender Stellung als Prokurist oder Handlungsbevollmächtigter einer juristischen Person oder einer in Nummer 2 oder 3 genannten Personenvereinigung oder

5. als sonstige Person, die für die Leitung des Betriebs oder Unternehmens einer juristischen Person oder einer in Nummer 2 oder 3 genannten Personenvereinigung verantwortlich handelt, wozu auch die Überwachung der Geschäftsführung oder die sonstige Ausübung von Kontrollbefugnissen in leitender Stellung gehört,

eine Straftat oder Ordnungswidrigkeit begangen, durch die Pflichten, welche die juristische Person oder die Personenvereinigung treffen, verletzt worden sind oder die juristische Person oder die Personenvereinigung bereichert worden ist oder werden sollte, so kann gegen diese eine Geldbuße festgesetzt werden.

(2) Die Geldbuße beträgt

1. im Falle einer vorsätzlichen Straftat bis zu einer Million Euro,

2. im Falle einer fahrlässigen Straftat bis zu fünfhunderttausend Euro.

Im Falle einer Ordnungswidrigkeit bestimmt sich das Höchstmaß der Geldbuße nach dem für die Ordnungswidrigkeit angedrohten Höchstmaß der Geldbuße. Satz 2 gilt auch im Falle einer Tat, die gleichzeitig Straftat und Ordnungswidrigkeit ist, wenn das für die Ordnungswidrigkeit angedrohte Höchstmaß der Geldbuße das Höchstmaß nach Satz 1 übersteigt.

(3) § 17 Abs. 4 und § 18 gelten entsprechend.

(4) Wird wegen der Straftat oder Ordnungswidrigkeit ein Straf- oder Bußgeldverfahren nicht eingeleitet oder wird es eingestellt oder wird von Strafe abgesehen, so kann die Geldbuße selbständig festgesetzt werden. Durch Gesetz kann bestimmt werden, dass die Geldbuße auch in weiteren Fällen selbständig festgesetzt werden kann. Die selbständige Festsetzung einer Geldbuße gegen die juristische Person oder Personenvereinigung ist jedoch ausgeschlossen, wenn die Straftat oder Ordnungswidrigkeit aus rechtlichen Gründen nicht verfolgt werden kann; § 33 Abs. 1 Satz 2 bleibt unberührt.

(5) Die Festsetzung einer Geldbuße gegen die juristische Person oder Personenvereinigung schließt es aus, gegen sie wegen derselben Tat den Verfall nach den §§ 73 oder 73a des Strafgesetzbuches oder nach § 29a anzuordnen.

4. Abschnitt
Verletzung der Aufsichtspflicht in Betrieben und Unternehmens

§ 130

(1) Wer als Inhaber eines Betriebes oder Unternehmens vorsätzlich oder fahrlässig die Aufsichtsmaßnahmen unterlässt, die erforderlich sind, um in dem Betrieb oder Unternehmen Zuwiderhandlungen gegen Pflichten zu verhindern, die den Inhaber treffen und deren Verletzung mit Strafe oder Geldbuße bedroht ist, handelt ordnungswidrig, wenn eine solche Zuwiderhandlung begangen wird, die durch gehörige Aufsicht verhindert oder wesentlich erschwert worden wäre. Zu den erforderlichen Aufsichtsmaßnahmen gehören auch die Bestellung, sorgfältige Auswahl und Überwachung von Aufsichtspersonen.

(2) Betrieb oder Unternehmen im Sinne des Absatzes 1 ist auch das öffentliche Unternehmen.

(3) Die Ordnungswidrigkeit kann, wenn die Pflichtverletzung mit Strafe bedroht ist, mit einer Geldbuße bis zu einer Million Euro geahndet werden. Ist die Pflichtverletzung mit Geldbuße bedroht, so bestimmt sich das Höchstmaß der Geldbuße wegen der Aufsichtspflichtverletzung nach dem für die Pflichtverletzung angedrohten Höchstmaß der Geldbuße. Satz 2 gilt auch im Falle einer Pflichtverletzung, die gleichzeitig mit Strafe und Geldbuße bedroht ist, wenn das für die Pflichtverletzung angedrohte Höchstmaß der Geldbuße das Höchstmaß nach Satz 1 übersteigt.

Verzeichnisse

Literaturverzeichnis

Albus, Die Zusammenarbeit zwischen Industrie und Ärzten an medizinischen Hochschuleinrichtungen – unter dem Verdacht der Vorteilsannahme und Bestechlichkeit gem. §§ 331, 332 StGB, Nomos 2007

Althaus, Drittmittelforschung unter Korruptionsverdacht? Der Gynäkologe 2002, S. 1044 ff.

Ambos, Zur Strafbarkeit der Drittmittelakquisition, JZ 2003, S. 345 ff.

Amelung/Weidemann, Bestechlichkeit und Förderung einer Selbstschädigung im Maßregelvollzug, JuS 1984, S. 596 f.

Ascheid/Preis/Schmidt, Kündigungsrecht Großkommentar, 2. Auflage, Beck 2004

Asmus, Wir dankbaren Ärzte. Nachdenken über Nähe und Abstand, Geben und Nehmen in Klinik, Forschung und Alltag, Deutsches Ärzteblatt 2002, Heft 99(12), S. A 766 ff.

Augurzky/Budde/Krolop/Schmidt, C./Schmidt, H./Schmitz/Schwierz/Terkatz, Krankenhaus Rating Report 2008, Rheinisch-Westfälisches Institut für Wirtschaftsforschung 2008

Badle, Betrug und Korruption im Gesundheitswesen, NJW 2007, S. 1028 ff.

Badura, Arbeitsrecht und Verfassungsrecht, RdA 1999, S. 8 ff.

Balzer, Die Akkreditierung industrieunterstützter Fortbildungsveranstaltungen, MedR 2004, S. 76 ff.

Balzer/Dieners, Die neue „Schiedsstelle" der pharmazeutischen Industrie – Konsequenzen für Arzt und Unternehmen, NJW 2004, S. 908 ff.

Bauchrowitz, Der immaterielle Vorteilsbegriff der Bestechungsdelikte im StGB, Lang 1988

Beneker, Apotheker besticht Arzt? Mietkosten im Visier, Ärzte Zeitung v. 12.04.2010

Benz/Heißner/John, Korruptionsprävention in Wirtschaftsunternehmen und durch Verbände, in: Dölling (Hrsg.): Handbuch der Korruptionsprävention, Beck 2007, S. 41 ff.

Bernd/Hoppler, Whistleblowing – ein integraler Bestandteil effektiver Corporate Governance, BB 2005, S. 2623 ff.

Bernsmann, Die Korruptionsdelikte (§§ 331 ff. StGB) – Eine Zwischenbilanz, StV 2003, S. 521 ff.

Bernsmann, Anti-Korruptionsregeln – Problemdarstellung anhand von Fallbeispielen. Praktische Hinweise zum Umgang von Hochschulangehörigen mit sog „Drittmitteln", WissR 2002, S. 1 ff.

Bernsmann/Schoß, Vertragsarzt und „kick-back" – zugleich eine Anmerkung zu OLG Hamm, Urteil vom 22.12.2004, GesR 2005, S. 193 ff.

Bertrand, Korruption im Krankenhaus. Über Herzklappen, Arzneimitteltests und Einbauküchen, BioSkop 2001, S. 11 ff.

Beulke, Beschlagnahmefreiheit von Verteidigungsunterlagen, in: Festschrift für Klaus Lüderssen zum 70. Geburtstag, Nomos 2002, S. 693 ff.

Beyer/Frewer/Klingreen/Meran/Neubauer, Kooperation statt Korruption. Wege zu verantwortlicher Zusammenarbeit zwischen Medizin und Industrie, Der Onkologe 2003, S. 1355 ff.

Bienert/Hein, Auf einen Blick. Pharma-Verhaltenskodex in der Praxis. Ein alphabetischer Leitfaden; AKG e.V. (Hrsg.): Hamburg 2009

Bock, Industrie-Sponsoring im Krankenhaus, Unfallchirurg 2000, S. 329 ff.

Boemke Studienbuch Arbeitsrecht, 2. Aufl., C. H. Beck, 2004

Boemke Scheinselbstständigkeit im Arbeitsrecht, DStR 2000, S. 1694 ff.

Böse/Mölders, Die Durchführung sog. Anwendungsbeobachtungen durch den Kassenarzt als Korruption im Geschäftsverkehr (§ 299 StGB)? MedR 2008, S. 585 ff.

Britz, Die Rechtsfolgen gegen das Unternehmen, in: Volk (Hrsg.): Verteidigung in Wirtschafts- und Steuerstrafsachen, C.H. Beck 2006, S. 151 ff.

Broglie, Kooperation zwischen Ärzten und Nichtärzten, Der Internist 2004, S. M 84 ff.

Broglie, Korruptionsfälle bei Ärzten – Ein Bericht aus dem juristischen Berufsalltag, in: Hiersche/Wigge/Broglie (Hrsg.): Spenden, Sponsoren – Staatsanwalt? 2. Aufl., pmi Verlag 2001, S. 1 ff.

Bruns, Drittmittel der Industrie – Strafbarkeit von Krankenhausärzten, ArztRecht 2003a, S. 93 ff.

Bruns, Sponsoring im Krankenhaus, ArztRecht 2003b, S. 260 ff.

Bruns, Der sogenannte Herzklappenskandal – eine strafrechtliche Zwischenbilanz, ArztRecht 1998, S. 237 ff.

Burkatzki, Verdrängt der Homo oeconomicus den Homo communis? Normbezogene Orientierungsmuster bei Akteuren mit unterschiedlicher Markteinbindung, Deutscher Universitätsverlag 2007

Burmester, Wissenschaftliche Fortbildung, Sponsoring und Forschungskooperationen im Spannungsfeld des Antikorruptionsgesetzes – Auswirkungen für die Mitglieder der Deutschen Gesellschaft für Rheumatologie, Zeitschrift für Rheumatologie 2000, S. 162 ff.

Bussmann, Kriminalprävention durch Business Ethics. Ursachen von Wirtschaftskriminalität und die besondere Bedeutung von Werten, zfwu 2004, S. 35 ff.

Bussmann, Business Ethics und Wirtschaftsstrafrecht. Zu einer Kriminologie des Managements, MschrKrim 2003, S. 89 ff.

Clade, Drittmittel: Grenze notwendig, Deutsches Ärzteblatt 2002, Heft 99(27), S. A-1868 ff.

Clade, Drittmittelfinanzierung: Strenge Regeln für das Sponsoring, Deutsches Ärzteblatt 2001a, Heft 98(40), S. A-2555 ff.

Clade, Drittmittel/Medicalprodukte: Verhaltenskodex sorgt für mehr Rechtssicherheit, Deutsches Ärzteblatt 2001b, Heft 98(8), S. A-434 ff.

Cramer, Zum Vorteilsbegriff bei den Bestechungsdelikten, in: Schünemann u.a. (Hrsg.): Festschrift für Claus Roxin zum 70. Geburtstag, de Gruyter 2001, S. 945 ff.

Czettritz, von, Das Anti-Korruptionsgesetz und seine Auswirkungen auf das Sponsoring, in: Hiersche/Wigge/Broglie (Hrsg.): Spenden, Sponsoren – Staatsanwalt? 2. Auflage, pmi Verlag 2001, S. 16 ff.

Däubler/Hjort/Hummel/Wolmerath, Handkommentar Arbeitsrecht, Baden-Baden, Nomos 2008

Dauster, Private Spenden zur Förderung von Forschung und Lehre: Teleologische Entschärfung des strafrechtlichen Vorteilsbegriffs nach § 331 StGB und Rechtfertigungsfragen, NStZ 1999, S. 63 ff.

Deutsches Ärzteblatt, Unzulässige Drittmittel: Verbesserung der persönlichen Möglichkeiten ist Vorteil, Deutsches Ärzteblatt 2002, Heft 99(50), S. A-3428

Dieners, Anmerkung zu OLG Braunschweig, B. v. 23.02.2010 – Ws 17/10 –; PharmR 2010, S. 230 ff.

Dieners/Lembeck/Taschke, Zusammenarbeit der Pharmaindustrie mit Ärzten, 2. Auflage, Beck 2007

Dieners/Lembeck/Taschke, Der „Herzklappenskandal" – Zwischenbilanz und erste Schlussfolgerungen für die weitere Zusammenarbeit der Industrie mit Ärzten und Krankenhäusern, PharmR 1999, S. 156 ff.

Dieners/Taschke, Zusammenarbeit der Pharmaindustrie mit Ärzten, 2. Auflage, C.H. Beck Verlag 2007

Dieners/Taschke, Die Kooperation der medizinischen Industrie mit Ärzten und Krankenhäusern – Die aktuelle Rechtsprechung und ihre Konsequenzen, PharmR 2000, S. 309 ff.

Müller-Glöge/Preis/Schmidt, Erfurter Kommentar zum Arbeitsrecht, 10. Aufl., C. H. Beck, 2010

Dietrich, Herzklappen: Drittmittel und Bürokratie, Deutsches Ärzteblatt 2000, Heft 97(44), S. A-2898

Diettrich/Schatz, Drittmittelforschung: Überlegungen zur Minimierung des strafrechtlichen Risikos, MedR 2001, S. 614 ff.

Dölling, Grundlagen der Korruptionsprävention, in: ders. (Hrsg.): Handbuch der Korruptionsprävention, C.H. Beck Verlag 2007, S. 1 ff.

Dölling, Die Neuregelung der Strafvorschriften gegen Korruption, ZStW 112 (2000), S. 334 ff.

Dölling, Empfehlen sich Änderungen des Straf- und Strafprozessrechts, um der Gefahr von Korruption in Staat, Wirtschaft und Gesellschaft wirksam vorzubeugen, Gutachten 61. DJT, C 64 1996, NJW 1996, Beilage zu Heft 23

Dombois, Von organisierter Korruption zu individuellem Korruptionsdruck? Soziologische Einblicke in die Siemens-Korruptionsaffäre, in: Graeff/Schroeder/Wolf (Hrsg.): Der Korruptionsfall Siemens. Analysen und praxisnahe Folgerungen des wissenschaftlichen Arbeitskreises von Transparency International Deutschland, Baden-Baden, Nomos 2009, S. 131 ff.

Ehlers, Verteidigung bei Verstößen gegen das Antikorruptionsgesetz, in: Hiersche/Wigge/Broglie (Hrsg.): Spenden, Sponsoren – Staatsanwalt? 2. Auflage, Frankfurt am Main, pmi Verlag 2001, S. 27 ff.

Eisenbeis/Nießen, Auf Kollisionskurs: Ethikrichtlinien nach US-Amerikanischem Vorbild und deutsches Arbeitsrecht in: FS-Leinemann, Neuwied 2006, S. 697 ff.

Erlinger, Drittmittelforschung unter Korruptionsverdacht? Der Stand der Rechtsprechung. Gibt es schon Rechtsprechung zur neuen Rechtslage? MedR 2002, S. 60 ff.

Esser, Strafrechtliche Relevanz der Drittmitteleinwerbung unter Berücksichtigung der Kooperation von Industrie und Ärzteschaft, in: Schriftreihe Studien zur Rechtswissenschaft, (Band 214), Hamburg, Dr. Kovac 2007

Estorf/Rohpeter, Kampf um Patienten mit illegalen Mitteln? Leistungsdelegation kann gegen Berufs- und Strafrecht verstoßen, f & w 2006, S. 660 ff.

Felder/Lippert, Der Krankenhausarzt als Berater der pharmazeutischen Industrie – Probleme bei der Gestaltung von Beraterverträgen, GesR 2008, S. 225 ff.

Fiebig/Junker, Korruption und Untreue im öffentlichen Dienst, 2. Auflage, Erich Schmidt Verlag 2000

Finzen, Wir dankbaren Ärzte. Nachdenken über Nähe und Abstand, Geben und Nehmen in Klinik, Forschung und Alltag, Deutsches Ärzteblatt 2002, Heft 99 (12), S. A 766 ff.

Fischer, Strafgesetzbuch Kommentar, 57. Auflage, Beck 2010

Fitting/Engels/Schmidt/Trebinger/Linsenmaier, Betriebsverfassungsgesetz, 25. Aufl., C. H. Beck 2010

Fleissner/Kliche/Dickhaus, Korruption im Krankenhaus: Die Tripelhierarchie, ihre Folgeprobleme und mögliche Gegenmaßnahmen, Zeitschrift für Politische Psychologie 1995, S. 151 ff.

Flenker, Drittmittelerfordernisse in der Klinik, ZEFQ 2005, S. 141 ff.

Flintrop, Drittmittel-Einwerbung: Imagegewinn ist nicht strafbar, Deutsches Ärzteblatt 2001, Heft 98 (14), S. A 891

Fuchs, Drittmittelforschung und Strafrecht in Österreich, MedR 2002, S. 65 ff.

Fürsen, Drittmitteleinwerbung und -forschung im Spiegel des Strafrechts unter besonderer Berücksichtigung der Problematik industrienah kooperierender Hochschulmedizin, Schriftenreihe Strafrecht in Forschung und Praxis (Band 59), Kovac 2005

Fürsen/Schmidt, Drittmitteleinwerbung – strafbare Dienstpflicht? JR 2004, S. 57 ff.

Gaßner/Klass, Korruptionsfalle Gesundheitswesen. Darstellung, Strukturen und Lösungsansätze, pmi Verlag 2003

Gatzweiler, Zuwendungen und Korruption, WissR 2002, S. 333 ff.

Geis, Tatbestandsüberdehnungen im Arztstrafrecht am Beispiel der „Beauftragtenbestechung" des Kassenarztes nach § 299 StGB, wistra 2005, S. 369 ff.

Geis, Ist jeder Kassenarzt ein Amtsarzt? – Zu Vorschlägen neuer Strafbarkeiten nach § 299 und den §§ 331 ff. StGB, wistra 2007, S. 361 ff.

Geppert, Repetitorium Strafrecht: Amtsdelikte (§§ 331 ff. StGB), Jura 1981, S. 42 ff.

Gerlach, Ärzte in der Grauzone, Ärzte Zeitung vom 12.04.2010

Goebel, Spenden, Sponsoren, Staatsanwalt, PharmR 2001, S. 2 ff.

Göben, Anmerkung zu BGH MedR 2000, S. 193, MedR 2000, S. 194

Göben, Die Auswirkungen des Korruptionsbekämpfungsgesetzes auf die Forschungstätigkeit von Hochschulangehörigen, Referate bei der Sitzung des Arbeitskreises „Ärzte und Juristen" am 13. und 14. November 1998 in Würzburg (www.uni-duesseldorf.de/AWMF/pdf/aej9802.pdf, zuletzt besucht: 15.09.09), S. 4 ff.

Göppinger (Begr.)/Bock (Hrsg.), Kriminologie, 6. Auflage, Beck 2008

Goslich, Pflaumenweich, KMA 2004, S. 9

Graeff, Im Sinne des Unternehmens? Soziale Aspekte der korrupten Transaktionen im Hause Siemens, in: Graeff/Schroeder/Wolf (Hrsg.): Der Korruptionsfall Siemens. Analysen und praxisnahe Folgerungen des wissenschaftlichen Arbeitskreises von Transparency International Deutschland, Nomos 2009, S. 151 ff.

Graeff/Schroeder/Wolf (Hrsg.), Der Korruptionsfall Siemens. Analysen und praxisnahe Folgerungen des wissenschaftlichen Arbeitskreises von Transparency International Deutschland, Nomos 2009

Graue, Industrie verschärft Pharmakodex: Luxus und lustig sind tabu, f & w 2006 (Heft 14), S. 54 ff.

Graupe, Die Systematik und das Rechtsgut der Bestechungsdelikte, 1988

Gribl, Der Vorteilsbegriff bei den Bestechungsdelikten, Heidelberg, C.F. Müller 1991

Grieger, Korruption und Kultur bei der Siemens AG – Eine Handlungs-Struktur-Analyse, in: Graeff/Schroeder/Wolf (Hrsg.): Der Korruptionsfall Siemens. Analysen und praxisnahe Folgerungen des wissenschaftlichen Arbeitskreises von Transparency International Deutschland, Nomos 2009, S. 103 ff.

Grill, Der Pharma-Skandal, Stern 2005 (http://www.stern.de/wirtschaft/news/unternehmen/ratiopharm-der-pharma-skandal-549722.html, zuletzt besucht: 15.09.2009)

Günter, Unbegründete Ängste der Klinikärzte und der pharmazeutischen Industrie vor den Änderungen des Antikorruptionsgesetzes, MedR 2001, S. 457 ff.

Haeser, Erfahrungen mit der neuen Rechtslage im Korruptionsstrafrecht und Drittmittelrecht – aus Sicht des Staatsanwalts, MedR 2002, S. 55 ff.

Häser, Sind auch niedergelassene Ärzte wegen Korruption strafbar? Notfall & Hausarztmedizin 2006, S. 32 f.

Häser/Hofmann, Neue Verhaltensempfehlungen für Ärzte bei der Zusammenarbeit mit der pharmazeutischen Industrie? Der FS-Kodex und seine Auswirkungen auf Ärzte, Der Onkologe 2005, S. 312 ff.

Hardtung, Erlaubte Vorteilsannahme – §§ 331 StGB, 70 BBG, 10 BAT – Zugleich ein Beitrag zur Einheit der Rechtsordnung und zur „Rückwirkung" behördlicher Genehmigungen im Strafrecht, Duncker & Humblot 1994

Hefendehl, Corporate Governance und Business Ethics: Scheinberuhigung oder Alternativen bei der Bekämpfung der Wirtschaftskriminalität? JZ 2006, S. 119 ff.

Heidelberger Kommentar, Strafprozessordnung, 4. Auflage, C.F. Müller 2009

Heinrich, Rechtsprechungsüberblick zu den Bestechungsdelikten, NStZ 2005, S. 197 ff.

Heinrich, Der Amtsträgerbegriff im Strafrecht, Auslegungsrichtlinien unter besonderer Berücksichtigung des Rechtsguts der Amtsdelikte, Berlin, Duncker & Humblot 2001

Hempel, Mein Essen zahl' ich selbst, Deutsches Ärzteblatt 2009, Heft 106(15), S. A 708 f.

Henke, Zunehmende Privatisierung von Krankenhäusern in Deutschland. Folgen für die ärztliche Tätigkeit, Bericht der Arbeitsgruppe des Vorstandes der Bundesärztekammer, 2007 (http://www.bundesaerztekammer.de/downloads/Ergebnisbericht_final.pdf, zuletzt besucht: 15.09.2009)

Henssler/Willemsen/Kalb, Arbeitsrecht Kommentar, 4. Aufl., Köln 2010

Hess/Worzalla/Glock/Nicolai/Rose, Betriebsverfassungsgesetz, 7. Aufl., Köln 2008

Hettinger, Das Strafrecht als Büttel? Fragmentarische Bemerkungen zum Entwurf eines Korruptionsbekämpfungsgesetzes des Bundesrats vom 3.11.1995, NJW 1996, S. 2263 ff.

Hibbeler, Gesundheitswesen: Kritik an mafiosen Zuständen, Deutsches Ärzteblatt 2001, Heft 98(41), S. A 2613

Hiersche/Wigge/Broglie, Spenden, Sponsoren – Staatsanwalt? Das Antikorruptionsgesetz und seine Auswirkungen für Ärzte, Krankenhäuser, Krankenkassen und Industrie, 2. Auflage, pmi Verlag 2001

Höltkemeier, Sponsoring als Straftat – Die Bestechungsdelikte auf dem Prüfstand, Berlin, Duncker & Humblot 2005

Hoyningen-Heune von/Linck, Kündigungsschutzgesetz, 14. Aufl., München 2007

Hromadka, Änderung von Arbeitsbedingungen, RdA 1992, S. 234 ff.

Hromadka/Maschmann, Arbeitsrecht Band 1. Individualarbeitsrecht, 4. Auflage, Berlin/Heidelberg 2008

Hromadka/Maschmann, Arbeitsrecht Band 2. Kollektivarbeitsrecht, 4. Auflage, Berlin/Heidelberg 2007

Hromadka/Schmitt-Rolfes, Der unbefristete Arbeitsvertrag, München 2006

Hümmerich/Bergwitz, Entwicklungsklauseln in Chefarztverträgen, BB 2005, S. 997 ff.

Hund, Wege zur Bekämpfung der Korruption, 2002 (http://www.justiz.rlp.de/icc/justiz/nav/ab7/binarywriterservlet?imgUid=b4f707d1-414b-e3f6-cb79-7cfed9dc41d0&uBasVariant=11111111-1111-1111-1111-111111111111, zuletzt besucht: 15.09.2009)

Janke, Kompendium Wirtschaftskriminalität, Peter Lang 2008

Jantzer, Über 1.000 Ärzte geschmiert? epd sozial 2003, S. 6 f.

Jaques, Die Bestechungstatbestände unter besonderer Berücksichtigung des Verhältnisses der §§ 331 ff. StGB zu § 12 UWG, Peter Lang 1996

Jungeblodt, Medizin und Industrie. Eine Liebe in Zeiten des Korruptionsbekämpfungsgesetzes, Der Gynäkologe 2004, S. 56 ff.

Jutzi, Genehmigung der Vorteilsannahme bei nicht in einem öffentlich-rechtlichen Amtsverhältnis stehenden Amtsträgern, NStZ 1991, S. 105 ff.

Kalb, Provisionen, Rückvergütungen und andere unzulässige Umgehungsformen des Verbots der Zuweisung gegen Entgelt, ZMGR 2005, S. 291 ff.

Käppler, Die Betriebsvereinbarung als Regelungsinstrument in sozialen Angelegenheiten in: FS-Kissel, München 1994, S. 475 ff.

Karlsruher Kommentar, Strafprozessordnung, 6. Auflage, Beck 2008

Karsten, Sponsoring oder Bestechung? Die Grenzen der Zusammenarbeit zwischen der pharmazeutischen Industrie und leitenden Krankenhausmitarbeitern, f&w 2003, S. 612 ff.

Kaufmann, Was heißt Verrechtlichung und wo wird sie zum Problem? In: ders (Hrsg.): Ärztliches Handeln zwischen Paragraphen und Vertrauen; Düsseldorf 1984

Kempf, Der Unternehmensanwalt, in: Volk (Hrsg.): Verteidigung in Wirtschafts- und Steuerstrafsachen, C.H. Beck 2006, S. 363 ff.

Kind, Ärzte zwischen Sponsoring und Korruption, RdM 2003, S. 10 ff.

Kindhäuser, Strafrecht Besonderer Teil I, Nomos 2003

Klötzer, Ist der niedergelassene Vertragsarzt tatsächlich tauglicher Täter der §§ 299, 331 StGB? NStZ 2008, S. 12 ff.

Klümper/Eggerts, Schutz vor staatlicher Strafe durch Selbstregulierung? Die Auswirkungen von Entscheidungen der Selbstregulierungsstellen auf Strafverfahren gegen Mitarbeiter der Pharmaindustrie, PharmR 2010, S. 13 ff.

Knauer/Kaspar, Restriktives Normverständnis nach dem Korruptionsbekämpfungsgesetz, GA 2005, S. 385 ff.

Knierim, Verteidigungspraxis, Mandatsführung und -Organisation, in: Volk (Hrsg.): Verteidigung in Wirtschafts- und Steuerstrafsachen, Beck 2006, S. 195 ff.

Köber, Provisionszahlungen an Ärzte – Ein Bericht aus der Praxis, AusR 2004, S. 33 ff.

Koch, Pharmamarketing: Millionen für die Meinungsbildner, Deutsches Ärzteblatt 2001, Heft 98(39), S. A-2484 ff.

Kölbel, Die Einweisungsvergütung – eine neue Form von Unternehmensdelinquenz im Gesundheitssystem? wistra 2009, S. 129 ff.

König, Neues Strafrecht gegen die Korruption, JR 1997, S. 397 ff.

Korte, Korruptionsprävention im öffentlichen Bereich, in: Dölling (Hrsg.): Handbuch der Korruptionsprävention, Beck 2007, S. 292 ff.

Korte, Anmerkungen zu BGHSt 47, 295, NStZ 2003, S. 156 ff.

Korte, Bekämpfung der Korruption und Schutz des freien Wettbewerbs mit den Mitteln des Strafrechts, NStZ 1997, S. 513 ff.

Korzilius, 25 Jahre Buko-Pharma-Kampagne: Der Pharmaindustrie auf die Finger geschaut, Deutsches Ärzteblatt, Heft 103(40), S. A 2603

Kübler, Wissenschaftliche Kooperation: Bedeutung für Klinik und Industrie, Zeitschrift für Kardiologie, Bd. 89, Heft 9, 2000, S. 807 ff.

Wiese/Kreutz/Oetker/Raab/Weber/Franzen, Gemeinschaftskommentar zum Betriebsverfassungsgesetz, 9. Aufl., Neuwied 2010

Kreutz, Grenzen der Betriebsautonomie, München 1979

Krey, Strafrecht Besonderer Teil I, 12. Auflage, Kohlhammer 2002

Kübler, Wissenschaftliche Kooperation: Bedeutung für Klinik und Industrie, Zeitschrift für Kardiologie 2000, S. 807 ff.

Kuhlen, Untreue, Vorteilsannahme und Bestechlichkeit bei Einwerbung universitärer Drittmittel, JR 2003, S. 231 ff.

Kuhn, Rechtliche Zusatzinformationen zum revidierten Korruptionsstrafrecht, Schweizerische Ärztezeitung 2001, S. 695 ff.

Lackner/Kühl, Strafgesetzbuch Kommentar, 26. Auflage, Beck 2007

Lammer, Vorteilsannahme und Bestechlichkeit bei der Bestellung von Medizinprodukten in staatlichen Kliniken, Berliner Ärzteblatt 2002, S. 125

Lampert, Compliance Organisationen, in: Hauschka (Hrsg.): Corporate Compliance, Beck 2007, S. 142 ff.

Laufs, Ärzte und Sponsoren, NJW 2002, S. 1770 ff.

Leipold, Korruptionsdelikte – Eine Bestandsaufnahme, NJW 2007, S. 423 ff.

Leipziger Kommentar, Kommentar zum Strafgesetzbuch, 11. Auflage, de Gruyter 2005

Linder, Rabatte gehören den Krankenkassen, Arzt & Wirtschaft 2004, S. 17

Lippert, Die problematische Einwerbung von Drittmitteln, VersR 2000a, S. 158 ff.

Lippert, Vorteilsannahme, Bestechlichkeit und die Einwerbung von Drittmitteln bei der Beschaffung von Medizinprodukten, NJW 2000b, S. 1772 f.

Lippert, Ethik und Monetik – finanzielle Aspekte bei der Durchführung klinischer Prüfungen von Arzneimitteln und Medizinprodukten, VersR 2000c, S. 1206 ff.

Lippert, Klinische Prüfungen von Arzneimitteln durch Professoren: Dienstaufgabe oder Nebentätigkeit? NJW 1992, S. 2338 ff.

Lippert/Ratzel, Arzt und Industrie nach den Beschlüssen des 106. Deutschen Ärztetags 2003, NJW 2003, S. 3301 ff.

Lothert, Compliance-Organisationen in den Bereichen Marketing und Sales, in: Hauschka (Hrsg.): Corporate Compliance, Beck 2007, S. 361 ff.

Löwe/Rosenberg, Strafprozessordnung und das Gerichtsverfassungsgesetz, 25. Auflage, de Gruyter 2004

Lüderssen, Entkriminalisierung des Wirtschaftsrechts II, Nomos 2007

Lüderssen, Die Zusammenarbeit von Medizinprodukte-Industrie, Krankenhäusern und Ärzten – strafbare Kollusion oder sinnvolle Kooperation? Steiner 1998

Lüderssen, Antikorruptions-Gesetze und Drittmittelforschung, JZ 1997, S. 112 ff.

Machens, Anleitung zum Abrechnungsbetrug, Berliner Ärzteblatt 2002, S. 267

Maier-Lenz, Klinische Studien in Deutschland: Es tut sich was! DMW 2003, S. 1939 ff.

Maravic von/Schröter, Auf dem Weg zur integren Verwaltung? Herausforderung und Chancen moderner großstädtischer Verwaltungspolitik, Verwaltung und Management 2008, S. 23 ff.

Marckmann/Meran, Ethische Aspekte der onkologischen Forschung, Deutscher Ärzte-Verlag 2007

Maschmann, Vermeidung von Korruptionsrisiken aus Unternehmenssicht, in: Dölling (Hrsg.): Handbuch der Korruptionsprävention, Beck 2007, S. 87 ff.

Maunz/Dürig, Grundgesetzkommentar, 53. Lieferung, München 2008

Maurach/Schroeder/Maiwald, Strafrecht Besonderer Teil 2, 9. Auflage, Müller 2005

Meier/Homann, Die Verfolgungspraxis der Staatsanwaltschaften und Gerichte bei Vermögensstraftaten im System der gesetzlichen Krankenversicherung, MschrKrim 2009, S. 359 ff.

Meister, Korruptionsbekämpfung, Arzt und Krankenhaus 2002, S. 113 ff.

Meister/Dieners, Gemeinsamer Standpunkt zur strafrechtlichen Bewertung der Zusammenarbeit zwischen Industrie, medizinischen Einrichtungen und deren Mitarbeitern (1), Arzt und Krankenhaus 2002, S. 78 ff.

Mengel, Compliance und Arbeitsrecht, München 2009

Mengel/Hagemeister, Compliance und arbeitsrechtliche Implementierung im Unternehmen, BB 2007, 1386 ff.

Merten, Korruptionsbekämpfung im Gesundheitswesen: Vertrauen ist gut – Kontrolle ist besser, Deutsches Ärzteblatt 2007, Heft 104(39), S. A-2625 ff.

Meschke, MVZ-Trägergesellschaften – Veränderungen auf Gesellschafter- und Trägerebene, MedR 2009, S. 263 ff.

Meyer-Goßner, Kommentar Strafprozessordnung, 52. Auflage, Beck 2009

Michalke, Drittmittel und Strafrecht – Licht am Ende des Tunnels? NJW 2002a, S. 3381 f.

Michalke, Konfusion als System – Die Genehmigung bei der Vorteilsannahme und Vorteilsgewährung, in: Festschrift für Peter Riess, de Gruyter 2002b, S. 771 ff.

Michels, Weiße Kittel – Dunkle Geschäfte. Im Kampf gegen die Gesundheitsmafia, Rowohlt 2009

Minoggio, Firmenverteidigung. Die Vertretung von Unternehmensinteressen im Straf- und OWi-Verfahren, Kovac 2005

Möhrenschlager, Der strafrechtliche Schutz gegen Korruption, in: Dölling (Hrsg.): Handbuch der Korruptionsprävention, Beck 2007, S. 387 ff.

Möhrenschlager, Intention von Justizministerium und Gesetzgeber, Referate bei der Sitzung des Arbeitskreises „Ärzte und Juristen" am 13. und 14. November 1998 in Würzburg (www.uni-duesseldorf.de/AWMF/pdf/aej9802.pdf, zuletzt besucht: 15.09.09), S. 1 ff.

Müller, Korruption im Krankenhaus, Arzt und Krankenhaus 2002, S. 107 ff.

Münchener Kommentar, Kommentar Strafgesetzbuch, Beck 2003

Narr, Ärztliches Berufsrecht – Ausbildung, Weiterbildung, Berufsausübung, Loseblattsammlung Stand September 2007

Nestler, Phänomenologie der Wirtschaftskriminalität im Gesundheitswesen, JZ 2009, S. 984 ff.

Neupert, Risiken und Nebenwirkungen: Sind niedergelassene Vertragsärzte Amtsträger im strafrechtlichen Sinne? NJW 2006, S. 2811 ff.

Noak, Betrugstäterschaft bzw. -teilnahme von Ärzten beim Bezug von Röntgenkontrastmitteln? MedR 2002, S. 76 ff.

Nomos-Kommentar zum StGB, Kommentar zum Strafgesetzbuch, 2. Auflage, Nomos 2005

Nomos-Kommentar Gesamtes Strafrecht, Kommentar zum gesamten Strafrecht, Nomos 2008

Nösser, Beschaffungsentscheidung und Vorteilsannahme, Das Krankenhaus 2004, S. 287 ff.

Nötzel, Strafverfolgung bei Korruptionssachen, in: Dölling (Hrsg.): Handbuch der Korruptionsprävention, Beck 2007, S. 595 ff.

Ohlendorf/Bünning, Ethik-Richtlinien – Mitbestimmung nach BetrVG, AuA 2006, 200-203

Ostendorf, Bekämpfung der Korruption als rechtliches Problem oder zunächst moralisches Problem? NJW 1999, S. 616

Otto, Grundkurs Strafrecht, Besonderer Teil, 7. Auflage, de Gruyter 2005

Palandt, Kommentar BGB, 69. Aufl., C. H. Beck 2010

Pfeifer, Drittmittelforschung unter Korruptionsverdacht? MedR 2002, S. 68 ff.

Pfeiffer, Von der Freiheit der klinischen Forschung zum strafrechtlichen Unrecht? NJW 1997, S. 782 ff.

Pflüger, Neuerungen beim Industriesponsoring ärztlicher Fortbildung, MPJ 2004, S. 4 ff.

Pharma Recht, Beauftragteneigenschaft des niedergelassenen Vertragsarztes gem. § 299 StGB; PharmR 2010, 232 ff.

Pieth, Vom fehlenden Sinn für Interessenkonflikte, Schweizerische Ärztezeitung 2002, S. 1720 ff.

Pragal, Die Korruption innerhalb des privaten Sektors und ihre strafrechtliche Kontrolle durch § 299, Heymanns 2006a

Pragal, § 299 StGB – keine Straftat gegen den Wettbewerb! ZIS 2006b, S. 63 ff.

Pragal, Das Pharma-Marketing um die niedergelassenen Kassenärzte: Beauftragtenbestechung gemäß § 299 StGB! NStZ 2005, S. 133 ff.

Pragal/Apfel, Bestechlichkeit und Bestechung von Leistungserbringern im Gesundheitswesen, A&R 2007, S. 10

Rabatta, Korruption im Gesundheitswesen: Gutachter auf dünnem Eis, Deutsches Ärzteblatt 2004, Heft 101(48), S. A-3231 ff.

Räpple, Rechtliche Aspekte der Unterstützung von Klinik, Forschung und Fortbildung durch die Industrie, in: Hiersche/Wigge/Broglie (Hrsg.): Spenden, Sponsoren – Staatsanwalt? 2. Auflage, pmi Verlag 2001, S. 48 ff.

Ratzel, Drittmittelforschung unter Korruptionsverdacht? MedR 2002, S. 63 f.

Reese, Vertragsärzte und Apotheker als Straftäter? – eine strafrechtliche Bewertung des „Pharma-Marketings", PharmR 2006, S. 92 ff.

Rehborn, Der Kodex „Medizinprodukte" im Lichte des Antikorruptionsgesetzes, in: Hiersche/Wigge/Broglie (Hrsg.): Spenden, Sponsoren – Staatsanwalt? 2. Auflage, pmi Verlag 2001, S. 57 ff.

Reinken, Klinische Prüfungen: Die neue Rolle des „Sponsors", Deutsches Ärzteblatt 2004, Heft 101(3), S. A-91 ff.

Richardi, Betriebsverfassungsgesetz, 12. Aufl., C. H. Beck, 2004

Richter-Reichhelm, Bekämpfung von Fehlverhalten im Gesundheitswesen – Die Zusammenarbeit der KVen mit den Krankenkassen und der Staatsanwaltschaft, Rede anlässlich des deutschen Arzt-Recht-Tages 2004 in Frankfurt am Main (www.kbv.de/veranstaltungen/print/539.html, zuletzt besucht: 15.09.2009)

Rieger, Sponsoring niedergelassener Ärzte, ZEFQ 2005, S. 161 ff.

Rieger, Individuelles Fortbildungssponsoring nach der Novellierung der ärztlichen Musterberufsordnung, DMW 2004, S. 1089 ff.

Rieser, Benimmkodex mit Lücken. Ein Verein soll die Selbstkontrolle der Arzneimittelindustrie fördern, überwachen und bei Verstößen Firmen abstrafen, Deutsches Ärzteblatt 2004, Heft 101(9), S. B452

Rohde/Wellmann/Bestmann, Berufsreport 2003: Beurteilung der Fort- und Weiterbildung, Deutsches Ärzteblatt 2004, Heft 101(5), S. A-233 ff.

Rönnau, Untreue und Vorteilsannahme durch Einwerbung von Drittmitteln? – BGH, NJW 2002, 2801, JuS 2003, S. 232 ff.

Roxin, C., Strafrecht Allgemeiner Teil, Band I, 3. Auflage, Beck 1997

Roxin, I., Drittmitteleinwerbung und Korruption, in: Roxin C./Schroth (Hrsg.): Handbuch des Medizinstrafrechts, 4. Auflage, Boorberg 2010, S. 662 ff.

Säcker/Rixecker, Münchner Kommentar zum Bürgerlichen Gesetzbuch, Band 4, Schuldrecht – Besonderer Teil II (§§ 607-704), 5. Aufl., München 2009

Sahan, Ist der Vertragsarzt tauglicher Täter der Bestechlichkeit im geschäftlichen Verkehr gem. § 299 Abs. 1 StGB? ZIS 2007, S. 69 ff.

Sander, Antikorruptionsgesetz und Drittmitteleinwerbung, PharmInd 2002, S. 1051 ff.

Schabbeck/Graf, Drittmittel im klinischen Alltag: Über den richtigen Umgang mit der Förderung aus der Wirtschaft (Teil I), f & w 2004a, S. 298 ff.

Schabbeck/Graf, Drittmittel im klinischen Alltag: Über den richtigen Umgang mit der Förderung aus der Wirtschaft (Teil II), f & w 2004b, S. 395 ff.

Schaub/Koch/Linck/Vogelsang, Arbeitsrechts-Handbuch, 12. Auflage, Beck 2007

Scheerer, Der politisch-publizistische Verstärkerkreislauf. Zur Beeinflussung der Massenmedien im Prozess strafrechtlicher Normgenese, KrimJ 1978, S. 223 ff.

Schmidt/Güntner, Drittmitteleinwerbung und Korruptionsstrafbarkeit – Rechtliche Prämissen und rechtspolitische Konsequenzen, NJW 2004, S. 471 ff.

Schmitz-Elvenich, Bestechlichkeit und Bestechung von niedergelassenen Ärzten, Die Krankenversicherung 2007, S. 240 ff.

Schneider, Strafrechtliche Grenzen des Pharmamarketings – Zur Strafbarkeit der Annahme umsatzbezogener materieller Zuwendungen an niedergelassene Vertragsärzte, HRRS 2010a, S. 241 ff.

Schneider, Anmerkungen zu OLG Braunschweig, Beschluss vom 23.02.2010 – Ws 17/10, StV 2010b, 366 ff.

Schneider, Der Wirtschaftsstraftäter in seinen sozialen Bezügen – Aktuelle Forschungsergebnisse und Konsequenzen für die Unternehmenspraxis, Rölfs WP Partner AG Wirtschaftsprüfungsgesellschaft (Hrsg.) (http://www.roelfspartner.de/de/wp/leistungsspektrum/wp/files/rp_studie_wikristudie_final.pdf?, zuletzt besucht: 15.09.2009), 2009a

Schneider, Über die Erstarrung der deutschen Kriminologie zwischen atypischem Moralunternehmertum und Bedarfswissenschaft, in: Kempf/Lüderssen/Volk (Hrsg.): ILFS Band 6: Wirtschaft – Strafrecht – Ethik, de Gruyter 2009b

Schneider, Getarnte „Kopfprämien" – Strafrechtliche Grenzen der Kooperation zwischen niedergelassenen Ärzten und Krankenhäusern, HRRS 2009c, S. 484 ff.

Schneider, Person und Situation. Über die Bedeutung personaler und situativer Risikofaktoren bei wirtschaftskriminellem Handeln, in: Burkatzki (Hrsg.): Wirtschaftskriminalität, DNWE Schriftenreihe, Hampp 2008a, S. 135 ff.

Schneider, Unberechenbares Strafrecht, in: Festschrift für Manfred Seebode zum 70. Geburtstag, de Gruyter 2008b, S. 331 ff.

Schneider, Das Leipziger Verlaufsmodell wirtschaftskriminellen Handelns. Ein integrativer Ansatz zur Erklärung von Kriminalität bei sonstiger sozialer Unauffälligkeit, NStZ 2007, S. 555 ff.

Schneider/Gottschaldt, Zuweisungspauschale: Lukratives Geschäft oder Straftat? Zur Strafbarkeit niedergelassener Ärzte wegen Forderns einer Vergütung für die Überweisung eines Patienten zur stationären Behandlung, wistra 2009, S. 133 ff.

Schönke/Schröder, Strafgesetzbuch Kommentar, 27. Auflage, Beck 2006

Schroth, Strafrecht Besonderer Teil, 4. Auflage, Boorberg 2006

Schuster/Darsow, Einführung von Ethikrichtlinien durch Direktionsrecht, NZA 2005, 273 ff.

Schwab, Der Konzernbetriebsrat – Seine Rechtsstellung und Zuständigkeit, NZA-RR 2007, 337 ff.

Siems, Unternehmensberater erwarten großes Krankenhaus-Sterben, 2005 (www.cima.de/freedocs/home/gesundheitswesen%2024.02.05.htm, zuletzt besucht: 15.09.2009)

Spielberg, Pharmasponsoring: Verschärfte Rechtslage, Deutsches Ärzteblatt 2001, Heft 98(46), S. A-3012 ff.

Stark, Und der Staatsanwalt läuft sich schon warm, Arzt & Wirtschaft 2002, S. 28 ff.

Steinhilper, Stellen zur Bekämpfung von Fehlverhalten im Gesundheitswesen. Zur Auslegung des § 81 a SGB V, MedR 2005, S. 131 ff.

Stellpflug, Sponsoring oder Bestechung? Arzt & Wirtschaft 2002, S. 26 ff.

Stengel/Ekkernkamp, Industrie-Sponsoring und die Ergebnisse unfallchirurgischer Forschung, Unfallchirurg 2004, S. 341 ff.

Stoschek, Rechtsunsicherheit bei Industriesponsoring/Gegen den Schein, käuflich zu sein, hilft nur absolute Offenheit, Ärzte Zeitung 2000, S. 15

Stumpf/Voigts, Gesundheitsmarkt zwischen Kooperation und Korruption. Rechtliche Grenzen der Zusammenarbeit zwischen Ärzten und Leistungserbringern nach Standes- und Wettbewerbsrecht, MedR 2009, S. 205 ff.

Systematischer Kommentar, Kommentar zum Strafgesetzbuch, Loseblattsammlung, Luchterhand Stand: Juli 2009

Tag, Drittmitteleinwerbung – strafbare Dienstpflicht? JR 2004, S. 50 ff.

Tag/Tröger/Taupitz, Drittmitteleinwerbung – Strafbare Dienstpflicht? Springer 2004

Taschke, Verteidigung in Korruptionsstrafsachen, in: Dölling (Hrsg.): Handbuch der Korruptionsprävention, Beck 2007, S. 644 ff.

Taschke, Die Strafbarkeit des Vertragsarztes bei der Verordnung von Rezepten, StV 2005, S. 406 ff.

Taschke, Ermittlungsverfahren gegen Unternehmen, in: Hiersche/Wigge/Broglie (Hrsg.): Spenden, Sponsoren – Staatsanwalt? 2. Auflage, pmi Verlag 2001, S. 78 ff.

Theile, Unternehmensrichtlinien – Ein Beitrag zur Prävention von Wirtschaftskriminalität? ZIS 2008, S. 406 ff.

Theilmann, Das Arzt-Industrie-Verhältnis: Sponsoring oder Bestechung? Rede zum 5. Deutschen Medizinrechtstag der Stiftung Gesundheit 2004 (www.medizinrechts-beratungsnetz.de/RTF/.../Vortrag_Theilmann.rtf, zuletzt besucht: 15.09.2009)

Tholl, Anmerkungen zu BGHSt 47, 295, wistra 2003, S. 181 f.

Thüsing, Gedanken zur Vertragsautonomie im Arbeitsrecht in: FS-Wiedemann, München 2002, S. 559 ff.

Thüsing, AGB-Kontrolle im Arbeitsrecht, München 2007

Tödtmann, Korruption. Heikle Praxis, WirtschaftsWoche vom 28.01.1999, S. 88

Tondorf/Waider, Strafrechtliche Aspekte des sogenannten Herzklappenskandals, MedR 1997, S. 102 ff.

Transparency International (Hrsg.), Jahrbuch Korruption 2006, Schwerpunkt: Gesundheitswesen, Parthas 2006

Tröndle/Fischer, Strafgesetzbuch Kommentar, 50. Auflage, Beck 2001

Ulsenheimer, Arztstrafrecht in der Praxis, 4. Auflage, C.F. Müller 2008

Ulsenheimer, Drittmitteleinwerbung und Strafrecht – Stand der Rechtsprechung, Der Internist 2007, S. 833 ff.

Ulsenheimer, Gesponsert oder kriminell? Drittmittelfinanzierung, Anästhesiologie & Intensivmedizin 2002, S. 164 ff.

Vahlenkamp/Knauß, Korruption – hinnehmen oder handeln? BKA Forschungsreihe, BKA 1995

Bundesverband der Arzneimittel-Hersteller e.V./Bundesverband der Pharmazeutischen Industrie e.V./Verband Forschender Arzneimittelhersteller e.V. (Hrsg.), Verhaltensempfehlungen für die Zusammenarbeit der pharmazeutischen Industrie mit Ärzten, 2003 (www.vfa.de/print/de/vfa/kodexliste.html/ verhaltensempfehlungen.html, zuletzt besucht: 15.09.2009)

Verrel, Überkriminalisierung oder Übertreibung? Die neue Furcht vor Korruptionsstrafbarkeit in der Medizin, MedR 2003, S. 319 ff.

Wagner, Ethikrichtlinien – Implementierung und Mitbestimmung (Dissertation), Baden-Baden 2008

Walter, Medizinische Forschung mit Drittmitteln – lebenswichtig oder kriminell? ZRP 1999, S. 292 ff.

Weber/Ehrich, Direktionsrecht und Änderungskündigung bei Veränderungen im Arbeitsverhältnis, BB 1996, 2246 ff.

Weiand, Rechtliche Aspekte des Sponsoring, NJW 1994, S. 227 ff.

Weizel, Pharmareferenten – unentbehrlich oder überflüssig? (www.thieme-connect.com/ejournals/html/klinikarzt/doi/10.1055/s-2004-823135, zuletzt besucht: 15.09.2009)

Wentzell, Zur Tatbestandsproblematik der §§ 331, 332 StGB unter besonderer Berücksichtigung des Drittvorteils, MedR 2005, S. 435 ff.

Wentzell, Zur Tatbestandsproblematik der §§ 331, 332 StGB unter besonderer Berücksichtigung des Drittvorteils, Duncker & Humblot 2004

Wessels/Hettinger, Strafrecht Besonderer Teil/1, 32. Auflage, Müller 2008

Wessing, Die Beratung des Unternehmens in der Krise, in: Volk (Hrsg.): Verteidigung in Wirtschafts- und Steuerstrafsachen, C.H. Beck 2006, S. 389 ff.

Westermann, Erman Handkommentar zum BGB, 12. Aufl., Münster/Aschendorff/Köln 2008

Wienke, Ärztliche Fortbildung. Schluss mit dem Pharma-Sponsoring? Arzt & Wirtschaft 2004, S. 40 ff.

Wienke, Im Rudel weniger gefährlich, Arzt & Wirtschaft 2002, S. 42

Wienke/Lippert, Kommentar zu den 9. Einbecker Empfehlungen der Deutschen Gesellschaft für Medizinrecht (DGMR) e.V. zur Einwerbung privatwirtschaftlicher Drittmittel in der Medizin, WissR 2002, S. 233 ff.

Wingen/Beinhauer, Entwicklung der klinischen Arzneimittelprüfung und deren formaler, rechtlicher und finanzieller Rahmenbedingungen, Der Internist 2002, S. 460 ff.

Wisskirchen/Jordan/Bissels, Arbeitsrechtliche Probleme bei der Einführung internationaler Verhaltens- und Ethikrichtlinien, DB 2005, 2190 ff.

Wollenschläger, Arbeitsrecht, 3. Auflage, Köln u.a. 2008

Zieschang, Anmerkung zu OLG Karlsruhe, Beschl. v. 30.03.2000 – 2 Ws 181/99 (StV 2001, 288-290), StV 2001, S. 290 ff.

Zieschang, Rezension von Lüderssen: Die Zusammenarbeit von Medizinprodukteindustrie usw., JZ 2000, S. 95

Zieschang, Die Auswirkungen des Gesetzes zur Bekämpfung der Korruption auf den Forschungsbereich, WissR 1999, S. 111 ff.

Zimmer/Stetter, Korruption und Arbeitsrecht, BB 2006, S. 1445 ff.

Verzeichnis der abgekürzt angegebenen Literatur

AuA	Arbeit und Arbeitsrecht
AusR	Der Arzt und sein Recht
A&R	Zeitschrift für Arzneimittelrecht und Arzneimittelpolitik
BB	Betriebs-Berater
BioSkop	Zeitschrift zur Beobachtung der Biowissenschaften
DB	Der Betrieb
DMW	Deutsche Medizinische Wochenschrift
DStR	Deutsches Steuerrecht
ErfK	Erfurter Kommentar
epd sozial	Evangelischer Pressedienst Sozial
f & w	führen und wirtschaften im Krankenhaus
GA	Goltdammer's Archiv für Strafrecht
GesR	Gesundheitsrecht
GK-BetrVG	Gemeinschaftskommentar zum Betriebsverfassungsgesetz
HSWG	Hess/Worzalla/Glock/Nicolai/Rose, Betriebsverfassungsgesetz
HWK	Henssler/Willemsen/Kalb, Arbeitsrecht Kommentar
JA	Juristische Arbeitsblätter
JR	Juristische Rundschau
JuS	Juristische Schulung
JZ	Juristenzeitung
KMA	Klinikmanagement Aktuell
MedR	Medizinrecht
MPJ	Medizinprodukte Journal
MschrKrim	Monatsschrift für Kriminologie und Strafrechtsreform
NJW	Neue Juristische Wochenschrift
NStZ	Neue Zeitschrift für Strafrecht
NZA	Neue Zeitschrift für Arbeitsrecht
NZA-RR	NZA Rechtsprechungsreport Arbeitsrecht
PharmInd	Die pharmazeutische Industrie

PharmR	Pharma Recht
RdA	Recht der Arbeit
RdM	Recht der Medizin
StV	Strafverteidiger
VersR	Versicherungsrecht
WissR	Wissenschaftsrecht
wistra	Zeitschrift für Wirtschafts- und Steuerstrafrecht
ZEFQ	Zeitschrift für Evidenz, Fortbildung und Qualität im Gesundheitswesen
zfwu	Zeitschrift für Wirtschafts- und Unternehmensethik
ZIS	Zeitschrift für internationale Strafrechtsdogmatik
ZMGR	Zeitschrift für das gesamte Medizin- und Gesundheitsrecht
Z Rheumatol.	Zeitschrift für Rheumatologie
ZRP	Zeitschrift für Rechtspolitik
ZStW	Zeitschrift für die gesamte Strafrechtswissenschaft

Stichwortverzeichnis

A

Abmahnung 103, 110 f., 119, 135,
149 ff.
Änderungskündigung 98, 113, 120 f.
Änderungsvertrag 98, 105 f., 113, 118,
119
Äquivalenzprinzip 79, 81, 91
AGB-Kontrolle 113, 115 ff., 118, 148
Allgemeine Geschäftsbedingungen
116
Amtsdelikt 31, 55, 74
Amtsträger 14, 19, 22, 31 ff., 34 ff., 41,
43, 46 f., 49 ff., 53 ff., 57, 59, 69 f.,
74 ff., 82 f., 90, 108, 154, 167 ff.
Antikorruptionsbeauftragter 111,
145 ff.
Anwendungsbeobachtungen 1, 11, 20,
62, 71 ff., 104
Arbeitnehmervertretung 99, 121, 125,
135, 140 f.
Arbeitsverhalten 132 ff, 136 ff., 141 ff.,
Arbeitsvertrag 97, 99 ff., 112, 113 ff.,
117, 118 ff., 125, 128, 137, 139 f.,
145, 147, 152,
Arzneimittelkommission 54, 80, 90
Aufhebungsvertrag 152
Aufsichtsrat 126
außerdienstliches Verhalten 101 f.
außerordentliche Kündigung 103, 111,
150 f.,
AVR 115

B

Beschaffungsordnung 28, 90
Beschlussverfahren 135
betriebliche Ordnung 129 f., 132 f.
Betriebsbuße 145, 148

Betriebsrat 98 ff., 102, 113, 120 f.,
124 f., 126 ff., 134 f., 136, 142 ff.,
148 f.
Betriebsratsbeteiligung 98 f., 121
Betriebsvereinbarung 94 f., 97, 99,
101 f., 115, 121 f., 126, 134, 148 f.
Bezugnahmeklausel 113 f.
Bußgeld 59, 156, 171

D

Daseinsvorsorge 14, 34 ff.
Dienstreise 141 f.
Dienstvereinbarung 102, 113 f., 121,
148
Direktionsrecht 97 f., 100 ff., 107 ff.,
118, 120 f., 139
Dokumentationspflicht 137, 144
Dokumentationsprinzip 66, 79 f., 91
Drittmittel 3, 7 f., 23, 28, 41, 43, 48,
50 ff., 60 ff., 71, 80, 89 f., 92 f.,
104 ff., 137 ff., 147, 163
Drittmittelprojekte 20, 23, 28, 45, 71 f.,
90, 92 f., 95, 99, 104 ff., 112, 131,
137 ff.
Drittmittelforschung 3, 60 ff.
Drittmittelkonto 137
Dunkelfeld 15 ff., 18
Dunkelfeldforschung 19

E

Einigungsstelle 128, 134
Entdeckungsrisiko 18 f., 20, 86, 89
Ermahnung 149
Ermessen 101 f.
Ermittlungsverfahren 4, 13, 16 ff.,
21 ff., 48, 50, 58, 66 f., 74, 86,
153 ff.

Autorenverzeichnis

Schneider, Hendrik, Prof. Dr. jur.

Inhaber des Lehrstuhls für Strafrecht, Strafprozessrecht, Kriminologie, Jugendstrafrecht und Strafvollzugsrecht an der Juristenfakultät der Universität Leipzig.

Forschungsschwerpunkte: Wirtschafts- und Medizinstrafrecht, Wirtschaftskriminologie. Praktische Tätigkeit als Strafverteidiger, Gutachter und Schulungsleiter im Bereich der Prävention von Wirtschaftsstraftaten als Kooperationspartner der Boemke I Frick I Rechtsanwälte in Leipzig. Präsident und Gründungsmitglied der Leipziger Akademie für Angewandtes Wirtschaftsstrafrecht (LAAW) e.V. mit Sitz in Leipzig.

Boemke, Susanne, Rechtsanwältin

Gründungspartnerin der Anwaltskanzlei Boemke I Frick I Rechtsanwälte mit Sitz in Leipzig.

Spezialisierung auf arbeitsrechtliche Mandate einschließlich damit in Zusammenhang stehender gesellschafts- und unternehmensrechtlicher Problem- und Fragestellungen. Beratung und Vertretung von Unternehmen bei der Errichtung, Implementierung und Betreuung von Compliance-Strukturen, aber auch bei Haftungsfällen aufgrund von Compliance-Verstößen.